何/任/临/床/医/学/丛/书

何任医话汇编

何若苹　徐光星　**整理**

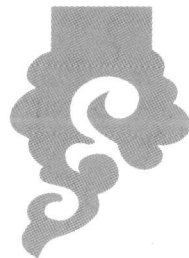

中国中医药出版社

·北 京·

图书在版编目（CIP）数据

何任医话汇编/何若苹，徐光星整理 . —北京：中国中医药出版社，2012.6

（何任临床医学丛书）

ISBN 978 - 7 - 5132 - 0874 - 1

Ⅰ . ①何… Ⅱ . ①何… ②徐… Ⅲ . ①医话 - 汇编 - 中国 - 现代 Ⅳ . ①R249.7

中国版本图书馆 CIP 数据核字（2012）第 090205 号

中 国 中 医 药 出 版 社 出 版
北京市朝阳区北三环东路 28 号易亨大厦 16 层
邮政编码　100013
传真　010 64405750
北京市亚通印刷厂印刷
各地新华书店经销

*

开本 710×1000　1/16　印张 19.75　彩插 0.5　字数 310 千字
2012 年 6 月第 1 版　2012 年 6 月第 1 次印刷
书　号　ISBN 978 - 7 - 5132 - 0874 - 1

*

定价　45.00 元
网址　www.cptcm.com

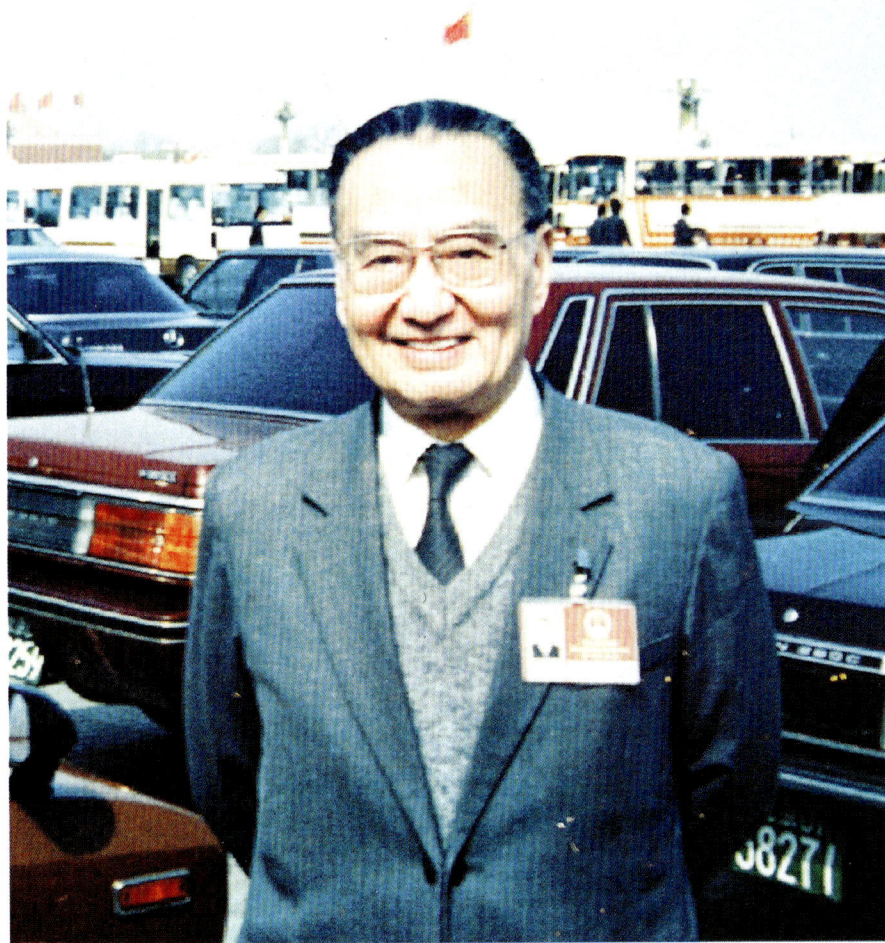

何老在北京出席第七届全国人民代表大会

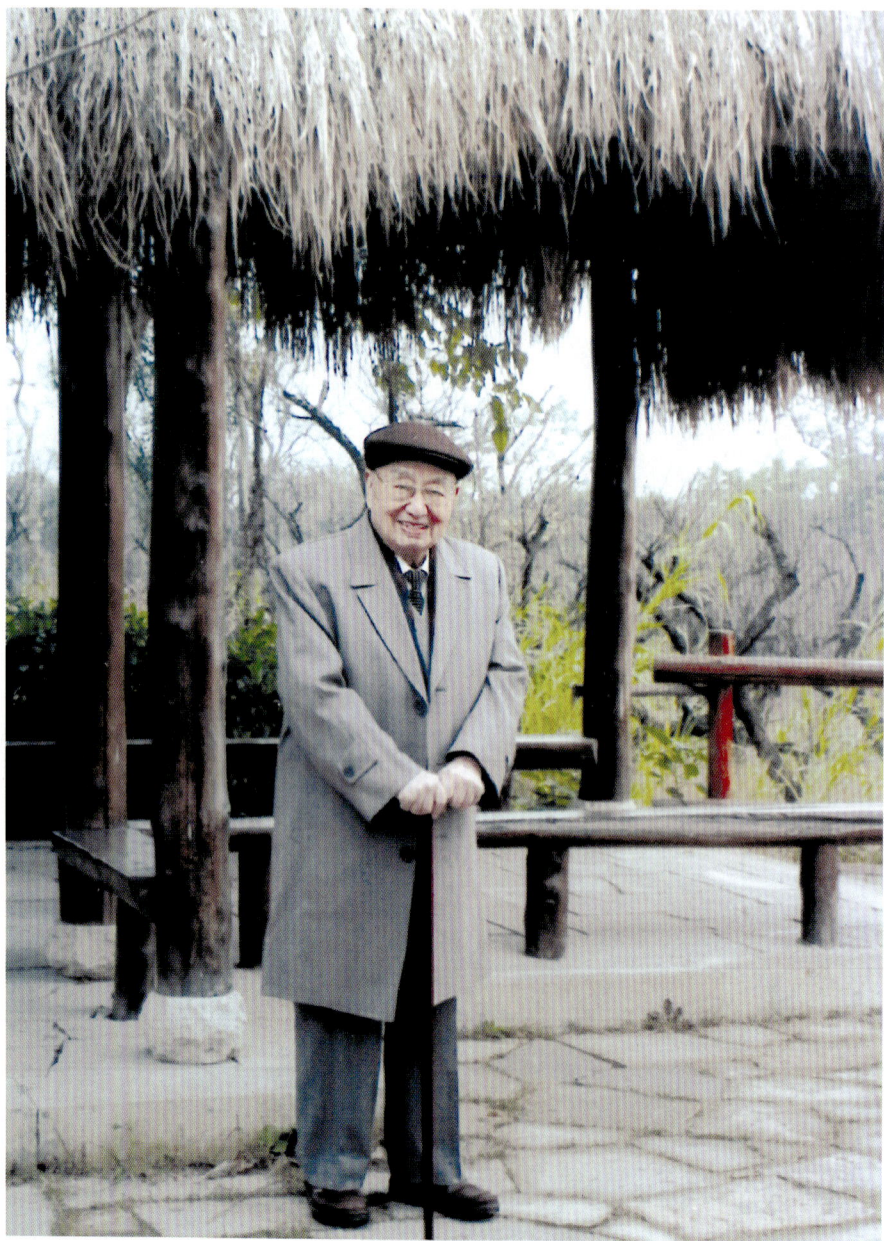

观 景

満地芦花風雨急賣魚人向断橋帰

庚午白露

何任書

満地芦花(何公旦老先生題画詩句)　庚午(1990)年作

古人學問無遺力少

壯工夫老始成紙上

得來終覺淺絕知此

事要躬行

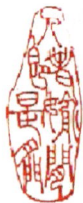

丁卯中秋
何任書

古人学问(宋·陆放翁诗)丁卯(1987)年作

泠泠七弦上　静听松风寒　古调虽自爱　今人多不弹

刘文房诗

癸未中秋节　何任

冷冷七弦上(唐·刘文房诗)　癸未(2003)年作

云想衣裳（唐·李白诗）　乙酉（2005）年作

2009 年 4 月，国家人力资源和社会保障部、卫生部和国家中医药管理局联合授予何任等 30 位专家首届"国医大师"称号，一时在社会上引起极大反响。

国医大师何任教授，字祈令，别署湛园，浙江杭州人，1921 年 1 月出生于中医世家。父何公旦，近代名医，誉满江南。何老医学得自家传，并于 1941 年毕业于上海新中国医学院。

何老历任浙江中医学院（现浙江中医药大学）院长，杭州市中医协会主委，浙江省中医学会会长，全国中医药学会常务理事，高等中医院校教材编审委员会会副主任委员，国家中医药管理局成果评审委员，浙江中医学院学术委员会主任委员，《中医报》社社长，浙江名中医馆馆长等职。曾任浙江省第四届政协委员，第五、第六届浙江省人大常委会委员，第七届全国人大代表。浙江中医药大学终身教授、主任中医师、博士生导师，中华中医药学会终身理事，浙江省中医药学会名誉会长，浙江省名中医研究院名誉院长、专家学术委员会主任委员，浙江省中医院首席学术顾问。

何老为我国著名的中医教育家、理论家、临床家，首批全国中医药专家学术经验继承工作指导老师，首届国务院特殊津贴获得者，"中国百年百名临床家"之一。何老对仲景学说造诣精深。1982 年出席卫生部第一次"中日《伤寒论》学术讨论会"，代表中国学者作"《伤寒论》的博涉知病、多诊识脉、屡用达药"之学术报告，深得赞誉。1985 年应日本汉方医界和东京医药专科学校邀请，去日本讲学，作"《金匮要略》之研究"学术报告，被日本学者誉为"中国研究《金匮要略》的第一人"。又应日本东洋学术出版社约求，将所著《金匮要略新解》译成日文出版，作为日本学者学习《金匮》之教材。1997 年应香港医事技术学会等邀请，去香港访问讲学，载誉而归。1999 年获美国世界传统医学科学院"传统医学荣誉博士"证书，1999 年获中国中医药学会"国医楷模"称誉，事迹载入剑桥世界名人录。2006 年，何老又荣获中国中医药学会颁发的首届中医药传承特别贡献奖。

何老对中医药事业赤胆忠心，为中医药事业的健康发展殚精竭虑。1984 年，何老牵头"十老上书"，呈书国务院，促进国家成立了国家中医药管理局，从此中医药事业的发展有了自己专职的政府行政机构。1990 年，何老再次联手"八老上书"，呈书党中央，最后不但使国家中医药管理局得到了保留，同时更促使了各省市中医药管理局的相继成立，使中医药事业的发展有了更加完善的制度保障。2006 年，极少数别有用心之人借着"科学"的名义，在网上搞起"取消中医"的签名，何老特别撰写专文予以严厉驳斥，并提出相应对策。在 2008 年"中医中药中国行"浙江省中医药工作座谈会上，何老又大声疾呼"中医人要有中医思维"，此思想得到了相关政府部门高层的充分肯定，并在《中国中医药报》头版专文刊登报道。

何老勤于写作，著述等身。卫生部部级课题《金匮要略校注》，于1990 年出版，获部级科技成果二等奖；1985 年出版的《何任医论选》，获省卫生厅成果二等奖；1988 年出版的《湛园医话》，获省教委高校科技进步成果二等奖。著作《金匮要略通俗讲话》于 1958 年出版，至今已发行 15 万余册。此外，尚有《金匮要略提要便读》（1985 年出版）、《高等中医院校教材函授讲义——金匮要略》（1986 年出版）、《金匮要略百家医案评议》（1992 年出版）、《何任临床经验辑要》（1998 年出版）、《诗意流年》（2001 年出版）、《何任医案》（1978 年编印）、《何任医案选》（1983 年出版）、《金匮要略归纳表》（1960 年出版）、《实用中医学》（一、二、三集，1947 年由杭州中国医学函授社出版）、《医宗金鉴四诊心法要诀白话解》（1966 年出版）、《金匮要略语译》（1990 年出版）、《金匮燃犀录》（书稿分期在上海刊出）等著作。数十年来，撰写学术论文 200 多篇。自 1977 年《浙江中医学院学报》创办至今，每期都有何老的学术论文刊出，30 多年来从未间断，著名书法家沙孟海先生特为此题词"杏苑琐忆"，以为栏目名。何老所著内容，从论医谈药，到评古说今，再到医史佳话、读书勉学，几乎无所不包，无所不谈。何老每天都会花上两三个小时伏案写作，上述文章正是在这样的辛勤劳作中汩汩而出。尤其是何老曾多次患病住院，在积极配合治疗的同时，他坚持思考，不懈写作，期间发表了诸多对当代中医教育有重要影响的文章，如《和青年中医谈治学》、《加深中医功底，提高临床疗效》等。

文以载道。何老的这些学术著作与论文，集中体现了他的学术思想与临证经验，是后学传承大医学术、提高临证水平的宝贵财富。然而，由于时间跨度长，部分著作及论文现已很难觅寻，连许多研究《金匮要略》的专家也纷纷来信称，"遗憾只知书名，遍访不得"。即使 1990 年出版的《金匮要略校注》，现在学者想要再获一本也已极为不易。正因为如此，将何老的著作再版已成为学界普遍的期待。

为了全面反映何老的学术思想与临证经验，同时也为大家提供有关何老著述的完整资料，我们通过各种渠道，收集了何老的著作、论文，重新编排，名《何任临床医学丛书》，包括《何任金匮汇讲》、《何任医论集要》、《何任医案实录》、《何任医话汇编》、《何任疑难重症验案选析》凡五册。当然，由于何老著作宏丰，学术精深，而整理者才疏学浅，再加上时间仓促，疏略之处定复不少，敬请诸位读者赐正。

何若苹　徐光星

2012 年 3 月

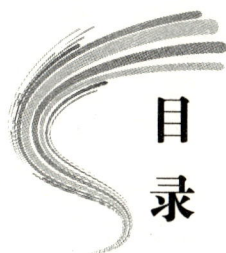

目录

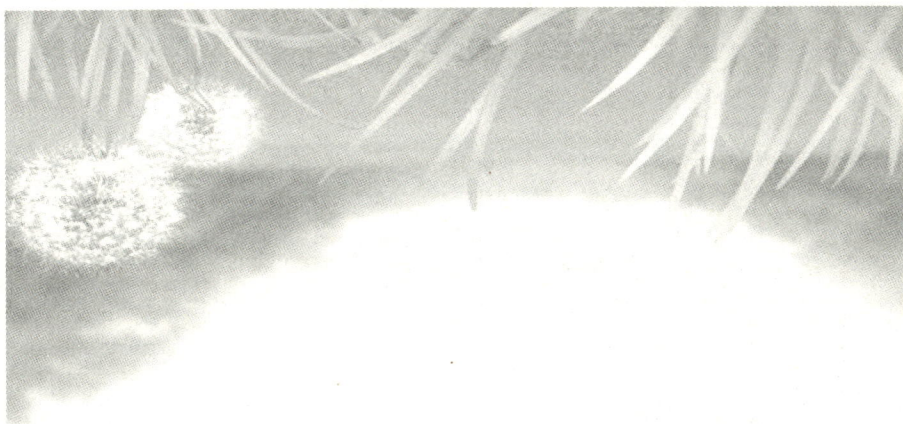

诊余漫话

医事忆当年

学完医，进入社会时，正当疾病流行，当时职业医生又得单枪匹马，处理极险极急的危重疾病。由于是初进医林，感到一定要治好患者，方能立足，于是下决心克服医疗技术上的艰难险阻。回忆当时所见所闻，至今还有温故知新的益处。

出生在医生家庭，幼小就学一点医，背诵一些医药的歌赋。卢沟桥事变后，淞沪战争发生，日本侵略军将战火延烧到浙东，我家被迫避难到浙南严州、处州等地。我离家到上海，就读于当时的中医学院。几年以后毕业重返浙东时，抗日抗争尚在艰苦阶段，祖国哀鸿遍地，浙南各地除遭敌机轰炸外，且疾病流行。诸如天花、鼠疫、疟疾、痢疾、伤寒、副伤寒、肺痨等急慢性传染病和各种杂病随时可见。在这种环境里，一个初出校门的青年中医，一上手遇到的多是这样的患者，除了加紧自学从书本中找答案外，还要随时请教父辈，认真研讨各种病证的诊断、治疗。往往白天诊病，晚上检点其是否恰当，写了很多实践资料。其病例多以急性传染病为主。现据残存资料和回忆所及介绍如下：

病例 1 1943 年秋出诊于龙泉金沙寺。病者王某，男，30 岁左右，为小公务员。据告，六七日前起病时微觉恶寒头痛，身热不甚，午后较为明显，倦怠无力，气闷，胃纳不香，苔白而腻，脉濡缓。病者本人略识岐黄，自开淡豆豉、大豆卷、藿香、薏苡仁、川厚朴、滑石、姜半夏、蔻仁、赤苓等药服用以清解表里湿邪。

今初诊云：近五六天来，身热升高，脘腹满闷，略觉呕恶，懒言语，不思进食，口渴，大便初干，后即闭不能下，小溲黄而少。观舌苔黄腻，质红，脉数。诊为湿热阻滞于脾胃，按病程半月未解且日见加重，为湿温之候（其时当地散发之伤寒与副伤寒甚多），故以清热并化浊燥湿为治则。以葛根芩连加味为主，用葛根、黄芩、黄连、厚朴、石菖蒲、法半夏、淡豆豉、生山栀、鲜芦根、六一散等。服药又数日，身热甚而不解，患者烦躁不安，视听漠然，谵语，大便不能下，胸部红疹如洒，舌色红绛，唇干，脉洪盛。其家属惶急。余亦感症情沉重，以其发展而论，为温邪入血分之势。乃以清血热、解邪毒，辅以通窍、凉血之品。以清营汤进出。又历2日，患者腹痛欲大便，排出大便腥臭胶黏，质如烂泥，便后随即昏昏沉沉谵妄不已。余处方用犀角地黄汤加味，但病家经济窘急，无力购犀角，只用生地黄、黄连、赤芍、丹皮、仙鹤草及牛黄清心丸。经数日之急救挽治，渐渐神志转清。后复因调护欠周又曾进食稍多又见身热，症情轻度反复。再悉心治疗5～7天而终于治愈。

【按】此例患者，就其临床表现，极似肠伤寒，中医视属湿温范畴。其起病由缓慢而渐次加剧：初则如感冒，身热阶梯样增升，稽留不退，并伴有毒血症象，视听障碍，表情淡漠，甚则神志昏迷，出现玫瑰疹，大便秘结，此《素问·至真要大论》所谓："湿淫所胜，大便难也。"继而至于便如淤泥（即肠出血）。病程较长，达1月以上，恢复中又出现再燃。以当时旧社会医疗知识不普遍，又值战乱。多数人患病均无条件做实验室检查（如做肠伤寒肥达反应为数亦少）。中医学据其发病季节、天时、病之由肌表入里，留恋脾胃等现象，按湿温辨证，邪犯卫、气、营、血，治以清热除湿，兼以解毒而完全用中药治愈此类险重大证。愈后半月，患者王某前来，感谢之余说"我听人说：'便如泥，其人必死'，我这场大病，能够回来，亦药证相投之功"。

病例2　1942～1943年前后，抗日战争时，浙南龙泉一些地方民间街巷屋宇常有自毙鼠尸出现，且蚤类多到随处可见。据医务人员检验，确是为鼠疫之流行，居民中鼠疫患者不少。当时卫生界虽有集中隔离之议，但亦多是形式而已。死亡者每日皆有，其中以腺型鼠疫为主。现录1例如下：何某某，男，20岁，居龙泉槐坡社巷。原为体健无病之青年，突感畏寒，全身战栗，体温升高，头痛，四肢酸痛，恶心呕吐，目赤，皮肤有黯色斑痕如瘀血块。小腿腓肠肌部红肿硬实，行动困难，腹股沟淋巴肿痛。在就诊中医之前，此患者曾于当地医院查白细胞 $9 \times 10^9/L$ 以上，初诊为腺鼠疫，欲送进一步检验。而该患者自请中医治疗。余当时诊患者，亦初步印象疑为腺鼠疫，而鼠疫一证我中医仅偶见于清代，有论鼠疫专书。如清·余伯陶《鼠疫抉微》认为鼠疫即《诸病源候论》所谓"恶核"。由于疫毒入血，瘀阻不行以致病。余据此判断，故采用以清热解毒，活血化瘀为治。药用连翘、金银花、板蓝根、蒲公英、生甘草、当归、桃仁等加玉枢丹。小腿肚外敷如意金黄散，每日更调2次。内服药量较一般常用剂量略重。服药以后，症情未见加深。后考虑清末医家治该病记载，据《金匮要略》阴阳毒病酌参升麻鳖甲汤意复加升麻、鳖甲及藏红花化裁进治，数日以后，全身症状渐解，又外加小腿外敷药若干日，竟得生全。

【按】鼠疫一证为烈性传染病，病死率高，新中国成立后在我国已经绝迹。但在新中国成立以前，特别在抗日战争时期某些地区一度流行。本病病原体为鼠疫杆菌，多经鼠→蚤→人而传播。当时医药条件落后，如链霉素等西药是否问世姑且不置论，即使已有，在我国民间亦不可能得到。磺胺药亦稀少，且价昂难得。故全赖中医中药双管齐下，既能控制，也能治愈，足证祖国医药对急症重症有其一定治疗威力，实无可置疑。

病例3　20世纪20年代后30年代前，肺痨亦为当时多见之疾病，治疗肺痨之较佳药物只是有钱人才能做到，一般平民百姓得肺痨病能得合理治疗者寥寥无几。一是卫生知识缺乏；二是旧社会民不聊生，营养不足，经济条件不足；三是奔波操劳，体质低下，故此病传染广，死亡率高。当时肺痨在工人、农民、中小学教师及小公务员中最为多见。忆有患者徐某某，男，30余岁，小职员，作抄写工作，住永康河东坊。因与某肺结核患者共居一室较久，且互借卧具而染肺痨。数年以来，咳嗽、胸痛、潮热、盗汗诸症具备，平时薪水微薄，又需负担乡间家小，故生活拮据，营养不良。咳嗽痰中带血，咽干喉燥，午后潮热，夜间盗汗透衣。自购廉价草矮地茶煎汤饮。痰血及盗汗时息时作。某日因抄写工作繁重，伏案过久疲乏已极，腰背酸楚，晚饭饮土制白酒一杯以求清除疲劳。至午后一时光景，即咳嗽连声阵作，大口咯出鲜血顷刻已半痰盂。邻人请来急诊。余前往，见患者面色苍白，神情惊恐，指尖冷，两手抖动，脉细而数。即嘱先使其静卧，胸上盖以冷毛巾，不断更换，安慰之使勿慌乱。即用鲜藕一大段捣汁调十灰散频服，半小时以后，大咯血渐止，指渐温，手抖亦停，惟感喉痒，咳嗽尚有。续以参三七、干地黄、北沙参、麦冬、白及、茜草炭、藕节、川贝母等进服。血全止后又以滋阴润肺、化痰止咳，并兼益脾肾诸药以善其后。

【按】此病例肺结核咯血，病史可证，平时征象亦甚明显，由于经济条件所限，平时不能及时以药治病而呈加重之势，又值操劳过度，进烈性酒类促成大咯血。当时并无西医之急救设施。治痨则先以止血为当务之急。鲜藕捣汁饮主吐血不止，且价廉易得，故捣汁调服十灰散。一面冷罨胸部，助其止血，果然见效。血止以后，嘱其暂勿下床行动，以巩固疗效。此例咯血来势急，出血多，病情险恶，患者又神精紧张，故医生既需冷静有序的治疗抢救，又需积极稳定情绪，宽慰患者。如此则可收事半功倍的效果。

回忆当年天花、猩红热、白喉亦时有诊治，至于疟疾、痢疾、伤寒、麻疹等病更是常见常治。治愈的固然多，但治不好或诊治后不知下落者亦有。如一查姓病家邀余出诊，谓5岁小儿出痘，及到病家，初入病室，即觉有一股臭秽之气，病孩卧在蓝色麻布帐中，其家中人揭起帐门，但见病孩身热甚高，头面及四肢有脓疱，胸背躯干较少，闭目而神情昏沉，询之家属，谓发热、寒战、咽痛、咳嗽已七八天，因家在乡间未种牛痘，根据病情及当时天花病多有发现的情况，诊为天花。对此类凶险大证，在学医时虽亦知钱仲阳主寒凉，陈文中主温热等，但初出茅庐在实际运用中颇感艰难，于是针对病孩情况用荆芥、紫草、赤芍、连翘、天虫、丹皮等投治。又因当时在小儿中白喉亦颇多见，以咽白喉为多，常在咽部初见白膜时，全身有阴虚蕴热现象者予养阴清肺汤适当加减，每多见效，颇能顺手。

回忆余初入医林，医学虽系家传，又经学校系统学习中医及西医知识，但如不经凶险疾病之实际处理，必然印象不深，经过实践锻炼，至今虽过了40多年，尚能记忆其大略，特别是患者家属言词陈说更是提高自己总结学术经验的最大教益。当然，青年医生，有一股"初生牛犊不怕虎"的勇气，不知医事有艰险，只一往无前，但医生毕竟是肩负患者的生死大任，如不是兢兢业业一切为患者着想，对技术精益求精的精神作自我要求，光凭朴素的闯劲去工作还是不够的。谚云："书到用时方恨少，事非经过不知难。"艰难险阻，玉汝于成，当有益于青年医生，即对中年、老年医生也是极有教益之词。

医林四十年

作为一名年逾花甲的老中医，我谈不上有什么惊人的治学经验，但是从上学、学医、临诊，到教学，确是走了一条不平坦的道路。能够真实地把我的经历写出来，以便和青年中医互相勉励，深感非常快慰。

家庭陶冶奠定学医志趣

"做一个医生，要有一颗赤心，道德品行要高，学识要渊博。"这是父亲从我小时候就经常教导我的。我在这样的家庭教育下，从上小学起就同时读一些《论语》、《孟子》、《大学》、《中庸》、《汉书》、《史记》、《古文观止》以及《本草备要》、《药性赋》、《汤头歌诀》、《医学心悟》等书，得空也看一些章回小说和杂书，如《阅微草堂笔记》、《两般秋雨庵随笔》、《子不语》、《秋水轩尺牍》、《酉阳杂俎》之类。总之，几乎什么都要看一下。家庭陶冶，使我喜爱沉静，然自有读书人寥落之感；怡情于山水，但不沉浸在湖光山色之中；虽酷爱诗词，而所作寥寥，如此而已。

在自学中，对历代医家有关医学德性的教导，如《千金方》之"论大医习业"、"论大医精诚"等几篇关于医德方面的文章，真是拳拳服膺。张仲景在《伤寒论·序》中指出"感往昔之沦丧，伤横夭之莫救"，从而鞭策自己"勤求古训，博采众方"。《褚氏遗书》指出："夫医者，非仁爱之士不可托也，非聪明理达不可任也，非廉洁淳良不可信也。"《古今医统》提到："庞安时为人治病，十愈八九，轻财如粪土，而乐义耐事如慈母。""程衍道儒而兼医，其医人也，虽极贫贱，但一接手则必端问详审，反复精思，未尝有厌急之色。"以上这些教导，对我影响很深，我也决心以他们为自己学习的榜样。

学医、行医和自学

卢沟桥事变后，淞沪战争爆发，日本侵略军将战火烧到浙江。西子湖畔的静谧被打破了，我家被迫避难到浙东，经严州（建德）而至山城缙云乡间。由于求学心切，我离家到上海。这个十里洋场对一个首次出门的青年来说既陌生又迷惘。这里风靡一时的是《何日君再来》的歌声，广告牌上是《三星伴月》一类所谓"软性电影"的彩画，眼睛里看到的是闪烁的霓虹灯和花枝招展的行人，真是灯红酒绿，纸醉金迷，锦绣丛中，繁华世界。何曾有人想到，正是这个时候，祖国的大好河山正被敌人糟蹋蹂躏！我这个离家千里的穷学生没有被这个花花世界所左右，一到上海就日日夜夜复习在家学过的中医功课。当从报上看到了上海新中国医学院招生的广告时，便毅然决定报考二年级插班生。考试科目除了一般文化科目外，中医是考《伤寒论》六经提纲及其证治的发挥。不久，我接到了录取通知书，高兴地将录取消息函告家人，随即进入了上海新中国医学院学习。当时学校不管住宿，由于穷，我只能住在里弄中十几平方米的小楼里。而自己规定每天除上课外自学十几小时以上，方法是：①自备参考书读；②到图书馆借阅医书读；⑧到老师处请教并记录下来。我就这样起早睡晚，度过了"三更灯火五更鸡"的学生生活。

据记忆所及，当时上海新中国医学院的学习课程，一年级是医经、医史通论、中药、方剂、国文等课程，二年级是医经、中药、方剂、国文、伤寒杂病、温热病等等，三、四年级是伤寒杂病论、温热时病、医用化学、药用化学、生理解剖以及中西医各门临床课程。教师都是当时在上海有名的中西医师，教材系主讲教师自己编著，有的铅印，有的油印。例如医经教材是选择《内经》重要原文辑成的，而《内经》原书则作为学生自己的参考读物。由于学校设在上海的"公共租界"内，校舍并不宽敞。现翻阅了手边仅有的该院第四、五届毕业纪念刊，其中有研究院、余庆桥附属医院、药圃以及病房，内科诊室、化验室、手术室等照片。这个医学院和当时仅有的另一、二处中医学院（校）都是热心于中医事业的老一辈名中医私人集资创办的，他们在国民党反动派的摧残迫害下惨淡经营，这种维护中医教育事业的坚毅精神和苦心，至今还是我所崇敬的。

当时学院对教学实习没做过分具体的安排，基本办法是由学生自己联系进行。一般多根据学生各自的爱好，或到授课教师的诊所实习，或到熟悉的名医处去抄方。在教学实习期间和空闲时我也曾跟当时的名中医临诊抄方，几乎放弃一切休息。我跟随的老师有的专长内科时病，用药轻清灵活；有的擅长女科，善治崩漏带下；有的是负有盛名的儿科大夫，善用温热并重镇药；有的专理杂病，能解除疑难病症。这些老师各有师承，都是学有专长的。从他们的学识经验到对病人的认真负责态度，至今还历历在目。由于感到对传染病知识所知较少，我也曾在西医内科名医那里亲自侍诊过。记得有一天，一位妇女带来一个三、四岁的病孩就诊，孩子发热咳嗽，气急音哑。老师测了孩子的体温，看了咽喉，又让他去化验室做了检查，然后胸有成竹地问我："你看是什么病？"我端详了一会，看到小孩咽部有白膜，并气促有犬吠样咳嗽，发热不是很高，而当时外面又有白喉流行，根据这些情况，我大胆地回答："很像是白喉。"老师高兴地点了头。自此老师常让我去那里学习、请教。毕业实习时，家里是祖传的中医，可以在自己父兄处实习，承习其学术专长，结束时到校参加考试，并将毕业论文送院审评。我在学习了沪地诸位老师的经验之后，就回家随父侍诊实习。当我毕业的时候，抗日战争尚在艰苦阶段，祖国哀鸿遍野，浙东各地除遭敌机轰炸外，且疾病流行，诸如天花、鼠疫、疟疾等烈性、急性传染病随处可见。在这种环境里，我这个初出校门的青年中医，除了消化在学校学得的知识和请教父辈以外，主要是加紧了自学。当时手头书很少，只有一些如《麻疹集成》、《类证治裁》、《傅青主女科》、《临证指南》、《肘后方》、《世补斋医书》、《六醴斋医书十种》、《证治准绳》、《皇汉医学》等少量的学习资料。为了对古籍进行较深的研究，花了较高的代价，买到了一些版本较好的《脉经》、《金匮要略》以及其他古医书的手抄本。那时，我没有其他的消遣嗜好，有空就看书，一有体会辄加记录，一有经验就加分析。这样，我看过的医书渐渐多起来。

工作、学习、看病之余，我将平时零星的读书笔记、学习心得逐渐收集整理，写成《实用中医学》等若干种书，当时作为对"遥从"学生的函授教材，并于1947年起陆续印刷出版。

培桃育李　甘苦寸心知

1949年5月，杭州解放，中医事业恰如枯木逢春。由于党的中医政策的贯彻，不久成立了浙江省中医进修学校。结束了反动统治让中医自生自灭的政策，把培养中医，提高中医诊疗水平纳入国家教育事业的规划，这是我们中医工作者终身难忘的一件大喜事，人人感觉学医有奔头，治医有方向。1959 年，中医进修学校扩建为浙江中医学院，国家的宏伟规划，使中医后继有人。由于党和人民的信任，我担任杭州市早期的中医协会负责工作后，又主持了中医进修学校，直到负责中医学院，前后近三十年，在中国共产党的领导下，培养了进修生、函授生、本科生、西学中等共数千人；除讲课、听课、带实习，还参与一系列教学工作，边教边学，边学边教，从而收到"教学相长"之益。古人说："十年树木，百年树人。"我常认为"百年树人"的大事业不能仅仅限于教学工作，因此除了教学之外，还注意引导教师增加书本知识和业务本领。负责学校工作的，既要教学生，也要和教师一起以身作则，刻苦地钻研业务。基于上述观感，我在 1962 年，总结治学经验体会，写出《谈治学》一文，发表于当时的浙江医科大学校刊。发表后，在学院教师队伍中引起反响，教师们多以钻研本课业务、教好学生为己任，治学蔚然成风。1963 年，我还组织各教研室教师总结各课的教学经验，并印成专辑。从 1965～1968 年各年级学生中人才辈出，这与教师刻苦教，学生刻苦学分不开。我作为身负教学专职的主持人，目睹此种好教风、好学风的迅速成长，喜悦的心情确非语言文字所能形容。回顾 1945～1967 年这二十多个年头里，我对治学也身体力行，无暇自逸。白天有教学任务及会议，往往静不下来，故备课和自学多数安排在清晨及夜晚，有时常到午夜，也唯有这两个时间最宁静，最受用。前人有"夜卧人静后，早起鸟啼先"的诗句，对照当时情景，体会颇深。

令人痛心的是，十年动乱时期，我省中医教育事业遭到空前灾难。"风雨如晦，鸡鸣不已"，对我来说，的确是"甘苦寸心知"。

劫后此生　再接再厉

"心事浩茫连广宇，于无声处听惊雷"。1976 年底，浙江中医学院恢复了，在百废待兴、百业待举的情况下，省委为我院派来了得力干部。我重任院长，有决心再振校风，不惜鞠躬尽瘁，和全校干部教师一起刻苦奋战，使学校成为出人才、出成果的基地，誓把学校在十年浩劫中所遭受的损失夺回来。我们首先适当增加招生名额，鼓励教师在教好课的前提下，著书立说，做好"传道、授业、解惑"的各种示范，并创办学报，开展学术交流。以本人来说，不脱离教学第一线，教本科班，敦西学中班，讲《金匮》课，讲《各家学说》课。医疗上我每星期安排一次门诊，并组织全院老中医采辑各自治案编写《老中医医案选》，已印成书。著述方面，我在五十年代所编写《金匮要略通俗讲话》的基础上，结合近几年课堂教学资料，略加深广，写成《金匮要略浅释》，对《金匮》原条文作了注释，关于《金匮》方应用于临床的治验，也适当地写了进去；还写出《金匮便读》，作为初学《金匮》的提要；又与中医基础教师着手编写《难经选释》，使对古典医著的学习从普及到提高，便于重点研究。更可喜的是，我院1978、1979届各专业研究生在指导老师的分别指导下，在理论研究、临床研究和总结老中医经验等方面，都能深造有得，有的还有所创新，形势十分喜人。

老当益壮　加倍勤奋

"老当益壮"这句话，出自《后汉书·马援传》，意味着老年人不能有衰惫感，应该发挥壮年人的意志和毅力。马援那种"不服老"的精神和行动，我们是应该取以为法的。怎么"壮"呢？我认为应该从"勤"字上表现出来，即勤于学、勤于做。

如何勤奋学习和勤奋工作呢？

勤奋学习、勤奋工作就是要敢、赶、干。"敢"，就是解放思想，敢于破前人框框，敢于创新，敢于怀疑前人的学术理论是否完全对，对古典医籍编辑的方法是不是完全好。例如《伤寒论》、《金匮》的编注本这么多，陈陈相因的十之七八，推陈出新十仅二三，其方式除日本的《汤本求真》两书合编、侧重方证治验以外，几乎极少新裁。我的想法和做法是，应该用方证治验来说明《伤寒论》、《金匮》条文，这样更接近实际一些。

"赶"，在科学方面来说，就是要努力赶超世界先进水平。"今胜昔"是客观事物发展的规律。最近全国有许多译释古典医著的新作，把深奥而有用的东西通俗化了，从继承而达到赶超古人。

漫话医德

采取人道主义的态度，对医德历史遗产批判地继承，这是医学发展和社会主义精神文明建设中一个值得重视的问题。社会主义的新医德，既同以往的旧医德有本质的区别，又具有历史上一切优良医德的共同特点。

中国医药学这个伟大宝库中，高尚的医德也是它的重要内容之一，也是中华民族灿烂文明的宝贵财富。

从中医学文献看，对医生的要求是非常强调医疗技术和医德的。对医生中的优秀者，有"上工"、"良工（良医）"、"大医"等尊称。"上工"是指技术精良、能够预见到疾病的发展与归转，并能采取预防措施的医生，他的治愈率应是90%，即所谓"上工十全九"（见《灵枢·邪气藏腑病形篇》）。"良工"即良医，是指看的病人多、阅历深的好医生，所谓"三折肱，知为良医"（见《左传》）。"大医"是指道德品质和医疗技术、服务态度都好的医生，很自然的这就成为历代医生的大体规范和楷模。归纳起来，我国医生与传统医德总离不开树立一切为了病人的思想，详细诊察疾病，博采精思提高医疗技术，谦虚恳切言行慎重等几个方面。

仁心仁术　为了病人

从《素问》、《灵枢》、《伤寒杂病论》、《千金方》以及较后的很多医书来看，都有提倡一切为病人的言论。自古称医术为仁术，医生要有仁心，就是说作为医生的唯一目的，是救人的疾苦。这个前提，就是要具有对病人的深切同情，把病人的痛苦看成是自己的痛苦、亲人的痛苦一样。唐代孙思邈《千金方·本序》中说："人命至重，有贵千金。"就是说要把挽救病人的性命，看得比一切都重要。又说："凡大医治病，必当安神定志，无欲无求，先发大慈恻隐之心，誓愿普救含灵之苦。若有疾厄来求救者，不得问其贵贱贫富，长幼妍蚩，怨亲善友，华夷愚智，普同一等，皆如至亲之想。亦不得瞻前顾后，自虑吉凶，护惜身命。见彼苦恼，若己有之，深心凄怆，勿避崄巇、昼夜、寒暑、饥渴、疲劳，一心赴救，无作工夫形迹之心。如此可为苍生大医，反此则是含灵巨贼（见《千金方·大医精诚》）。"它的意思是：①凡是一个有高尚道德品质和高超医术的医生，治病总是先立下一切为病人的心愿；②不管病人是什么样的人，总要一视同仁，要像对待自己父母那样对待他；③要忘我地不计较个人得失，把病人的苦痛看成自己的苦痛，要不顾自己的安危痛苦，一心一意救治病人，这样才是个能为人民解决疾病痛苦的优秀医生，否则就不是了。从这些古人的嘉言懿行里可以看出，古代医家提倡这种牺牲自己为病人解除痛苦的精神，是何等的可贵。

详细诊治　切忌草率

医生诊治病人，与其他工作不同的地方，就是他的工作关系着人的生命，必须慎重细心，不能粗心大意。诊治疾病是一个调查研究的过程。《灵枢·师传》说："入国问俗……临病人问所便。"这里说的"便"，意思是指先了解病人的周围环境、精神状态、生活习惯、饮食好恶、个人感觉等。接触病人之前了解这些，将大大有利于对疾病的诊断。《素问·疏五过论》专门谈到诊治疾病上的五种过错，而这些过错中，尤以忽视对情志变化的了解更应警戒。再是指临症诊治必须结合到天时、人事、藏象、色脉等各个方面的因素，以了解疾病的内外全面情况。它指出，之所以有这些过错，都是由于学术没有精通，又不懂得社会情况对病人的影响所致。《素问·征四失论》也是专门提及医生工作中的四种过失，而这些过失，都是不能做好临症诊治的主要缺点，提出来作为惩戒。如：不懂得阴阳逆从的道理，诊治就要失误；学术不精，说理荒谬，夸耀自己，乱投砭石，就要失误；不分析病人的不同情况、个性、处境，不知道比类异同，心中无数，诊治就要失误；若不问疾病的起因，饮食生活有无异常，有否被毒物所伤，贸贸然就切脉说病，这样粗枝大叶，必然要造成失误，等等。

中医诊断是结合望、闻、问、切，得到全面情况，所以既要了解四诊，又要了解病人的生活环境、发病原因，然后通过辨证分析，确定治疗原则，再端详方药性能、用量，总要做到"详察形候，纤毫勿失，处判针药，无得参差"才对。《冷庐医话》说："作事宜从容详慎，为医尤甚，不特审病当然，即立方亦不可欲速贻误。杭州某医治热病用犀角七分误书七钱……某医治暑证用六一散又用滑石，服之不效，大为病家所诟，此皆由疏忽致咎。"这段话足以说明，医生的认真细致诊治是何等重要。另外，书写药方更要字迹端正，经复核无误才交给病家，任何草率不负责任的做法都是绝不应该的。

博采精思　提高医术

医生除了高度负责地对待病人外，如果没有优良的医疗技术，还是难以救治病人的。《千金方·大医习业》中说："凡欲为大医，必须谙《素问》、《甲乙》、《黄帝针经》、明堂流注、十二经脉、三部九候、五脏六腑、表里孔穴、本草药对、张仲景、王叔和、阮河南、范东阳、张苗、靳邵等诸部经方……并须精熟，如此乃得为大医。不尔者，如无目夜游，动致颠殒。次须熟读此方，寻思妙理，留意钻研，始可与言于医道者矣。"指出做一个高明的医生，既要学习经典医籍，又要博习名家论著，而且要精熟脏腑、内外、脉法、药物、针灸等。不但要博采，而且要精于钻研，这样才能明了医学的各种道理，否则就要出差舛了。这种学习上博采精思以提高技术的原则是十分正确的，因为医生的服务对象是病人，人的生命何等宝贵，如果没有高明的医道就很难担当这种重大的工作。而且医生是在社会上工作，医学又与其他各门科学或多或少都有联系，所以医生除了掌握医学本身学术外，还应当具有广博的知识。同时还要在实践中不断学习，不断提高，不断温故知新，不能认为医已学成，可以不再学习就能应付一切病证了。古人说："世有愚者，读方三年，便谓天下无病不治，及治病三年，乃知天下无方可用。故学者必须博极医源，精勤不倦，不得道听途说，而言医道已了，深自误哉（见《千金方·大医精诚》）。"可见要达到医道精深，治愈率高，最主要的就是要有广博的学识、精细的钻研才行。三国时医生董奉，"居庐山，为人治病不取钱，愈者使栽杏，数年得十余万株（见《中国人名大辞典》）"。至今，"杏林春满"还是作为我们颂扬优良医生治愈病人众多的佳话之一。

谦虚诚恳　慎言慎行

医生对待病人，要真诚、恳切、耐心，切忌用不利于病人的言语举动来对待病人。我们知道，人的心理状态、心理因素同人的疾病、健康关系密切，有些心理因素是某些疾病的致病原因，有些心理因素则是治愈疾病的前提。医生如能认真倾听病人的诉说，并且恳切地询问病人，介绍有关疾病的知识，消除病人的各种疑虑，使病人增强信心，告知以制止疾病的方法，鼓励其战胜疾病的勇气，这都将有助于治愈疾病。一个品质优良、技术熟练的医生，应当恳切热诚地对待病人，切不可轻佻草率地对待病人。孙思邈说："为医之法，不得多语调笑，谈谑喧哗，道说是非，议论人物，炫耀声名，訾毁诸医，自矜己德。"这说明医生的言论行动都要端直慎重，诊病的时候更要避免谈笑议论等恶劣举止。

一个品学兼优的医生，不仅是个人对待病人如此，就是遇到有危重病人与其他医生会诊时，□□□□考虑个人得失，以高度负责的态度对待病人。清代名□□赵彦晖引述过如□□话："近日又有一种时弊，凡遇疾病危险，请医会集，□中学术平常者，不过轻描淡写，而识见高明者，若欲另立意见，惟恐招人妒忌，万一不效，又虑损名，瞻前顾后，亦是大同小异了事……临证之际，不费一番思索，不用一番心□……只于此中求富贵，顾声名，以他人性命，痛痒无关，生死听天。清夜思之，能无自愧（见《存存斋医话稿》）？"这段话分析深刻而思想境界很高，颇能作为我们谈论医德时学习参考。

在恳切热诚对待病人的同时，遇到有病人向医生提出不正当的要求，也要耐心说服，不可无原则迁就。

封建社会道德的基本原则是维护封建的伦理观，资本主义社会则是以金钱来联系医生和病家的关系。旧社会欺诈病人、卖假药、把劳动人民当试验品，十年动乱中各种优良传统医德被破坏等等，这些都是我们在提倡新的医德风尚的同时要批判和抵制的。

医德是包含医学道德的理想和医学道德的习惯而言。医德理想是属于整个道德理想的。我们学习古代医生的高尚医德，也得点滴学习和积累，先要有这种高尚的理想，然后日积月累就能达到。医德习惯也是靠积累，需要点滴的自觉的医德积累。有善良美好的行为，即使是微不足道的，也要做；反之，若是丑恶的不良行为，即使是微不足道的，也坚决不可为。这样积久而成习，好的善良的医德习惯就形成了。医德习惯需要在医德行为的持久、反复的实践中逐步形成。当然，旧的思想影响、旧的习俗常常会侵蚀人们的思想，所以我们要获得医德上的进步，必须严格地进行自我修养，下一番积累的功夫。"不积跬步，无以至千里"，这对于知识的发展是真理，对于道德风尚的进步同样是真理。

医学与诗词

历代中医学家的知识结构，几乎绝大多数都是医、文、史、哲四者溶于一体的，有的尚涉及天文、地理、历算、兵法等。因此，他们除了具备医学知识外，不少人又有较高的文、史水平，特别是文，更是优异。有些还是科举不第或考中以后又立志学医的。所以精于文、赋、诗、词是不足为奇的。

旧时还有时医、儒医之分。前者是泛指医业兴隆，门庭若市的医生，由于"行时"而得名。后者是深习经书，满腹文章的既通儒道又精医道的医家，曾为当时社会所推崇标榜。当然也有深通医道而又医业兴隆的也颇不乏人。且多学有所成，更是受人钦敬。因此医学与文与诗常相融合的习惯，也就流传下来。医学书籍中，其文体常多韵文。如四言、五言、七言以及词的体裁。使习医者便于诵读，便于记忆。《医宗金鉴》就是以四言韵文为主要形式而阐述原理的。至于像《汤头歌诀》，有些《歌括》、《约言》等都是采用韵文诗歌形式为常见。我青年时，曾读某一部麻疹医书，以词的格式讲医。像："瘾疹俗呼麻子，皆因火气熏蒸，大都治法喜凉清，休把辛甘犯病。"这半阙"西江月"词调，至今五十多年，不但不忘记，而且常常使我对认识麻疹的原因、病机、治则、禁忌记忆更深切，真是受益很多的好词。当然随着年事的增长，学识的进深，也不会永不变化地僵硬地看待瘾疹。但在当时确非常有利于学习掌握。

历代医家多能诗。从清代诗人沈德潜（苏州人，乾隆进士，曾任内阁学士兼礼部侍郎）所编的《唐诗别裁集》、《明诗别裁集》、《清诗别裁集》等书中大体浏览。就可以发现其选集中有许多是当时医家的诗，有的还是大名医。

据我粗浅地了解，历代医家中有诗名的，如晋之陶弘景，唐之陆贽，宋之林亿，金之张从正，元之朱震亨、滑寿，明之王履、何瑭、李濂、李时珍、龚廷贤，清之喻昌、傅山、高斗魁、吕留良、尤怡、薛雪、何梦瑶、徐大椿、魏之琇、赵学敏、章楠、王泰林、陆以湉、吴师机等无数都是精于诗词的。而例如清之薛生白还有《一瓢诗话》等专著。

至于清末至今医家能文能诗的就更多了。

健康与诗词

人们常常将健康长寿看成与锻炼、打拳、气功、做体操等有关，这是对的，因为很多老人确实在锻炼身体以后，得到体力、脑力的不衰而保持健康。但是除此以外，还有一种养身养性的方法，就是在工作学习之余听听音乐，或练习书法、绘画和吟咏诗词。这些也都是使人养心怡情防止疾病的可取方法。这里且不谈听音乐，作书画，只就吟诗而言，是很有益于健康的。《光明日报》1983 年 8 月 7 日曾介绍说："日本医学家对吟诗爱好者作过多次调查研究，证明吟诗有利于健康，可减缓人的老化。因此越来越多的人加入了吟诗行列。"

我于诗词，所知无多。但非常喜欢背诵诗词。这正如我不谙书画章法，偶然也信笔涂鸦一样。吟诵好的诗词，能带人进入诗词内容的境界之中而使人心情舒畅；鉴赏诗词佳句而悠然神往。特别是有些诗的思想深、境界高，引导读者爱祖国爱人民，激励人的意志，多作贡献。比如文天祥的："人生自古谁无死，留取丹心照汗青。"这对激发爱国热忱，舍生忘死地为国家为人民视死如归，起到不可估量的作用。又比如："问渠哪得清如许，为有源头活水来。"这诗句往往能激励勤奋学习，不断读书，不断充实知识，促人奋进。至于叙景诗，如"孤舟蓑笠翁，独钓寒江雪"，"停车坐爱枫林晚，霜叶红于二月花"，一类的诗，可以在繁忙工作之后一吟，也许会感到气血调和，百脉舒畅，得到一种恬宁的心境，乃至放弃了私欲，我是这样感觉的。

20 年前，我得重病，思想消沉，心情黯淡，躺在床上忽然读到陶菊坡的《五十初度》诗。他说："纵然便死原非夭，若竟长生也听天。"当时我 52

岁。读了这诗，居然达观地随遇而安起来。由于心情松宽了，又积极正确的治疗，果然化险为夷。遇到不愉快的事情，一下子无法摆脱，常常可以吟咏一下适当的诗词，如"岂能尽如人意，但求无愧我心"，"人生不如意事，十常八九"之类，颇可以排解烦恼，而得到宽心舒气的效果。多次反复吟诵，心里轻舒得多了。我常试以吟咏某些恰当的诗词以自我调节，深得其益。

从多年体会中觉得：忙时、闲时、喜、怒、哀、乐情绪激动时，都可以平心静气地吟诵一些有关诗词。可以排烦、可以宽胸、可以开怀、可以欣赏。当然必然会从好诗中得启发、得鼓励。读后往往可以心平气和，茶饭添香。不妨一试。当然平时得空多看多读，就能随时翻取。

读诗是要有选择地读好诗，脍炙人口的"正气歌"、"满江红"等等和各种有益的佳美诗句。

吟诗可以随时随地行之。多数人都可行。读好诗、好词和听好音乐一样，没有害处，不会损害心灵。吟诵既无须花钱，又不拘场合、时间，或缓步低诵，或高声吟诵，或心中默念，均无不可。可从中得到知识，得到乐处。培养品德，提高素养。从医学角度说，可使体内各项机能活跃，大有益于身心健康。再说平时多读多吟一些好诗，古今名家的好作品，从文学修养来说，对任何人都有需要。

做医生，多读点好诗好词，不但有利于身心健康，而且也会提高见解水平。久而久之，气质也会不同。

旧迹前寻四十年，往事非梦亦非烟——忆浙江省中医进修学校的创建

去年有几位热心人向我探询在中华人民共和国成立初期我省的中医事业情况，我就据当时亲历的、为创建中医进修学校、杭州市第一届中医协会及中医社会状态等作了大略介绍。后来进一步想，我辈一代新中国成立初期不过三十多岁，现在都是古稀有加的人了，如能就记忆所及用文字作些记载，这将是对中医事业的史实作有益的贡献。

翻看了1986年编的"浙江省中医学院校史"，它也记载了一些学院前身——浙江省中医进修学校的概况，但限于篇幅格局，没能详载。于是我就请教在进修学校工作过的老人（他们是历期留校学员，主要是第三、四期的留校学员，多数现已是教授的；当时西医课的早期教师，政治课教师；教务员、会计员等），根据这些热心人的回忆和提供的大量资料，多见一致。其中有当时学校总结，各期毕业同学通讯录，献方手册和他们各位写的资料等。看了这些内容，再现了四十年前的创校旧景和当时领导人员、教学工作、学员学习和其他生活、活动、风气等生动实在的事迹，使人有牵怀动情的回忆。

浙江省卫生厅为了贯彻党的中医政策，于1953年开始筹建，并于7月开办了浙江省中医进修学校。最初校址是保俶路与省卫生人员训练所合并一起，没有单独校址，只是一个"班"。据《第一期毕业同学录》记载，所学课程除政治课外，多为西医基础和西医临床。校长是当时卫生人员训练所所长李仕毅兼的。工作人员除一位专职教育干事蔡鑫培为中医外，中医各科教师都是兼职的，正骨课姜一如，针灸课楼百层、马石铭，中医学术研究课董志仁、何任、李汝鹏、王幼庭、邵南棠、詹起荪、蔡鑫培。所学课程基本上是参照卫生部办的北京中医进修学校的学习内容略加调整而已。

1954年党的中医政策传达，浙江省卫生厅为加强中医进修学校的教学力量，邀请何任为专职教师，到校工作。那时浙江省卫生人员训练所已改为浙江省卫生干部进修学校。1955年10月，省卫生厅决定卫生干校和中医进修学校分开建校。由卫生厅中医处干部与何、蔡二人共同寻得河坊街一处房屋作临时过渡校址，由卫生干校分一部分设备。分校当时，中医学校只何任、蔡鑫培及工杂炊事员等数人与第四期学员。1956年春，省卫生厅派原康复医院王毅生来校任校长，学校不久又迁移到四宜亭，并增加了蒋士英、潘澄濂二人，后潘澄濂又调任浙江省中医研究所任副所长，学校专职教师只何、蔡、蒋三人。

1956年下半年，买下了浙江大学庆春街大学路旧校址，浙江省中医进修学校就从四宜亭迁到浙大旧址，这才算定下了确切的校址。当时校址已定，就积极创造教学环境。首先是建好图书馆，于是就收集购买有价值的中医古籍，经过努力有所收获。现在中医学院不多的中医木版医籍，多数还是当时购入的旧物。1957 年上级任命何任为副校长，在其时已留下了第四期师资班毕业生冯、蒋、魏、叶、朱、虞等若干人为中医教师。再调到黄学龙、潘国贤、马莲湘等为针灸、中药、儿科教师，并又陆续从五、六期学员中留校若干人使各专职教师逐步齐全，改变了过多依靠兼职教师的情况。当时学生来源都是各县保送。参看了《1958 年总结》，当时毕业了第七期中医进修班学员 94 名，第二期针灸训练班学员 40 名。第八期及第九期中医进修班学习期限均为一年。教学计划是参照全国中医进修大体情况作了修订，课程内容：业务课以中医为主，分为中国医学史、内经、伤寒论、金匮、温病、药物方剂、诊断、针灸、内、妇、儿等临床课及专题报告，并结合生产劳动、除害灭病等实践。以课堂教课为主并示教、讨论、辅导、写学习心得、论文等结合进行，比较实际。政治教育亦颇重视，学员入学先有始业教育一星期，进行形势和中医政策教育并传达讨论教学计划和规章制度，使之明确学习目的，了解教学情况，端正学习态度。学校还强调勤工俭学和除害灭病，开辟了植物园、菜圃，以其收益来改善学员伙食。学员还每晚到庆春门外农地广放鼠夹，第二天清晨前，部分学员去城外收鼠夹，部分学员和教师则在植物园顶看晨露收采红花。其俭朴、勤劳情景，历历在目。

1957 年 9 月开始了函授招生，为全国中医学校最早办的中医函授。所编讲义和自学指导深受全国各地欢迎，有十五个省、两个白治区以及上海、北京等三个市均有函授学习和购买讲义要求。

各期进修学员，不但提高了政治觉悟和业务水平，而且相互交流实践经验。历期学员献出的秘方、验方数量颇多。而且师生合作，编写了中医内科、妇科、针灸等多种手册。学校教学人员虽不多，但是在完成本身教学任务外，还支援浙江医学院、卫生干校、杭州市卫生局等所办的西医学习中医班的中医和针灸课教学工作。

浙江省中医进修学校在参观了北京全国卫生展览会后，吸取有益经验，制作教具提高教学效果。和江苏、江西、南京等中医学校交流参观多次。当时卫生部郭子化副部长还亲自到浙江省中医进修学校视察，并与学校教师座谈，还问了"中国医学史"等课程的教学具体情况。

回忆浙江省中医进修学校自 1955 年 10 月单独建校，1956 年定校址在老浙大旧址，一直到 1959 年筹建浙江中医学院招收第一届学生后，完成了它的历史任务。

中医进修学校当时师生员工人数不多，原浙大旧址约有一百多亩土地，比较宽裕。所使用的只是原阳明馆、舜水馆、黎洲馆、和平馆、存中馆和健身房及求是书院、旧大讲堂及附属斋房和几处宿舍。房屋虽然古旧，但有慈湖、中山（校内大土山），可谓有山有水，具体而言，确是很幽静的读书境地。"人间正道是沧桑"，不断改变的环境使二层的老式洋楼已多成为回忆中的陈迹。慈湖已填成大操场，湖畔的求是桥、慈楼已无迹可寻。但中医进修学校当年上下师生的团结，思想上的进步，工作上的务实，作风上的俭朴，教学上的严正等良好风气，仍留在人们永远的记忆之中。

重视医德，老而弥笃

中国医药学这个伟大的宝库中，对高尚医德十分强调，是古典医著和重要医籍的内容之一。因而它也是中华民族灿烂文明的宝贵财富。

中医经典文献，对医生的要求是既强调医疗技术，也非常强调医德。称誉优秀的医生为"上工"、"良工"、"大医"。"上工"是指技术精良的优等医生，他的治愈率是百分之九十。所谓："上工十全九"（见《灵枢·邪气脏腑病形篇》）。"良工"即良医，良医治病多，阅历深。所谓："三折肱知为良医"（见《左传》）。"大医"是道德品质、医疗技术、服务态度都是第一流的医生（见《千金方》）。

中国医药学中所谈医德，大致归纳为：一是树立一切为了病人的思想；二是认真细致的诊治疾病；三是提高医疗技术；四是谦虚、恳切、慎言、慎行。现在分述如下。

一、树立一切为了病人的思想

从《素问》、《灵枢》、《伤寒杂病论》、《千金方》以及较后的很多医书里都有提倡一切为病人的言论。认为医生要有仁心，并有仁术，以救治人的疾苦。《千金方·本序》中说："人命至重，有贵千金。"就是把挽救病人的性命，看得比一切都重。它说："凡大医治病，必当安神定志，无欲无求。先发大慈恻隐之心，誓愿普救含灵之苦。苦有疾厄来求救者，不得问其贵贱贫富、长幼妍媸、怨亲善友，华夷愚智，普同一等，皆如至亲之想。亦不得顾前瞻后，自虑凶吉，护惜身命，见彼苦恼，若己有之，深心凄怆，勿避崄巇，昼夜寒暑，饥渴疲劳，一心赴救，无作工夫形迹之心，如此可为苍生大医。反此则为含灵巨贼（见《千金方·论大医精诚》）。"它的意思是先立下一切为病人的心，一视同仁，不计较个人得失，把病人的病痛看成自己的痛苦。这种教导是何等可贵。

二、仔细诊治疾病

《灵枢·师传篇》说："入国问俗……临病人问所便。"意是说诊治疾病是关系病人生命的大事，必须慎重细心，不可大意。对病人的周围环境，精神状态，生活习惯，饮食好恶，个人感觉等都要了解，这有利于对疾病的诊治。《素问·疏五过论》专门谈到诊治疾病上的五种过错，尤以忽视病人情志变化更应警戒。对诊治疾病，必须结合到天时、人事、脏象、色脉等各方因素等。《素问·征四失论》还提及医生工作中的四种过失。而这些过失，都是不能做好诊治工作的主要缺点。如不懂得阴阳逆从的道理，学术不精，说理荒谬，夸耀自己，乱投砭石就要失误等等。亦有不知比类异同及病人特殊情况贸贸然就切脉说病，这些粗枝大叶，草率不负责任都是不应有的。

三、博采众长，不断提高医疗技术

没有优良的医疗技术，光有一片好心也是难以救治病人的。《千金方·论大医习业》中说："凡欲为大医，必须谙《素问》、《甲乙》、《黄帝针经》、《明堂》、流注、十二经脉、三部九候、五脏六腑、表里、孔穴、本草药对、张仲景、王叔和、阮河南、范东阳、张苗、靳邵等诸部经方……并须精熟，如此乃得为大医。不尔者，如无目夜游，动致颠殒。"指出作一个高明的医生就要精熟脏腑内外脉法药物针灸等。不但要博，而且要精于钻研才能明了医学道理，否则就易于出差错了。这种学术上博采、精思以提高技术的原则无疑是非常正确的。人的生命何等宝贵，如果没有高明的医道就很难担当这种重大的工作。医生有了精、博的知识，还要在实践中不断学习，不断提高，不断温故知新。不能认为医已学成就可以应付一切了。《千金方·论大医精诚》说："世有愚者，读方三年，便谓天下无病不治，及治病三年，乃知天下无方可用。故学者必须博极医源，精勤不倦，不得道听途说，而言医道已了，深自误也。"可见广博精熟不断钻研，是一个良医必须做到的。

四、谦虚恳切，慎言慎行

医生对待病人，要谦虚、诚恳、耐心。不说不利于病人的言语。医生如能认真耐心听病人的诉说，并且恳切地问病人，都将有助于治愈疾病。一个品质优良、技术熟练的医生应当恳切热诚对待病人。切不可轻佻草率的对待病人。唐代孙思邈说："为医之法，不得多语调笑，谈谑喧哗，道说是非，议论人物，炫耀声名，皆毁诸医，自矜己德。"这说明医生的言论行动都要端直慎重，诊病时更要避免谈笑、议论、喧乱等恶劣举止。

一个品学兼优的医生，不仅是个人对待病人如此，就是遇到有危重病人与其他医生会诊时也要有高度负责的态度对待病人。清《存存斋医话稿》说："近日又有一种时弊，凡遇疾病危险，诸医会集，其中学术平常者，不过轻描淡写，而识见高明者，若欲另立意见，惟恐遭人妒忌，万一不效，又虑损名，顾前瞻后，亦是大同小异了事……临证之际，不费一番思索，不用一番心血……只于此中求富贵，顾声名，以他人性命痛痒无关，生死听天。清夜思之，能无自愧。"这段话分析深刻，可作为我们探讨医德时的参考。当然在恳切热诚对待病人的同时，遇到有病人向医生提出不正当的要求，也要耐心说服，不可无原则迁就。

医德是包含医学道德的理想和医学道德的习惯而言。我们学习古代医生的高尚医德，也得点滴的学习和积累。有着善良美好的愿望，即使是微不足道的也要做；反之，若是丑恶的不良行为，即使是微不足道的，也坚决不可为。由于旧的思想影响，和某些不良社会时弊常常会侵入人们的脑海中来。我们要获得良好的医德，必须不断进行自我修养，下一番积累的工夫。

"不积跬步，无以至千里"这对于知识的充实发展是真理，对于道德风尚的进步同样是真理。所以精研深思医术，乃医生的首要任务，然而同时必须不断重视和温习为医的道德、品行、操守。对中医传统的医德教导，一时一刻也不能忘记，即使到耄耋之年亦当遵循不懈。

养生与民族音乐

养生可保持心身健康，有着多种多样的方法。音乐与健康亦有关系。民族音乐对养生有益似尤明显。我喜欢听民族音乐，这主要是指以中国民族乐器演奏的古典音乐、广东音乐和江南丝竹之类。我觉得听了能使人心情舒畅，有益健康。所以我讲的音乐是指我国传统的丝竹、管、弦的民族音乐。因为它具有清、微、淡、远的特点。音乐是抒发感情的，清、微、淡、远的思想表达使人有雅重的感觉。至于其他的音乐，我虽然更不了解，我想对人们的健康也是有益的。

我国唐代音乐、舞蹈盛行。当时有很多有名的乐师。亦早已有多种乐器。人们熟悉的白居易名作《琵琶行》，一直传诵国内外。它描写弹琵琶的女子通过琵琶的弹奏倾吐感情。"转轴拨弦三两声"，"弦弦掩抑声声思"，开始抒发感情。接着，轻拢慢捻"说尽心中无限事"，直到一曲终了。琵琶声停止了，但这惊心动魄的音乐魅力并没有消失，出现了"东船西舫悄无言，唯见江心秋月白"。在这样的环境里。弹琵琶的和听琵琶的人在这涵咏回味的广阔静穆的空间，都同样袒露了胸中的郁勃。白居易将从长安贬到九江，闷结在心中的痛苦借着听音乐的哀怨而表达出来。他说："同是天涯沦落人，相逢何必曾相识。"同病相怜，同声相应。弹琵琶的人悲戚叙说往事，听琵琶的"江州司马青衫湿"了。由于都吐露出胸中的陈怨结气，消减了耿耿于怀的块垒。这比长久压在心中不发泄总好些。尽情地心境袒露并无损于健康。相反，这种吐露对减少郁勃，是有益的。

传统乐器除琵琶之外，还有古琴，即七弦琴。古琴音域广、音色美，表现力极为丰富。南宋时浙江有好几位古琴师，曾创造了《潇湘水云》、《步月》、《秋雨》、《鸥鹭忘机》、《幽人折桂》、《拘幽十操》等名曲。据《南宋京城杭州》记载：当时乐师汪元量，既是琴师，又是诗人，以善琴而出入宫廷。随从三宫北上燕都，对于亡国之病感受极深。当时文天祥被押，他为之作《拘幽十操》，去狱中为文天祥弹奏，并弹奏《胡笳十八拍》以慰之。他不仅以音乐感人，还写下了大量的爱国诗篇，有着健康的身心。

琴的风格技巧，称为琴德；琴的运用形象，构成的意境，称为琴境；琴的思想感情，人物性格，称为琴道。如果琴的德、境、道三个方面表现得好，那对鼓琴人本身和听琴人的身心都大有益处。

我听中国民族音乐，就那些传统名曲来说，如《将军令》、《雨打芭蕉》、《二泉映月》、《渔舟唱晚》、《汉宫秋月》、《平沙落雁》等等，听后身心有一种宁静、舒坦、开阔、安谧的感觉。比如我听广东音乐《花好月圆》，其至能唤起我遥远的回忆，好似回到了青年时代上大学读书时的环境里，使我似乎年轻起来。又如我听了古筝名曲《高山流水》，这似琴非琴的筝声，柔和宛转的淙淙声，分明是流水，使我想起远方的好友。"高山流水有知音"真是不假！又比如听二胡等乐器奏《听松》，豪放有力，使人心胸宽广，并有奋发前进的感觉，常常因此而想到晚唐诗人皮日休的"松子声声打石床"的意境，令我忘俗。特别使我爱听的是《春江花月夜》，从十五六岁时听到如今望九之年，可谓百听不厌。这则根据琵琶古曲《夕阳箫鼓》（又名《浔阳琵琶》、《浔阳夜月》）改编的中国民族音乐精品，据说是唐代遗留下来的。以琵琶、箫、胡琴、阮等乐器大合奏。我的身心极大地受益于它，当我忙时，心烦意乱，如果抽时间听一两遍《春江花月夜》，就自然而然地松爽起来。如果我在工作中、旅途间听到它，我就会全神贯注听几段，这样头脑就格外清新。《春江花月夜》共九段和尾声，一气呵成十节。总的意境是描写一个春夜，驾一叶扁舟在江中荡漾，夹岸的花影叠翠，掩映在月色下的粼粼波光之中。一开始是箫、琵琶低低的"江楼钟鼓"之声，接着是全部乐器合奏，引出"月上东山"的正曲，又接着渐入高潮，"风洄曲水"，当我听到这段，常常凝神而情绪起伏。似乎将我心中的忧烦倾吐抛弃一样，再进一层是"花影层台"，乐器重复合奏，气势宏大。接下去的"水云深际"是小舟荡漾深远了，像听到了江面上"渔歌晚唱"，其声渐次而低。在逐渐加快的"洄澜拍案"中感情起伏。下段"挠鸣远濑"铙钹齐鸣，到此听者仿佛在一叶扁舟的桨橹声中，"敛乃归舟"，音乐悠远而漫长。接着是慢慢的胡琴声，已接近"尾声"了，在最后箫声悠远中渐次低下来，这时听者的心情也跟着平静下来。一曲听罢像是人们尽情欣赏了美丽的春江夜色，反映出对祖国，对民族的无限热爱。

总之，我深感中国民族音乐，能使我心除烦扰，消块垒，宽胸怀，坚意志，心情畅快；对我身则清头目，舒肝膈，健脾胃，和气血，茶饭添香。音乐确实有益身心健康。是否如此，请知音人细细体味。

新中国成立初期杭州市中医学会发展之回顾

回顾中华人民共和国成立以后，最初几年杭州市中医事业和中医界的点滴情况，还是可以凭手边的资料看出踪迹的。这里说的"点滴"，是因本文不可能全面概括阐述当时中医界的各个方面，而只就我的接触所及谈谈。

新中国成立以后，新中国的大事甚多。从 1949 年 10 月 1 日中华人民共和国成立到 1956 年这几年，为"社会主义改造时期"范围内（见浙江教育出版社《新编读报手册》）。这段时期，国家经过了较多的重大活动。我所回忆的杭州市新中国成立初期中医的情况，亦是就这段时间特别是新中国成立初到 1953 年这一时期而言。大体上说，这段时期是从旧中国到新中国的历史大转变。工、农、商、学、兵各个方面，很多旧的机关、团体，都起了根本性的改变。杭州市召开了第一次人民代表会议。杭州市人民政府卫生局组织了医护人员，成立了卫生工作者协会，中医师学会；对当时占绝大多数个人开业设诊的中医，号召组织联合诊所或联合医院；开办了中医进修班，并颁发全国统一的"中医师证书"等等。这些中医界的大事，使旧社会旧中国对中医事业的不重视，以及由此而形成的旧中国遗留下来的一些中医队伍的散漫、保守等现象，逐渐得到纠正和改善。

从历史沿革看，地处江南的浙江，是出中医人才的地域之一。杭州是省会所在地，确是名医辈出的。有资料记载：近几十年来，杭州市中医人数，1929 年为 153 人，1931 年为 341 人，1933 年为 684 人，1946 年（即抗日战争胜利后）为 487 人。新中国成立初期，据旧杭州市中医公会，1949 年 10 月 31 日止会员为 453 人，不包括当时没有参加中医公会的在内。

新中国成立以后，旧的杭州市中医师公会改建为杭州市中医师学会，在旧公会到新学会的一段过渡时期中，旧公会的理事长，因为在新中国成立后改业为西医师，不再主持中医师公会工作，即由一位何姓的旧公会理事主持工作。大概到 1951～1952 年期间，市卫生局组织成立杭州市中医师学会。当时在众安桥湖山堂（教堂，外借作开会会场）举行全体中医会员直接投票，选出了杭州市中医师学会的理事会。据几位七十岁以上的老中医提供的资料和我的回忆，当时得票为理事的，按得票数为：何任、汤士彦、陈杏生、王杏轩、何少山等，理事共十余人。接着召开理事会，公推何任为会长。还聘请了财务及干事等有关中医师兼任。由于旧中医师公会以前没有固定的会址，大致上都是在会长或理事长的诊所或家里联系工作的。学会成立后，就租赁弼教坊一处房屋作为理事会办公场所。学会仍按原来的以诊所或住处邻近划分会员小组，组织会员学习卫生局布置的学习内容和任务，并号召分散的个体开业中医联合起来，成立联合诊所。当时卫生局还成立了中医进修班，初步设在菩提寺路，会员多响应，争取进修提高。学会除了贯彻行政领导有关开业人员的政治学习和业务进修以外，还拟定了中医传统的信守公约，内容大致是：①遵守法令，尊重医德；②临诊态度要仁慈和蔼；③诊治处方要审慎周详；④融会新知，努力进修；⑤显扬同道擅长，力戒指摘前医方案；⑥遇到力不能及的病人应建议病家请他医会诊；⑦提倡有价值的祖传方、经验方互相交流；⑧对病家疾患隐情，有代守秘密的义务；⑨开具医疗证件，必须正确、实际；⑩积极响应政府号召，完成医卫事务。这一公约的制定实行，使当时中医工作者的思想境界和工作状况，得到了一定程度的提高和改进。

在响应政府号召，建立联合诊所方面，很多中青年的中医师行动比较快，他们克服了资金短缺等困难和中药铺合作，利用中药店的门面和空房间，略加装修，因陋就简的联合诊所纷纷建立，最早的如庆春中医联合诊所，与庆春街德生堂药铺合作由陈桐封、毛达文等人组成。同春中医联合诊所，与张同泰药铺合作，由高德明、俞尚德等人组成。庆春联合分所，与清河坊叶种德堂药铺合作，由叶耀南、唐福安等人组成等等。这些初创的联合机构尽管条件较差，但医生们牺牲了个人开业的丰厚收入，走集体的道路，为工人和广大居民服务外，还承担了卫生防疫，如大面积播种牛痘和宣传消灭血吸虫病等工作，这在新中国成立初期为新中国卫生事业作的一定贡献，应该得到后人的了解和尊重。

当时的杭州市中医学会，还为市卫生行政机构颁发全国第一次"中医师证书"作了很多具体工作，如协助收集材料，初步评议等。就新中国成立初期的情况看，开业中医绝大多数是师授、祖传、自学等为多，中医院校毕业的甚少。有些还缺少一定的文化基础。对照卫生部当时的"中医师暂行条例"资格审查，相当多的不能合格。因此，各会员小组的成员中，其中符合的和群众声望较高的先行填写申报表格，经学会收集后送市卫生局审定。对资历声望存在欠缺的作为第二步争取，并为他们积极创造条件，为了不影响他们白天工作，每天晚上开班学习，因此，以后又评送了很多。这种做法，得到了当时著名中医的全力支持。这是当时中医学会在市卫生局领导下为杭州市中医界做的一件大事、实事。时不多久，卫生部颁发的新中国成立后第一批"中医师证书"就发到了符合条件的中医师手中。证书的内容是："中医师证书"某某、性别、出生年月、籍贯。经本部审核与中医师暂行条例第四条第一项资格相符，特此发给证书。中央人民政府卫生部、部长李德全，副部长贺诚、苏井观、傅连暲、徐运北、王斌。1953年4月（部印）中字第……号。这帧43年前的证书，说明了我中医界在新中国成立后新的起步。雪泥鸿爪，留下了踪迹。

旧情重温——忆上海新中国医学院并怀诸师

新中国成立前，上海有三所最有影响的中医院校，按照办校先后，即上海中医学院（上海中医专门学校）、中国医学院、新中国医学院。

1995年冬，我看到卫生部一位领导为上海中医药大学写的："……把上海新中国成立前最有影响的三所中医院校——上海中医学院（上海中医专门学校）、中国医学院、新中国医学院的发展史分别撰写成书，记录了上海中医教育前辈们创业的艰难，这是一件很有意义的工作。这三所高等院校，为我国中医事业的生存和发展，与当局的种种无理压迫，包括勒令停止办学，进行了不屈不挠的斗争。这三所高等中医院校，无论在创办时间、持续时间，以及培养中医人才数量等方面，均居当时全国的领先地位，从而在我国近现代中医发展史上产生了重要的影响。在长期办学过程中，它们不仅造就和凝聚了一批中医教育家，同时培养和输送了众多的中医人才。其中不少人后来成了在全国中医界起了重大影响的名医和学者。中医前辈们的艰苦创业精神，以及他们培养的优秀人才和积累的教学经验，不仅为新中国成立后重建上海中医学院奠定了基础，而且对今天我国中医事业的振兴和发展仍有着积极的意义和影响……"作为老校友的我，看了这段话，无限感慨。抚今忆昔，促使我将半个多世纪前的往事，回顾重温。最使我不能忘怀的是当时诸多学术造诣高以及和诲人不倦的老师的师生情谊，更是回味隽永。

上海新中国医学院为一代名医朱南山先生于 1936 年，继前中医学院及中国医学院之后，出资创立。院址设在上海爱文义路（现北京西路）王家沙花园。王家沙花园为多幢三层楼红色小洋房。初时勘定 19～25 幢为学院院本部。在 60 年前私立的中医学院有这样的规模，不算小了。院本部以外并设有余庆桥附属医院、研究院和药圃。南山先生任院长，其两位公子小南，鹤皋任副院长。师资都是当时上海乃至全国最有声望的中医大家，如谢利恒、丁仲英、祝味菊、徐小圃、秦伯未、章次公、方公溥、戎明士等。实际任教的来自三方面的教学力量：一是中国医学院教师，如包识生、包天白；二是上海中医专门学校教师，如章次公等；三是聘自社会，如章崇熙等西医名家。学制 4 年，开设课程中西各十余门。其中除普通课外，基础课如生理、解剖、卫生、药物、细菌、病理、诊断、医史、医经（包括伤寒论、金匮、内经）；临床课如内、外、妇、儿 4 科，及皮肤、花柳、耳鼻咽喉，再加针灸、推拿、救护。但这些课程在实际教学中时有更改调整。我自 1938～1941 年毕业实习前的开课中，温病、伤寒论、通论（各家论说）课开了很多学时。而西医课中的西医化学，药物化学两课也开过不少。

时间过去 55 余年，但一提到上海新中国医学院，我就联想到各位当时的老师。

朱氏父子　即朱南山先生和朱小南、朱鹤皋先生。我进新中国医学院之际，南山先生已抱病，很少见到。小南先生作过专题讲演，题目似乎是"论痛"，讲得很好。到朱氏诊所南山小筑去，主要是实习。南山小筑与院本部不远，也在爱文义路上。诊所是一楼一间高大宽敞的大三开间厅堂，中间候诊，厅左侧为朱小南、厅右侧为朱鹤皋分别应诊。病人从早到下午络绎不绝。两位老师在各自宽阔的大写字台两侧设有病人坐位，一位抄方学生坐老师对面，在这抄方学生后面是一排排学院实习学生的坐位。厅外门廊是一排配方柜台。我在小南、鹤皋两师处都抄过方。小南人称"大先生"，门诊最多时每日达200多号，从上午8时许到下午3～4时。然后出诊，至暮夜返家。朱氏在学术上是博采众长，将经方与各家方融会贯通，运用自如。提出了"调气血，疏肝气，健脾气，补肾气"为治疗妇科病的纲领；并重视脏腑气血之特色。在对妇女病诊断上重视问诊，并编有妇科问诊歌诀。重视胸腹部切诊，不受旧礼教束缚，认为按虚里以测宗气之虚实，诊乳以审肝气之舒郁，察少腹以辨胎孕癥瘕。都是朱氏诊治妇科之特点。朱氏创制治严重血崩的将军斩关汤（熟大黄、巴戟天、仙鹤草、茯神、蒲黄炒阿胶、黄芪、炒当归、白术、生熟地黄、谷芽。另用藏红花1g，三七末1g红茶汁送服），是按"通因通用"原则制方，对虚中夹实的崩漏，效果明显。朱氏治白带（绵丝带）用肾气丸加狗脊、菟丝子。对肾气虚寒、冲任衰弱者颇验。朱氏用药非常注重剂量。主张"药必对症，用必够量，量不中鹄，箭成虚发"，但又强调用药量要恰到好处，指出"过量损正"、"多贻后患"，在于掌握分寸。

朱氏诊病，即使暑天也衣冠楚楚，严肃认真。因此实习学生也衣履整齐，端坐抄方。老师常视学生坐位拥满而嘱佣工增加电扇，对学生十分关怀。

包天白　新中国医学院第一任教务长，包识生之子。包氏父子与朱家，渊源颇深，相知甚厚。包识生所著《包氏医宗》造诣之深，当时可雄视医林。其书8卷，1930年著，为磁青封面线装。所论多为伤寒学说，自成一家。另外尚著有《包氏医案》、《杂病讲义》、《诊断学》等。包天白先生教课认真，对伤寒论原条之熟悉，特别对六经提纲，十分重视，使学生留下较深的印象，在以后接触病人时，常因而形成一种以六经辨证的首选概念。有使人头脑清新理出头绪之感。

在第四、五届《毕业纪念刊》上，包天白先生有一首七律诗相赠毕业学生。诗曰："四载鸡鸣今别离，十年方悔作人师。元元疾苦谁能药，处处炎凉若个知。常觉后生皆可畏，徒追先师未为奇。入乡问俗君须记，傲骨由来不合时。"

章次公　章先生为药物学教师，当时上课不多，只是临床实习时去他处。章先生早年就读于丁甘仁创办的上海中医专门学校。师从名医丁甘仁、曹颖甫及国学大师章太炎。毕业后行医上海，同时执教于上海中医专门学校、中国医学院和新中国医学院、苏州国医学院。章先生诊所设在上海菜市路，诊室为一间后厢，光线欠佳，常常开着电灯诊病，诊室虽不宽敞，但病人不少，且多为贫苦者。章先生理平顶发式，身着淡蓝竹布长衫，一种清苦学者之风，使见者感动。每诊病人，必细加问诊。章先生诊金收得很低，对贫穷者不计诊金，反而送医给药。遇重病大症多谨细推详。用方博采，多能挽大症起危疾。章先生指导学生，常参照现代医学理论，并且主张"双重诊断，一种治疗"的诊治方法。他用药简练，主次分明，能击中病害。尤无门户之见，不论经方、时方、民间单方都应用自如。一次实习时，见他用柴胡，用量超过常量甚多。他深恐药铺不能照处方配，就在处方上加注道："此证柴胡用××，并非笔误。"并盖上自己的印章。其负责之精神，乃至于此。足见其医德之高尚。

金少陵　江苏吴县人，中医妇科教师。当年在讲台上已是两鬓如霜了。他讲妇科学，理论上遵《内经》学术思想为基础，并结合临床实际运用的原则，多有创见。他撰有《从热入血室到寒入血室》、《读＜陶节庵麻黄汤止吐血案＞书案》、《读＜洄溪医案·治莫秀东奇病＞有感》、《读＜王肯堂疮闭证＞后之我见》、《从医之真谛说到读医史法之一助》等。听说金先生早年曾事科举业，科举既废，转而学医。他学医非同一般，可以几天不出门外。并探索佛经释典，讲究练功习武。在讲课中常穿插指导呼吸吐纳之法。平时一有闲暇，即对医籍抱卷吟哦，直至神昏目倦方始就寝。他在撰写的《病理学讲义》自叙中说："非如此不能掌握医道，不足解除民间疾苦；不如是，不能与世界周旋；不如是，不足深入长沙之室；不如是，不足跻登轩岐之堂。并非钓誉沽名，以术炫人……"他的这种读书法，当然不是十分完善可取的，但他钻研学术之精神是可以师法的。

沈啸谷　可能是上海浦东人。是"通论"或"医案"的教师，是一位平易近人、朴质无华的老师。讲课中常常结合自己临床经验，非常实际。他善于帮助学生，当快到毕业实习前，他热心地为几位尚不能落实实习场所的学生，在辽阳路联系房屋，设了一个"平民施诊所"，亲自去应诊。但终于因为地处闸北，又是沦陷于战火之余的环境中，居民少，路途远，交通又不便，不久就办不下去了。啸谷先生在当时虽不是一位大名医，但他的平常、实在、关心帮助学生的长者风范，却久久留在学生记忆之中。

徐小圃　上海宝山人，上海当时的儿科大名医。其尊翁为徐杏圃先生，专业儿科。小圃先生设诊所于上海东武昌路，为学院的实习导师。小圃先生学术上继承历代儿科诸家之长外，对张仲景《伤寒论》钻研颇深。临诊细致，处方果敢审慎，屡用峻剂以起小儿沉疴。他在临证中常常说："儿科俗称哑科，审证察色不可粗心大意。"由于诊室中病人甚多，小儿既不能及时讲出病痛，又不能与医生很好合作，故他在诊病时，常常站立观察，对周围环坐的病儿及时留意其证候重轻。遇到重症病儿，即予提前诊视，不使耽误。由于老师弃座站立诊视病儿，故学生亦都是站立侍诊。小圃先生诊病一丝不苟，对每一病儿都作口腔的仔细观察检查，毫不遗漏，绝不以诊务繁忙而疏忽。五六十年前，抗生素尚未问世，对小儿肺炎，西医治疗亦感困难，而徐先生擅用小青龙汤、麻杏石甘汤加减，均取得卓越的效果。针对明、清儿科诸家多不乏畏用麻、桂者，以麻、桂性温力猛，易于化热劫液。小圃先生则认为："药不论寒温，要在审证明确，用之得当。不然，即使桑、菊、荆、防亦足贲事。所以致化热助火，亡阳劫液者，罪不在麻、桂，而在用之不当。"先生亦善于应用附子，作为扶正达邪之功。但有一定投药指征，即：神疲、色㿠、肢清冷脉软，小便清长，大便溏泄等。抓住主证，即放手应用。徐氏虚怀若谷，对同道有所长，即竭诚请益。对祝味菊先生善用温阳药治疗内科疾病的经验，尤为服膺。当年新中国医学院中西医教师，多是既有理论又有实践的。中医教师还很多，各有专长。在西医教师中，如张崇熙，撰有整套的西医各课著作，并任教解剖、生理、西医外科、皮肤花柳等课，讲解清楚，颇多经验。如西医内科何天禄，兼作传染病课的实习导师，给学生很深的印象，得益不少。药化学、医化学教师黄劳逸，除上课外，还在他的实验室里提炼中药，并试着亲自尝试其治疗效果。他们都给当年学院的教育事业作了各自的贡献。

当时在校同学之间，也有一种很好的学风，即是钻研探讨学问，相互切磋。尽管学生家庭的经济条件各有不同，但专攻学术的占多数。除上海学生较多外，江苏、浙江及广东、云南的学生也有。年龄亦有些差异。课余常交流所得。当了解到上海是全国名医比较集中之地，除了学院所聘的教课和实习导师外，亦有不担任学院教课而声名卓著的，也不放过讨教他们的机会。学生们曾去访问请教过多位名家，回校后相互交流。这里列举两位：上海负有盛名的张聋医家（当时似由张骧云先生的子侄辈应诊），是传了好几代的治疗时症的大名医，社会上称颂擅治伤寒病。据同学间交流和实地观察，张氏医家多数是为平民服务，不计诊金。不但与群众关系好，而且治疗效果高。张氏认为：属于伤寒范畴的热病，大体上不外乎新感与伏气二端。新感是外邪侵犯，由表入里，治宜表散。伏气是由新感引动，由里出表，治宜透达。除了阳明里结的腑证可以下夺而外，新感伏气的出路同在肌表，故"表"与"透"实为伤寒临证治疗的中心环节。根据张氏经验，新感宜"表透"，"伏气"宜"透表"。张氏擅用豆豉，称其有"表"、"透"之功，实至当不易之品。校外名家还有一位是徽籍名医王仲奇，王氏对内妇科有丰富经验。他的医学除承其祖辈外，特别服膺于吴谦。他常将疾病之变化与经络学相关联，为其特点。对邪、正关系上则按《内经》"邪之所凑，其气必虚"的理论，认为"人必先伤而后邪入"，故在治疗上非常注意照顾肾气。尤为特出的是王氏在他的治案里，对脑的论述颇多。而他的治案，一则处方方案，时有长达500字，脉案约占400字，药味100字。治案不但阐述医理，其文字也是值得一读的。由此可见王氏对诊治病人认真负责的可贵精神。切磋这些名家的经验特色，是学友间谈话的主要内容。

上海新中国医学院停办至今已50多年，校园也早经沧桑，难觅踪迹。只是在硕果仅存的《医林俊秀》这本当时的毕业纪念刊中还可以见到它的内外院景和师生照片。至于当时的教师，十九人已经作古了。即使当时最年轻的教师现在如果尚健在的话，也早已届耄耋之年。多少年来，一提起学院，想到的多是它昔日的情景，一种百年树人的情意深重的美景。想到学校必然就联想到老师和同学。虽然时间过了半个世纪，但想到这些往事，使人仍然产生一种温暖的师生之情，学友之情。重温这种旧情，使人怡然。

韩愈说："闻道有先后，术业有专攻。"就一般规律而言，总是学生先向老师学习，学习后来超过老师。一代比一代强，这是人类希望之所在。如果一代不如一代，那就可悲了。学生在知识上、事业上超过老师仍不忘老师的教诲，并永远尊敬老师，这是我们伟大的祖国的优良传统，我们要继承它、发扬它。在当前"科教兴国"、"科教兴省"的形势下，尊师重道这一美德一定会更加发扬光大。

半个世纪以前上海中医学院校的学生习作

我在《旧情重温》文中曾介绍新中国成立以前上海最有影响的三所中医学院校，并着重回忆了上海新中国医学院教学和教师情况。本文是介绍这些学校中学生的中医学习作，这使我们可以了解当时，即距今六七十年以前学生的课题、作业以及论文和教师的评语等情况，作为我们探索中医学院校教育工作的参考。兹就手头可以查检到的资料，叙述一下上海中医专门学校和上海新中国医学院的学生习作。

1. 上海中医专门学校的学生习作

该校创始于 1916 年，由丁甘仁、夏应堂两位当时名中医所发起创办。学制为 5 年（预科 3 年，专攻内外各科基本医籍。正科 2 年，着重临床，研求更深学理），每年暑假招新生，年假（即寒假）招插班生。曾先后毕业了5 班学生。

该校颇为重视学生的自我发挥，对学生写论文较为重视。据 1925 年第 17 期《中医杂志》，有专门记载"上海中医专门学校学生成绩录"。这其中有多篇学生的论文习作，题目有：《五脏六腑皆有胀病、分别论治》、《三焦膀胱作用前人多混说，试分别而论列之》、《阳强不能密，阴气乃绝释义》等等。这些题目，多从中医典籍取材，都具有让学生独立思考发挥的余地，而且有些题目颇具敢于向前人挑战的创新思想。每篇论文之后，还有教师的评语。限于篇幅，本文选录一篇：

三焦膀胱作用，前人多混说，试分别而论列之（朱振声）：

凡气遇寒则化水，水加热则化气，此乃一定之理也。故河流之受太阳之熏蒸，则化气而上升。空际之云，受太阴之凝结，则化雨而下降。物既然，人何独不然。《经》云：三焦者，决渎之官，水道出焉。膀胱者，州都之官，津液藏焉，气化则能出矣。二者作用，前人多混说，以"气化则能出矣"一句，误解膀胱因气化之故，使其藏溺，外出而成小便。致错以毫厘，误以千里。后人循传其说，直至于今，实堪浩叹。要知气化则能出矣，乃言所藏之津液，其浊中之清者，因太阳作用，化气上升，由毛孔外出而为汗；其浊中之浊者，因太阴气化，下达三焦由膀胱外出而为溺，犹机之总关，总关动则机自发矣。盖三焦乃人身半表半里，即《内经》所谓膜原是也，生于脏腑之外，肌肉之间，上连肺膈，下络膀胱。故肺经开泄，则下达而为溺；膀胱气化，则上升而为汗。其中为通调之道路者，三焦是也。前人不解斯旨，以为膀胱只有下口而无上口，不亦谬乎，作此说以明之。教师评语是："辨别甚当。曹颖甫评。"像这样的论文，就目前来说，是不敢称赞的，但在七十多年前的当时，正如该校《学生成绩录》前言所说"……当欧潮澎湃……上海一隅，乃有砥柱中流之医学黉舍也，风雨如晦，鸡鸣不已……"对当时来说，不能不算是对前人学说的商榷之作。所以他的老师当时的经方名家，《经方实验录》作者曹颖甫对它作了"辨别甚当"的鼓励。

2. 上海新中国医学院的学生习作

该院从创建始，很重视学生的医论习作和方案摹拟，几乎每门中医主课都有医论习作，临床各课都有方案摹拟。现就手头资料摘取点滴，以见一斑。

作文题目甚多，由学生自由选。如：《作文亦如处方说》、《六经下利，病同治异说》、《疟可用柴胡，柴胡不尽治疟论》、《心病难医解》、《岁阑读医有感》、《试论对于仲景伤寒论认识与怀疑》、《伤寒病分六经，不外虚实寒热，试举例以演述之》、《试论中风与血痹病之不同》、《阳明居中土也，万物所归，无所复传篇》、《春三月天地发陈说》、《温凉不可有偏论》、《桂枝甘草汤与茯苓甘草汤各论》、《肥人多痰，瘦人多火说》、《圣人不治已病治未病论》、《寒伤营、风伤卫说》、《病痰饮者以温药和之说》、《太阴阳明治法相同说》、《诊断难于治疗论》、《邪气盛则实，正气夺则虚说》、《痰饮咳嗽合论》等等。这些题目并不是墨守泥古，很有启发式或对古人论说的质疑。也有让学生自我发挥的，如《岁阑读医有感》。由于当时学生的论文已不可得，今从一项珍贵的资料中见到某校友历经"浩劫"而仅存的习作一篇，录供参考：题目是《疟可用柴胡，柴胡不尽治疟论》。文曰"夫疟之病"，《经》云"无痰不成疟"，又云"疟不离少阳"。故国医治疟，或用和解少阳，或用祛湿化痰，各随其宜以与之。盖疟之来临，因夹受外感而湿痰积滞者不在少数，寻常用解表化痰等剂以治之，但今时医之治疟有用大小柴胡汤者，二汤各有擅治。若服大柴胡者，能使其邪由表而达里，一升一降，一上一下，服后治愈也。柴胡为泻火之品，行血行气之方也。故柴胡能擅治疟也。但柴胡不尽治疟，亦能治他疾，如肝经邪由表传里，脏腑相连而作痛，因其邪气内降之故。若邪入于胃而为呕吐，或伤寒十数日不解者，其胸胁满而呕，日晡所发潮热而微利，或伤寒中风等症，皆可予柴胡酌用之。这篇习作的教师评语是："明白、流利。"像这样的不过300字的短文，对题目阐述得很明白，可谓要言不繁。至于摹拟方案的选题，是教师或据实际病案，或按所学内容拟题，使学生在未经实际临诊却得到临诊一般的锻炼，颇有裨益。如凭病人脉证："乍寒乍热，骨节酸楚，鼻鸣咽燥，胸闷便闭，苔白滑，脉弦涩带滑，试拟方案。"或是"秋燥夹食，试拟方案"、"急惊风试拟方案"、"妇人肝厥，试拟方案"、"太阴伤寒，试拟方案"、"试拟春温症之主治方案"等等。这里举一则"伤寒夹食试拟方案"："恶寒发热，旬日不愈，以致周身诸恙，头目昏眩，咳呛胸闷，痰咯不爽，舌苔薄垢而黄，四肢酸楚，脉浮滑，大便五日未行，腹中阵阵作痛，此为伤风夹食滞之症，治宜疏达风邪而导食滞。银柴胡半钱，菊花3钱，川桂枝8分，嫩前胡钱半，全瓜蒌4钱，牛蒡子4钱，郁金钱半，神曲3钱，荆芥穗3钱，夏枯草3钱，青陈皮各2钱。"教师评语曰："大便五日未行，苔呈黄垢，脉形浮滑，脉证俱有可议处。要知便闭而见苔黄者，邪传阳明，桂枝即不中与也。案未叙明往来寒热，安得妄主柴胡！况桂枝、牛蒡、荆芥、菊花合主一方，则究系风寒乎？抑风热乎？令难索解。"这是一则学生拟案不高明，使教师不满意予以批评的摹拟案。

从上面这些十分珍贵的、几乎是已成为历史文物的半个世纪以前上海几所中医院校的学生习作中，可以大致反映出当时中医学生的水平。

19世纪是中华民族饱经屈辱的世纪，20世纪是中华民族觉醒奋起的世纪，21世纪将是中华民族奔向辉煌的世纪。科教兴国，科教兴中，也是我中医界同道百余年来梦寐以求的目标。抚古瞻今，我中医工作者，特别是年青的一代，应该努力为振兴、创新作出贡献。

一次有益的出访

1997年12月12日~1998年1月5日，我应香港卫生护理专业人员协会之邀，并得到院领导的同意和支持，访港学术交流。对回归祖国不久后的香港社会、人文、经济以及中医事业现状、民众对中医药的信仰程度、中医事业在香港的前景等方面，有一点粗略的感受。

至今整个香港社会安定祥和，人们热衷学习中华文化，学习普通话，经济繁荣，管理有序等等。在长期沟通香港与内地的各个方面，就我所接触较多的教育、科技等方面而言，新华社香港分社起了重要作用。内地诸单位、学者，包括我本人出访交流，始终得到分社教科部领导和有关处室的关心重视。

耄耋之年的我，有幸以学术、医术和香港同行交流，得到香港医事技术学会、香港卫生护理专业人员协会、香港中医学会会立中医学院校友会之邀，主讲了一个有上百人自愿出席的中医药学术讲座，与正在筹划正规中医教学的香港有关大学校长会晤交流，参观大学的中医诊所，到香港较中心和有代表性的中医诊所进行义诊等等。还接受了亚洲电视台《九八新里程》节目采访，所涉话题为：内地与香港中医药之异同、香港中医之前景以及我对中医和西医的看法等等。

总起来说，这次出访十分有益。我感到香港的中医事业处于方兴未艾状态，民众对中医药的信仰程度日见增强，中医事业在香港的前景看好。据此，我院及附院、我省、内地各有关单位和部门只要用心考察，寻找共同发展的切入口，扬长避短，已有较高水准的内地中医药事业一定能在香港生根开花；而香港独特的运作机制、人们不辞辛劳的工作精神，也会对内地同行起积极的作用，以共同为继承和发展祖国的中医药事业而努力。

中医讲座记事

国家级名老中医何任教授，于 1997 年底至 1998 年 1 月上旬公出访港。留港期间，应香港医事技术学会，香港卫生护理专业人员协会及香港中医学会会立中医学院校友会之邀，主持了一个难能可贵的中医药学术讲座。

讲座于 1998 年 1 月 2 日晚上 6 时 30 分至 8 时，借香港轩尼诗道 15 号温莎公爵大厦 4 楼香港医学联会的演讲室举行。题目为"中医药如何防治肿瘤"，由何任教授主讲。并由香港诊疗中心的彭晓梅主任医师担任翻译，由香港卫生护理专业人员协会的副会长崔绍汉博士任主席。

当晚出席人数超过 100 人，座无虚席，为同类讲座入席人数最多的一次。各学会的主要负责人均有出席，席中包括执业中西医、中医学生、化验师、护士、药剂师等不同专业的医疗界人士。

何教授凭其深厚的中医造诣，丰富的临床经验，及深入浅出而又清晰的表达方式，介绍中医药在防治各种肿瘤方面的功效，并介绍生薏苡仁的奇妙作用，最后总结性地提出了防治肿瘤的十二字法则："不断扶正，适时攻邪，随症治之"。

何教授的演说由彭医师现场即时传译，并由崔博士即时把重点以文字投影于荧幕上加上何教授早已预备了数十份讲义，因此令在场的听众全神投入地欣赏了一次高水平的讲座，并真正体会了世界级中医大师以中西医结合诊治肿瘤的功力。

演说完毕后，不少的听众热烈地争相提问，何教授从容不迫的，一一解答，令提问者及所有听众十分满意。可惜时间有限，令不少人有意犹未尽的感觉。

最后，何教授亲自接受由香港卫生护理专业人员协会会长蔡锡聪先生代表三个学会赠送的"仁心仁术"纪念牌，及由香港诊疗中心致送的"大医精诚"纪念牌。随后大家争相与何教授拍照留念，并有不少听众围着何教授请教医学问题。讲座在完美、愉快而又依依不舍的气氛下结束。

医案论略

"千方易得，一效难求"，这是古今医家常常有的同感。如何去寻觅各种方的有效与无效，往往是从"医案"的记载中去找。因为方书多着重阐释方的义理，而"医案"却是使用各种方剂的实践记录。古今"医案"，是中国医药学的重要组成部分，是历代医家临床经验的记录和总结。它在中国医药学发展过程中，起到参古鉴今，羽翼典籍的重要作用。它蕴藏丰富，是中医学中的瑰宝之一。

早在《周礼》，即有最早的医案记录。当时称为"医籍"。至汉代张仲景《金匮要略·痰饮》篇中的"青龙汤下已……"等若干连续的条文，近于医案记录。以后在相当一段时间都是在专著中结合了治疗实录，也是另一形式的医案，如金、元医家的著作即是。至明代吴鹤皋，他说："脉案者，窃公案之义。医者察得病情，立定方法，使病邪不能逃吾之方论，药到而邪伏。譬之老吏听狱，援律定刑，使奸人无所逃也。"这就是说的拟出医案格式，既说病情，又说病理、治法和邪之所在。至清初，喻嘉言也有类似的议病立案之主张。清代中叶以后，不但进一步有了各种"医案"的出现，而且其内容也是理、法、方、药逐渐完备。清末到今，则各家医案刊梓甚多了。

一、学医，不能不读医案

前人说："读书不如读案。"自古到今，学医的人，不能不读医案。何以故？孙东宿说："医案者何？盖诊治有成效，剂有成法，固纪之于册，俾人人可据而用之。"可见医案之应读。再看《清代名医医案精华》编纂者秦氏自序说："人之论医者，动称《内经》、《难经》、《伤寒论》。夫《内经》、《难经》论病书也，《伤寒论》诊病书也……故《内经》、《难经》不详方药……《伤寒》绝鲜理论。合病理治疗于一，而融会贯通，卓然成一家言，为后世法者，厥惟医案。"梁任公曰："治学重在真凭实据，夫医案皆根据病理，而治疗之成绩。亦中医价值之真凭实据也。"因而，前代医家很多在随师侍诊，抄录医案之同时，视学医案为学医之终南捷径。事实上亦有很多名家，都是用这种方法学医的。因为"医案"是医生的实践记录，记录了医生的医疗经验。

历代医案，大多讲医理透彻，或宗经旨，或述新意，辨证精当，立方严谨，应补应泻，宜升宜降，均从病机。而且有用经方，有用时方。各家方案，学术流派，多方经验，均能有所采集。或则重剂，峻猛堪鉴；或则小剂，轻灵可取。验方验药，颇能详备。而运用成方之化裁，亦往往从医案中得之。故读"医案"确是学医者必不可少的。

二、医案之格调与内容

明代以前未见单独刊行医案。现将明及明以后著名医案举例述之。

(1)《生生子医案》：即明孙泰来、孙明来同辑的《孙氏医案》(《孙文垣医案》)。它以诊治的地方和诊治的先后为次序，不以病证分。就其医案本身说，既有发挥医理、辨证用药的内容，但更多的是叙事式的旁文多于正论。标榜医名内容亦不少，但医术多可师法。所以魏之琇《续名医类案》亦多采用其案。试举短案一则于下："吴仰玄先生，患胃脘痛，痛则彻于背，以手重按之少止。痛时冷汗如雨，脉涩，此气虚而痛也。以小建中汤加御米壳服之而愈。"

(2)《寓意草注释》：这是清·谢甘树注释的喻嘉言《寓意草》。其治验各案，均反复推论，以阐明审证用药的所以然。比较有些医案泛言某病用某药治愈者更富创见，足可启发学者。谢甘树注释推阐喻氏书未尽之余蕴并为之引申其文，旁通其义，使喻氏心法更得彰明。使医者既能得常法，又能得变法，不致拘于一格。

(3)《徐批临证指南医案》：这是一部颇负盛名，由叶氏门人整理的叶天士医案。门类清楚，论断详明。当然有些辨述议论并非均是叶天士之原意。而徐灵胎的评论，既有进一步阐述原案之处，亦有对叶案的指责处。当然有些指责也是有一定偏见或误指的（有王士雄眉评本，为之驳正）。

(4)《清代名医医案精华》：为近人秦伯未所选辑。共选叶天士、薛生白、吴鞠通、尤在泾、曹仁伯、王旭高、张仲华、何书田、赵海仙、马培之、王九峰、陈莲舫、张千里、秦笛桥、凌晓五、陈良夫、张聿青、巢崇山、金子久、丁甘仁等20位名医的医案。体例统一，主要是内科医案。所辑案，理法并重，且对复诊方案以"又"字续记，使读者可以观其治疗过程、病情变化，颇耐人寻味。此书并附有各医家"小传"，使人能了解其各自师承、简历，可资稽考。不足处是用药全无分量，无法看出各医用药之轻重、多寡、进出。

（5）《经方实验录》：这是近代著名中医曹颖甫所著。门人姜佐景编集解说。曹氏原序谓："予年过五十，始来上海，其间用经方取效者，十常八九。"全书3卷，共92条，全都是《伤寒论》、《金匮要略》方。各案认证清楚，用方准确，效果明显。读此书可证经方能起大症、挽沉疴。举例案如下："小承气汤证。史左，阙上痛，胃中气机不顺，前医投平胃散不应，当必有停滞之宿食，纳谷日减，殆以此也。拟小承气汤以和之。生川军三钱，后入，中川朴二钱，枳实四钱。拙巢按：服此应手。"

以上举出的仅仅是几种医案。另如颇为人推崇的清代《柳宝诒医案》，其评语简洁老练，医案理、法、方、药无可非议，亦堪诵读。又如《未刻本叶氏医案》为近年经校出版的，亦系叶天士寻常门诊之作。其案语虽寥寥数字，但处方之妙，选药之精，使人爱不释手，玩读至再。如其一案云："嗽而脉数，藏阴亏矣。金水同治，第参之色脉，恐延损怯。熟地，甜北参，麦冬，茯神，川石斛，天冬。"又案："腹便泄，暂和中焦。谷芽，半夏曲，陈皮，茯苓，木瓜，煨姜。"另如近代名医范文虎，初擅病伤，继专内科，尤以治伤寒见长。能起沉疴，挽重危，颇具盛誉。20世纪60年代曾有《范文虎医案》之集印。其治伤寒一案，为："俞荣德，吐血是老病，身热是新病，其脉沉细，小便清，此伤于寒也。桂枝钱半，生白芍钱半，姜炭钱半，淡附子钱半，炙甘草钱半，红枣六枚。"

总之各种古今医案，都能使人学到各种诊病治病的常法与变化。

三、读医案之注意

（1）医案是记载医家的学术思想、诊治方法的。它反映各个医家的经验，用方用药的特色。因而读"医案"也如随医临诊一样有益。一般医案是选出可为定式者辑而为案。症同治同的，多数删除了。医案中病家多只列姓氏，名号大半不录，或只写"左"、"右"以区别其男、女。尤其是妇女患者名字，在当时也不可不讳。这是实情，不能以无名号而不予置信。学医案应学其医家对疾病之总体判断，直到处方用药。有些"医案"文字词藻好，也应同时学习。但也有重辞藻而略于医学内容者，亦不可不辨。

（2）有些脉案，文字极少而简朴，不加雕琢修饰者，虽简亦值得重视。就理推之，名医诊病忙碌，除始诊者外，复诊脉案自多从简，但往往以药推证，亦可得其七八。

历代医案之用药法，亦常能启迪后人，名家名案，多用八九味，十三四味，少则三五味。20味以上者并不多见。可知名家用药力避庞杂。其用药精确处，历历可证。医案之弥足珍贵者，亦常在此。

张景岳曰"医有慧眼，眼在局外"，"施治之要，精一不杂"。此即读医案之着眼处。

医案之外，医话亦不可不读。如《冷庐医话》、《存存斋医话稿》等均简短明白，既有成功之经验，亦有医界各种教训。以此羽翼"医案"之学习，尤为有益。

新中国成立前的中医学术团体

新中国成立以来，我国的中医药学术团体，从开始创设，逐步扩大到完善健全，对中医药的学术发展起了积极的作用。目前，中国中医药学会是我国最高的中医药学术社会团体。它是中医药科技工作者和管理工作者的学术性群众组织，起着党和政府联系中医药科学技术工作者，发展中医药科学技术事业的助手和纽带作用。它团结广大中医药及民族医药工作者，促进中医药科学技术的发展和繁荣以及普及推广，为我国人民的健康事业服务。在首都北京有团体总会，在全国各省市都有中医学会和有关的专业委员会、研究会等。而且还不断为国际的学术交流和合作发挥作用。中国中医药学会在党和政府的领导关怀下，正在为中医药的繁荣、发展，走向世界作贡献。

在旧社会，对中医群众学术团体，政府当局不加扶植、不予理会，多数为中医界人士自行筹建的，实际上类似工商业界的同业公会性质。一般在平时也很少有学术交流，只是在特殊情况下，才促使该项团体有一些活动。

从清代末年看，中医学术团体首先在长江以南的大城市出现。如上海医务总会，创设于1860年。吴兴中医协会，成立于1911年。辛亥革命后，中医公会和中医社会团体在全国各地亦有成立，当时的名称多为中医学会、中医协会、中医研究会、医学会等。其中1912年在上海成立的神州医学总会是规模较大的学会，1931年改组为"神州国医学会"，并在川、陕、桂、滇、闽、赣及在浙江的温州、绍兴、嵊县，江苏的昆山、溧阳、无锡、常州，安徽的巢县，上海的浦东、高桥、吴淞等地均有分会。出版了《神州医药学报》等刊物，并创办了神州医学专门学校。

1921年由上海名医丁甘仁、夏应堂发起创立了上海中医学会。会员比较多，学会成立后，由丁甘仁、谢利恒、恽铁樵等倡议定期组织学术讨论集会，互相交流学术经验，切磋医理，研究疑难病例。这对当时中医学术的提高、发展起到一定的作用。1921年上海王一仁等编辑的《中医杂志》向全国发行，也是在上海中医学会捐资下开展工作的（后《中医杂志》于1931年11月起改为《国医杂志》，由虞舜臣主编）。

1919年山西有太原市中医改进研究会成立，为当时在国内影响较大的中医学术团体之一。此会在1921年附设医校，学制四年，学习内容以中医为主，兼授西医课程，以发展医理，提高中医医术。中医改进研究会在山西省内的浮山、翼城等多处设立了分会，还聘请了国内外中西医名家为该会名誉理事。

除上所述，清末以来，还出现一些中西医药的研究团体。如1910年丁福保在上海创设的中西医学研究会；1913年江苏泰兴的江北医学研究会；1925年的北京华夏医学会；四川万县的中西医药研究会；1925年的湖南常德中西医学协会等。这些医学会在当时对学术研究发展起到一定的促进作用。

正如前面说过的，旧社会的中医团体在平时限于条件，一般很少有学术活动和社会活动，而在一定外来因素影响下，这些团体才集结中医界人士，共商大事。这里说一说1929年（"民国"十八年）国民党政府第一次中央卫生委员会通过余岩等所谓"废止旧医以扫除医事障碍案"。当时在全国中医中药界掀起了轩然大波，全国中医药业纷纷罢工停业进行抗议，直到该案被迫取消（不仅如此，国民党当局于 1929 年还通过中医学校改称中医传习所，次年又改称中医学社）。当这错误决议出台时，当时我省市与全国中医界一样，对国民党政府的错误决议，进行了坚决的斗争。杭州市的国医国药界联合推出代表到上海与全国的中医团体代表，召开全国代表大会，去南京国民党政府请愿，抗议当局扼杀中医中药的错误决议。全国中医药团体代表于 3 月 17 日在上海召开大会时，得到社会上直接、间接的多方面支持，共同为了炎黄子孙的切身问题，一心一德，坚持奋争。全国中医药团体代表同时成立了全国医药总联合会。使中医中药界空前团结，因而迫使当局取消了所谓"废止旧医案"这一可耻的决议。这就是被称为"三一七纪念"。1931 年成立了中央国医馆。《浙江医药月刊》于 2 年以后，还专门出版了《三一七二周年纪念》专刊特载。其中很多文章既是对国民党当局扼杀中医中药的抗议，也有对中医人士自身的鞭策、自励的文字。在这本专刊特载中还有照片，纪录了杭州市国医界联合纪念"三一七"大会的实况摄影。

由于新中国成立以前的中医群众团体有类似同业公会的性质，所以它的会员名录被收集到《工商年鉴》之中。

新中国成立前的中医学术团体由于没有政府的资助，多数是由热心的中医界自行捐赠款项，所以资金多数不足，这势必限制了它本身的工作开展。正如当时的中医刊物一样多靠社会捐款。例如《浙江医药月刊》经费，就是由当时杭州市药团联合会、杭州市国药同业公会、杭州市中药业职工会、杭州药行公会、浙江中医专门学校等单位提供的。

岁阑话中医

"白露凝兮岁已阑"，一年已临近岁尾，而且 20 世纪也将结束，要跨入21 世纪了。

中医如何进入 21 世纪，我曾写了《展望 21 世纪的中医药学》，"通过对中医药学发展史的回顾，对其在 21 世纪的发展问题进行探讨，强调要在发展中医特色的前提下，解决人才培养和学术理论提高的问题。主张要培养一大批真正掌握中医特色，有理论有实践能力的人才，必须对中医院校的教育体系、课程设置及教材等进行深入改革；必须提高中医理论的研究水平，在继承、梳理和正本清源的研究基础上，用现代科学方法加以整理，使之规范化、系统化。否则，中医理论将面临被肢解、被改造的危险"。

新世纪的曙光已经来临，我们医生的职责是救死扶伤。判断一个医生水平高低，是以治疗效果为标准的。理论再高，治不好病就没有说服力。所以我认为学习中医理论，必须在理解的基础上加强记忆，且在实践中反复施用，寻谋得失，方能逐渐达到得心应手，左右逢源的境界。所以我们应明确目的，学深理论，不断锻炼培养实践能力，精益求精不断提高自己。从战略看，如果我们能逐步发现造就一批五年、十年乃至十五年以后的优秀学科带头人，我们的事业就会不断兴旺。

除了学术上的精进之外，同样重要的是对我国传统医德这一历史遗产批判地继承，这是医学发展和社会主义精神文明建设中一个值得重视的问题。社会主义的医德，具有历史上一切优良医德的共同特点。跨入新世纪，这更是我中医工作者不可忽略的大问题。

现在中医的地位，正在与日俱增地提高。这说明我们的党、我们的国家对中医的重视。就我们个人来说，重要的是责任。在世纪之交全力开展我们自身各方面素质的不断提高，以适应新形势和各方面的挑战，更好地为人民作贡献。古诗说："生年不满百，常怀千年忧。这也是我对中医事业的忧患意识。"

半个世纪前的全国性中医考试

多年来，我院师生和中医界人士常常有人探问旧社会有关中医考铨的问题。特别是我兼任浙江省中医学会会长的较长一段时间中，多次有人要求了解新中国成立前旧社会中医考试的情况，甚至询问具体某医是否在旧社会参加过中医考试并考取等。回忆1942年我自上海新中国医学院毕业后，若干年来已是正式行医的中医师，并兼办中医函授工作，对考试情况不注意。由于这个问题涉及医史方面的内容，为了准确掌握资料起见，我曾向老友余瀛鳌（教授，中国中医研究院中国医史文献研究所研究员）代为查阅一下有关资料。承他找到有关资料多件给我，特别是他又向曾经参加1946年中医考试的老友费开扬（教授，上海程门雪先生门生，曾任《中医杂志》总编、编审和广安门医院院长）转寄给我一份五十五年前的《中医药情况第一号号外》，在这张号外上有全部名单，它实际上是一件难以觅得的中医文物。虽然当时印刷条件不好，但其内容却记录了1946年（"民国"三十五年）中医考试及格的全部名单。从这个资料中可以确切地了解那次中医考试的各省考取人姓名。

1 1946年的一次全国性中医考试

这张题目为"35年，全国13处中医考试及格中医师揭晓报捷，金榜题名，先睹为快"的号外中说："中医考试，原定全国11处举行，自经上海医团呈请后，增设上海台湾各1处，共计13处，据闻此次上海台湾二地应试人数各有1000人，全国共3000人。此次考卷之多，实为其他各科考试所未有。考试院典试委员会35（年）度中医考试卷宗，评阅完后，对于考试及格中医师，发榜公布，本报特将及格名单，刊印号外，爰将各及格人台衔，依原榜次序，胪陈于后：35年特种考试中医师考试及格人员362名，优等10名。第1名王伯先，上海；第2名彭德穗；第3名刘祚日，穗；以下依次为：缪全忠，蓉；何定生，晋；费开扬，申；孙煦初，平；张镜秋，昆；黄菽承，闽；赵协元，昆。中等353名……"

这次中医考试及格名单，每一姓名下均注有地处。计为平、京、闽、申、鄂、昆、筑、台、穗、晋、蓉、浒、洛等13个地处。浙江并未设立考区、考处。

2 1948年的特考中医师

根据余瀛鳌教授寄我的另外资料中有一件《1948年特考中医师考试之追忆》，作者黄维三（《中华医史杂志》1998年10月第28卷第4期），现摘录于下：

"参加1948年……将于12月11日举办特种中医考试，此刻我赤手空拳，所有唯一的证明文件，就是考铨处的那张检核初审合格通知单，又请全国中医师公会联合会的秘书谢继联医师作保，始准报名参加南京区的该项目考试，时距考试日期尚有月余，经当地友人指示，每天到继贤街的中央图书馆温读与应考有关的书籍，作临阵磨枪之计。12 月 8 日，奉通知赴考选部检查体格。12 月 11 日早六时半，携带笔砚赴考试院应试，依序由主考官唱名入场……考试分为两天，11 日上午考诊断学、方剂学，下午考药物学；12日上午考宪法、内科学，下午考国文……南京区的试场，就设在考试院内，当年南京的考试院，坐落于名刹鸡鸣禅寺之旁"，"1948 年特种中医师考试试题……兹就追忆所及，披露于后，惟事已隔半个世纪，其中各题文字，恐难尽合原貌，然大体不失本意，尚乞读者明鉴"。

诊断学试题：①脉象有长、短、滑、涩、散、芤、细、微、弦、紧之不同，试各述其形状及主何病。②虚寒与实热，真寒假热与真热假寒，试以验舌法以辨别之。

方剂学试题：①调胃承气汤与小承气汤、大承气汤均为泻下药，其在临床应用有何不同？试述之。②大便下血有先血后便，先便后血之别，其治法是否相同？各以何方主治？

药物学试题：①发汗药旧称解表药，有辛温辛凉之不同，试各举五种并说明其适应证。②菊花、柴胡、栀子、石膏、青蒿、鳖甲均为退热之药，其在临床上应用有何不同？③下列诸药以治何病最为有效？试举所知以对。龙胆草，威灵仙，钩藤，萆薢，益母草，三七，瓜蒂，猴枣，龙骨，牡蛎。

内科学试题：①伤寒温病之分别概论。②发热恶寒，身痛骨楚，一则暴注下迫，水泻无度；一则里急后重，便频下不爽，试述其致病之由。

国文试题：试述个人学医心得及临床之经验。

主持 1948 年中医师特考之典试委员。1948 年中医典试委员为覃勤、施今墨、张简斋……1948 年高等考试典试委员，主持中医专业科目的命题、阅卷工作。

附 1937 年特考中医师考试及格人员名单：

朱 欣	范兆津	黄维三	罗道揆	虞济元	范 霖	钮伯荣	饶厚生
叶景华	何名林	李又春	屠佑定	赵维伯	黄振谦	刘大明	翟永祚
董步裕	黄延佐	梁恒新	杨惠民	何克勤	马国良	张继泽	冯 风

章竹生　金　焜　任锡麟　吴景贤　罗文熙　胡馨圃　王菊甫　萧新民

胥治安　谭雪君　李景武　朱民康　郭修左　王学古　李高琼　黄自强

从以上资料，可以大体看出半个世纪前旧社会全国性中医考试的具体做法和内容。转录一些中医历史资料，以供人们参考。

歇浦涛边记读书——回忆在上海
新中国医学院的求学生活

65年前，我以祖传家学的医学基础和中学毕业的学历，考入上海新中国医学院。虽然年时已远，但旧情重温，仍使我感慨万千。

1　上海新中国医学院成立

上海新中国医学院为一代名医朱南山先生出资于1936年创立。院本部设在上海爱文义路（现北京西路）王家沙花园。王家沙花园为多幢三层楼红色小洋房。此外，还有余庆桥附属医院、研究院和药圃。朱南山先生任院长，其二位公子朱鹤皋任副院长，朱小南为主席院董。师资多是当时上海乃至全国最有声望的中医大家。如谢利恒、丁仲英、祝味菊、徐小圃、秦伯未、章次公、包天白、章巨膺等。实际参加教课的来自三方面的教学力量：一是中国医学院教师，如包识生、包天白等；二是上海中医专门学校教师，如章次公等；三是聘自社会的如章崇熙、何天禄、黄劳逸等西医和中药研究名家。学制4年，开设课程中西医各十余门。其中普通课外，基础课如生理、解剖、卫生、药物、细菌、病理、诊断、医史、医经（包括《内经》、《伤寒论》、《金匮要略》），还有国文课。临床课如内、外、妇、儿4科及皮肤、花柳、耳鼻咽喉科。再是针灸、推拿、救护。但这些课程在实际教学中时有调整和改动。

2　学院附近的"朱氏诊所"

我进新中国医学院之际，朱南山先生已抱病，很少见到。朱小南先生作过专题讲演，题目是"论痛"，讲得很好。朱氏诊所"南山小筑"与院本部很近，也在爱文义路上。我们主要的实习地就在朱氏诊所。诊室在一楼一间高大宽敞的大三开间厅堂。中间是病人候诊室，左右侧分别为朱小南、朱鹤皋应诊室。病人从早到下午络绎不绝。两位老师在各自宽阔的大写字台两侧都设有病人座位。一位抄写药方的学生坐在老师对面，在这学生后面是一排排学院实习学生的坐位。大厅外门廊是一排配方柜台。我在小南、鹤皋两师处都抄过方。朱氏诊病，不仅工作作风严谨，而且十分注意仪表，即使大暑天也衣冠楚楚。受老师影响实习学生也衣衫整洁，端坐抄方。当时尚没有空调器，老师在吊扇下应诊。老师对学生十分关怀，考虑到学生座位拥挤，嘱佣工增加几只台扇。

3　我的求学生涯

我在学院求学时，适值"七·七"事变日本侵华战争爆发以后，全国部分地区，特别是沿海省份多被敌人占领。我家杭州也是沦陷区，全家都迁避到浙南小城镇。我去上海求学，而当时上海周边市镇多已被日军占领，故称上海为"孤岛"。上海市区因是英法等国租界，一时尚安静，没有日军，但物价高涨，多数老百姓生活困难。"孤岛"之内看不到战乱，马路上喧闹着风靡一时的"何日君再来"、"茶山情歌"等流行歌曲，广告牌上是"三星伴月"等所谓软性电影的彩画。眼睛里看到的是闪烁的霓虹灯光和花枝招展的行人。红灯绿酒、纸醉金迷。"商女不知亡国恨，隔江犹唱后庭花"，祖国的大好河山多被敌人糟蹋蹂躏，骨肉同胞正在经受家破人亡的灾难的时候，而在当时洋人统治的"租界"里有这种风月气氛也就不足为奇了。

我们新中国医学院学生除上海本地学生约占半数多以外，其余多是从江苏、浙江等地来的，也有从福建、广东、云南等地来的。这些同学中年龄多数在十八九岁，二十几岁，也有少数三十开外的。有穷有富，他们有的布衣短袍，有的西装革履；有的包车、轿车接送上学，有的只有步行。我在年级里，被同学推选为级长，大概是年龄比较小，坐在第一排，安分规矩，学习认真的缘故。级长的职务：一是每上课前到教务室取讲义，到课堂上按桌分发。当时除《包氏医宗》、《温病辨惑》几种外，其余都是老师随编随上的讲义，都到上课时才发几张。且常有短缺，需跑多次才能补上。二是负责撰写《砥砺》刊物的稿子，我除写一些外，还请水平好的同学写。主要内容是学习中医的体会、感想等，也有针对学校时弊的，也有为了国土沦丧，写诗赋、长歌当哭的。

学院只收少数外地女学生寄宿，没有男学生的宿舍。我们外地学生都自己解决，我租了一间学院附近的亭子间，约有 7 个平方米。可容一床一桌一椅，每月租金 14 元，外加电灯和水费，清洁卫生由房东家女佣代办，另加一元。吃饭是包在就近的包饭作坊里，每日中、晚各一餐。每餐二磁盅蒸饭，一盘菜，每日六角，外加送到房里的送力每月一共 19 元。饭是蒸的，很好。菜总离不开一条小黄鱼或一段鲳鳊鱼。天天如此。这种包饭虽然乏味枯燥，但毕竟节省了我很多上街吃饭的时间，对学习大有裨益。上海与内地家里，汇兑不通，只是凭家里父辈与上海熟人划款。一年学杂费、住宿伙食，非五六百元银元是不成的。

在上海数年求学中，除学院上课外，也去请教当时的中医名家，如章次公、徐小圃、王仲奇等先生。也去上海颇负盛名的张聋医家（当时似乎是由张骧云先生的子侄辈应诊），同时也去四明医院等西医老师处学习西医注射及诊断技术等。学习及跟师确是十分艰辛，所幸当时中西医老师多非常爱惜学生，有问必答，得益不少。

学院上课教师多认真负责。教务长包天白先生，主讲《伤寒论》、《金匮要略》，他是福建人，但普通话（当时叫国语）和上海话讲得很好。对书上原文随口背出，很受学生敬重。他在我们毕业纪念刊《医林后秀》上赋七律《赠别毕业同学》："四载鸡鸣今别离，十年方悔作人师。元元疾苦谁能药，处处炎凉若个知。长觉后生皆可畏，徒追先圣未为奇，入乡问俗应须记，傲骨由来不合时。"诗中表达了对学生的殷切期望和要求超越先圣、古人，为百姓服务，不可恃才傲物。章巨膺、金少陵、沈啸谷等教师，也是给人印象很深的。温病课教师章巨膺先生，是一位推崇陆九芝学派的人物，他上课教材是他自己编的《温病辨惑》。金少陵是中医妇科教师，当时他在讲台上，已经是两鬓如霜了。听说金先生早年曾从事科举业，科举既废，转而学医。国文课盛先生，教读清·吴梅村作的"圆圆曲"在当时国家生死存亡之时，能选读这样的课文，意义深刻，使人至今不忘。沈啸谷是"医学通论"及"医案"课程的教师，是一位平易近人，朴质无华的老师。一口浦东话，对学生十分亲切，为几位尚未落实实习场所的学生，他亲自奔走联系，在辽阳路开办了一个"平民施诊所"，亲自陪学生去应诊。但终因地处闸北，居民少，路途远，交通不便，办不下去。啸谷先生当时虽不是一位大名医，但他的平易、实在，热心帮助学生的长者风范，久久留在学生的记忆之中。

4　黄歇浦畔，情牵当年

上海新中国医学院停办至今已 60 多年，校园也几经沧桑，难觅踪迹。当时的教师肯定大多已经作古。即便是当时的学生，也都成耄耋老人。多少年来，一提到这个学院，我想到的多是它昔日的情景，一种百年树人的情意深重的美景，就出现在眼前。

上海这座跨黄浦江的大都市，是人才荟萃之区，经济丰茂之地。黄浦江，相传为战国时楚·春申君黄歇所濬，故又名春申浦、黄歇浦、歇浦。回忆 60 多年前在黄歇浦畔的求学时代，至今心中感到温存、和煦。

岁阑的欣慰

"白露凝兮岁已阑"，一年即将结束的时候，是人们最多感慨的季节。2005 年的结尾时分，却带给我无限的欣慰。学院已被批准为浙江中医药大学，而《学报》从创办至今，也已届 30 年。双喜临门，怎不令人高兴。

转眼四十八年过去了。浙江中医学院是 1958 年在原省中医进修学校的基础上创立招生的。其起步之艰辛、道路之不平坦甚至是曲折坎坷的。建院之初，体制不明，一度与浙江医学院合并。不久，国务院批示分校。"文革"期间，再次合并成浙江医科大学。"文革"结束，到 1978 年又与医大分开。我当时在这样并并分分情况下，确感很难工作。其时原中医学院大学路校址被"统一使用"和被外单位占用，分割得凌乱不堪。最为严重的是七年没有招收中医学院的新生，更谈不到对学院的投资与建设了。粉碎"四人帮"以后，恢复了学院领导的工作。在百废待兴之中，我当时首先是整顿教学秩序，提高教学质量；二是恢复招收新生；三是立即修建教学用房及学生宿舍、教职工宿舍；四是恢复门诊部，建设附属医院。经过这些硬件建设，同时积极将我院学术特色抓起来。以张仲景学说研究为主开展学术工作。在全国范围内，我院学术声望颇高。"文革"后的第一次全国仲景学说国际交流会在北京召开。卫生部中医司指定由北京中医学院任应秋、刘渡洲，浙江中医学院何任，上海中医药大学金寿山四人代表我国学者与日本医学博士藤平健带队的日本学者进行了学术交流。中方学者深得赞誉，并由此奠定了我院与日本汉医学界的学术交往协议。以后是日方邀请我去日本讲学《金匮要略》，并与日本医界谛结协作至今。所承担的卫生部重要课题中医古籍的校注翻译任务，我院亦都名列前位。当国家中医管理局成立之初，曾邀请全国中医专家，推选全国中医高校教材编审会的委员及正副主委以无记名投票评定，票数最多的为主委，其次是第一副主委等。成都凌一揆教授为主委，我居第二为第一副主委，北京任应秋教授为第三位。接着是由专家互推国家局成果评审委员，我被推为委员。还可以举出很多事例，说明当时我院的学术水平、学术声望。我于 1984 年以年事高退出院长岗位。回首往昔，直到目前更名为大学，能无感喟乎？！

我院《学报》，自 1976 年秋结束了那场大动乱以后，大地春回，百花竞开。当时院党委恢复工作时，我接受并承担了学院《学报》的筹备组建工作。彼时学院刚从困境中苏醒，不仅物质条件有限，即使人们在思想认识上也顾虑重重，特别是知识分子，多数视文字工作为畏途。经过多次作解除思想负担的工作，商讨办《学报》的事宜。在学院党委直接领导下，在一个寒冷欲雪的冬日，几位筹备人员，在简陋旧屋里，制订了初步方案，先试办几期，我承诺带头写稿，力争每期都有。不定期出了四期，反映不错。接着经国家批准，正式出版《学报》，先在国内发行，继而向国外发行。并将季刊改为双月刊。是全国中医药大学《学报》向国外发行的最早一家。就《学报》内容来说，我们要求既要反映我院各学科学术水平与成就，又必须着重中医学的继承、发展、创新。同时不同于一般杂志，学报还要协助教师，作"传道、授业、解惑"的工作，促进教学相长等等。转眼 30 年过去了。《学报》编辑部虽然人员更换，但经过多年的摸索探求，经验也日益丰富，他（她）们正扎扎实实在搞改革。回顾 30 年的路程，还是使人欣慰的。

浙江中医药大学，我们如何面对它，这一来之不易的欣慰。

唐·刘禹锡说："大名之后，不宜无见"。意思就是说，享有盛大的名声以后，不能没有成绩的表现。我们工作性质虽各有异，但应考虑我们如何做到"不宜无见"。我们要有忧患意识，不能满足于现状。不论你在那个部门，那个院系，那个处室，都要时刻想到你是中医药大学的一员。不忘记这一点。如何突出中医特色，如何为继承、发展、创新而工作。古人说"盛世兴学术"，我们身逢盛世，又遇到更名为大学的喜事，我们要振兴中医药学术，既将不愧对古人，也一定为现时代所首肯。同志们，我们共同勉励。

抚今忆昔说中医

正当党中央和国家号召建设社会主义和谐社会的大好时机，在今年夏秋之际，忽然冒出了一个极不协调的声音，居然有人在搞所谓的"取消中医"的网络签名活动，在社会上引起强烈反响。国内外专家、学者、中医药界人士以不同方式提出不同的意见。笔者亦曾在 2006 年 10 月 22 日《世界传统医药日》座谈会上对此予以否定，以后又接受了多次记者采访，阐述了看法。

2006 年 11 月 2 日《都市快报》报道说"取消中医"网络签名活动在社会上引起强烈的反响。10 月 31 日，国家中医药管理局新闻发言人表示：这次网络签名活动，因其否定历史，违背科学，激起了广大中医药工作者的强烈愤慨，也必然遭到广大群众的普遍反对。这位发言人说，据调查，到目前参与"网络签名"的仅有 138 人，而非所传"万名"。这一数典忘祖的闹剧应该收场了。对此，我不想再做更多的评论，我们现在要做的就是聚精会神搞好中医药事业的改革与发展。我对卫生部此前发表的态度和国家中医药管理局的号召，十分赞同。由于这场闹剧，对曾经受到过中医历史上磨难和曾经走过的坎坷道路的老一辈中医工作者来说，其感触之深更是刻骨铭心的。在做好今后工作的同时，根据"前事不忘，后事之师"的古训，我想说以下几点。

1 中医历史上的磨难

1929 年国民党政府第一次中央卫生委员会通过余岩（余云岫）等所谓的"废止旧医以扫除医事障碍案"。当时在全国中医中药界掀起了轩然大波。全国中医药业纷纷罢工停业进行抗议。直到该案被迫取消（不仅如此，国民党当局于1929年还将中医学校改称中医传习所，次年又改称中医学社）。当这错误决议出台时，全国中医界和全国各界民众一致对国民党政府的错误决议，行了坚决的斗争。全国的中医团体召开了全国代表大会，去南京国民政府请愿、抗议。同时成立了全国医药总联合会。得到全国人民的支持，使中医药界空前团结，因而迫使当局取消了所谓"废止旧医案"这一可耻的决议。这就是被称为"三一七纪念"。还出版了纪念专刊，记载此事，其中很多文章既是对国民党当局扼杀中医中药的抗议，也有对中医人士自身的鞭策、自励的文章。当此前后，在军阀混战时候的教育总长汪大燮也是打算取消中医。到1937年日帝侵华后的伪政府汪精卫，也反对中医，在全国人民的抗议反对下他们都没有得逞而销声匿迹。

1950年，新中国成立初期，余云岫在出席全国卫生工作会议期间，改换包装，老调重弹。提出了一个"改造旧医实施步骤草案"。他藏起了当年曾欲"废止"的图谋，但仍顽固坚持否定中医科学性的态度，从基本理论入手，对中医搞所谓"堕其首都也，塞其本源也"，他主张用西医基础医学的课目考试中医，计划用40年时间完成对中医的改造，达到"淘汰多数，保留少数，加以改造，变为医助"的目的。50年代初，当时原卫生部主要负责人某某的做法：要执业中医必须通过考试各项西医基础到药理病理课目合格方可从业行医。以后在毛泽东主席过问之下，以撤掉了这些负责人之职，明确了中医政策而结束。

余云岫倡导的一套与日本明治维新时期消灭汉医的做法完全一样，他们的策划姑且不说，他们对中医界的喜怒恩怨，至少是不尊重中医自身的科学规律，不承认中医与西医两种不同的理论体系。他们的策划是一种："科学与科学的误解。文化对文化的摧残。"造成了中医药的种种磨难，理所当然遭到不仅中医中药界，而是举国上下广大人民的坚决反对。

2 当前的情况

近几年来，随着我国国际地位的不断提高，我国各行各业都出现了欣欣向荣的气象。全国人民期待着需要中医中药服务，政府重视中医药事业的发展，科学家们肯定了中医药是科学。科学人文互辅互动后科学时代研究的重要领域，国际医学界称中医中药为有效性与安全性都有优势的科学。显而易见中医药学发展的时空和领域拓宽了。可以举出国内外大量事实来说明人类对中医中药的需求和评价。在外部条件改善的情况下，毫无疑问，将使我中医药界更当自立自强，努力学习，努力工作，重视科研，推广成果，提高疗效等等，为社会为祖国不断作出贡献。

"树欲静而风不止"，今年夏秋之交，一出"取消中医"搞网上签名的闹剧。在近期报章上看，也可以看出有几个人，抹杀事实的口吻。对此大可不必用高深的理论，因为从常识出发来判断，中医在中国是永远不可能被取消的。对未来是否具有正确的判断力，是一个人是否具有真正能力的一种体现。从近期一系列报道中，归纳了这几个人之所以有这种举动是因为：

（1）对中医的错误认识源于文化自卑：中医是中华传统文化最优秀的部分，它不仅是中华民族的宝贵财富，也是全世界人民的宝藏。德国慕尼黑大学曼·波克特教授是著名汉学与医学家，既熟悉西医又坚持研究中医几十年。他说"中国自己不把中医药当成科学，不重视中医药的发展，其根源是文化自卑感"，"中医是一种内容最丰富，最有条理，最有效的一种医学科学"，"中国人应该克服文化自卑感，理直气壮地弘扬自己优秀的传统文化，大力宣传和发展中医中药"。其在世界范围内为中医中药"正名"。

（2）"取消中医"是"伪理性话语"叫嚣：取消中医，显然就是在伪理性话语中，遮蔽了自己的研究视界，从而冠冕堂皇地运用理性的语言和观念做出了一种无知的判断。《庄子》说："文掩质，博溺心。"理性话语在失去理性底蕴和反思能力的狭隘运用中，遮蔽本质，沉溺心灵。

（3）对中医的无知，对中华文化的无知：他们满口的科学，其实质是没有弄清科学内涵，就信口雌黄评论中医。科学是知识，殿堂高大，决非狭隘小庙。中医在这座科学殿堂中的位置，它同现代西医同属一个领域，面对的都是人类健康和疾病问题，但无非是认识、研究方法、得出结论有差异和互补罢了，且殊途同归，都能把病看好。这难道不是科学！

3　驳斥二条谬论

有人说什么"中医没有安全保障"。中医中药经历了几千年的发展，有着完整丰富的从人体上实践得出的记录。文献资料记载：中医从病因、病理、治则、用药等多方面都有明确判断是非的标准和法则规定。用药的宜、忌;方法的取舍,都是从人的整体着眼才使几千年来我中华民族繁衍昌盛的。你能举出中医"没有安全保障"多少案例?如果有,那是真正的中医吗?怎么能无中生有地说什么"中医没有安全保障"呢?

有人说什么"中医理论上的落后,什么虚啊,实啊,气啊,补啊,阴阳五行等等,概念都是不准确的,不知所云"。恕笔者直言,发此言论者读过几本中医书?比如"补"法,中医的补法有多种,说得通俗点,其内涵有的与能量代谢有关,有的与免疫有关,有的与内分泌有关等等。没有弄清中医学的内涵,抓住几个代号"阴阳虚实"就加以否定,是十分不妥的。

4 对中医界的警示

一场所谓网络签名活动在纷争中,使中医界得到警示。新中国成立前的"废止中医案",后来的改造中医案,等等,直到今天"取消中医签名"。中华文化精髓因何被弃?时至今日,我们难道还得不到警示。让我们回顾一下中医被贬的原因:

首先,是有些人对中医历史、中医现实、中医未来价值的无知;对国家法律、政策的无知,对刚刚公布的《中共中央关于构建社会主义和谐社会若干重大问题的决定》的不学习。对这些"科学卫士"我们提醒他们,《决定》的第3部分第3条最后一句话是:"大力扶持中医药和民族医学发展"值得深思。其次,社会上一些"医"骗子、巫"医"打着中医的旗号行骗,长期损害中医的形象;虚假广告和不实宣传,也给中医事业造成许多不良影响。这都属于老问题了。现在网络上的"取消中医"就是利用这些老问题,以"文化进步"的名义,以"科学"的名义,以"维护生物多样性"名义,以"人道"的名义等攻击中医,实为攻击祖国文化的宝贵财富。也可能由于没有遭到中医界强有力的反击,使其反中医言论由虚拟网络,转到现实生活。

中医药科学文化岂能肆意诋毁?但我们由这些事得到的警示是不小的。如何应对,值得研究。笔者认为:

(1)建议政府,对政策信息渠道加强管理:中医中药是人民正确的选择和自然发展的必然。它对民族昌盛作出的贡献,要大力宣传。宣传中医中药不仅是中国人民的宝贵财富,也是全世界人类的宝贵财富,和它被世界人民欢迎的大量事实（如中药青蒿素对非洲人民的恩惠，如中医对迎战 SARS 的历史经验等应大力宣扬等），以及国家强调加强这项自主知识产权建设的大事，也不可忽视。经常光顾网络的人群中，有不少是缺乏对传统文化深入了解的青年人，他们易被反中医的人们蒙蔽。进一步危及中医事业的未来，不可等闲视之。乃至据《中国中医药报》2006 年 11 月 8 日载："……让人意想不到的是在网上签名的人中还有一些中医专业本科毕业生，这就不能不令人深思……"

（2）中医工作方面如何应对：为什么中医专业的医生竟会站出来反对中医？这需要我们从专业人员内部来查找原因。从中医院校的课程设置，对中医院推向市场的"创收"办法，某些中医科研和学术不重视突出中医特色等等，不能不令人深思。应该尽快促进中医法出台，使中医的发展建筑在坚实的法律基础之上；改革当前中医教育模式；中医医院必须进一步端正办院方向；改革中医医院的补偿机制；要坚持在中医理论指导下，借助科技手段（不仅仅局限于西医的方法手段）进行中医科学研究，加强法制教育，把中医事业的发展纳入各级政府的年度考核等。

（3）对中医师的要求：保持一个传统中医应有的特色，力争做到"德艺双馨"，《大医精诚》是我们学习的内容。要做到心诚行正，不给这些发出指责的人有空隙可乘，提高治病疗效。紧紧把握"验、便、廉"的特色，并有所创新，做一个对得起社会，对得起自己，对得起中医科学的好中医。

19 世纪是中华民族饱受屈辱的世纪，20 世纪是中华民族觉醒奋起的世纪，是中国共产党以科学发展观击败邪恶的世纪。21 世纪将是中华民族奔向辉煌的世纪。不要忘记历史，不要忘记教训，要抚今忆昔，大到一个国家，小到一门学术，都是如此。

"治未病"初探

所谓"治未病"，通俗说即"预防"思想。一是指预防疾病的发生；二是指当疾病已发生，如何控制处理，不使它严重。"治未病"还包含了医生对民众所采取的保健措施。而就病人或平常人来说，是如何却病延年、养生益寿。这也就是中医学上的养生学说。中医学的养生之道，数千年来运行不衰。至今仍为中外人士津津乐道的。故而"治未病"是中医学术思想上十分重要的一个部分。中医典籍中有大量"预防"内容，现略举一二。

《素问·上古天真论》主要讲的是"摄生"。它说："虚邪贼风，避之有时。"就是说要预防外界致病因素的侵袭。同时又强调注意人体内在预防疾病的能力。接着就有"恬淡虚无，真气从之，精神内守，病安从来"之说。可见它提示了中医对预防疾病，即"治未病"是从考虑人体内在抗病能力的调动和对人体外界致病因素的防治。从体内、体外两个方面着眼，足见其重要和价值了。当疾病已经发生，怎样才不使它加深加重，这是"治未病"的第二个概念。《金匮要略·脏腑经络先后病脉证篇》说："问曰，上工治未病，何也？师曰：夫治未病者，见肝之病，知肝传脾，当先实脾……"这是说已经得了病，不让它加深加重，要采取措施。《金匮要略》还对整个疾病的发生和预防也作了很多原则性的阐述和纲领性的治疗方法。如指出"夫人禀五常，因风气而生长……水能浮舟，亦能覆舟"和"若人能养慎。不令邪风干忤经络……"等一系列预防和治疗措施。

一、"治未病"内容

"治未病"的内容，甚为丰富。我认为大致可以归纳为下列诸点：

1 适应四时气候变化　《素问·四气调神大论》说"四时阴阳者，万物之根本也"。又说"阴阳四时者，万物之终始也，死生之本也。逆之则灾害生，从之则苛疾不起，是谓得道"。指出了机体必须适应自然气候的重要意义。

2 精神的修养　《素问·阴阳应象大论》说"怒伤肝"、"喜伤心"、"思伤脾"、"忧伤肺"、"恐伤肾"。说明精神的损伤能使人生病。《素问·生气通天论》说："清静则内腠闭拒，虽有大风苛毒，弗之能害。"这都是说要思想恬静，既可防止内在致病的七情刺激，也可使肌腠、肤表有抗御外邪的能力。

3 节饮食、慎起居　《素问·上古天真论》说："饮食有节，起居有常，不妄作劳，故能形与神俱，而尽终其天年，度百岁乃去。"指出饮食要有节制，否则易生疾病。在起居方面《素问·举痛论》说"劳则气耗"指出起居操劳的适度，否则容易得病。

4 锻炼体魄 三国时的华佗，根据中华传统文化所说的"流水不腐，户枢不蠹"的理论，创造了"五禽戏"模仿五种动物的姿态，如上肢擢扑、伸展颈项、卧倒匍匐、脚趾纵跳、展翅飞翔等动作的锻炼来促进体魄的强壮。

5 讲究环境卫生 中华文化典籍中有"鸡初鸣、洒扫堂庭"等教导。到后世宋柏庐《治家格言》（即《朱子家训》）明确说："黎明即起，洒扫庭除，要内外整洁。"后汉张让传所载，灵帝三年，毕岚创造翻车、渴乌。就像现在的人造喷泉和洒水车。对家庭、城市卫生颇多贡献。

6 防止传染 《素问·遗篇刺法论》说："五疫之至，皆相染易。无问大小，病状相似，不施救疗，如何可得不相移易者？岐伯曰：不相染者，正气存内，邪不可干。避其毒气，天牝从来……"指出人体正气是抵御疫气的力量。《千金方》中有"常习不唾地"提倡不随地吐痰以防止疾病传染。《本草纲目》提示脐带粉预防痘疹；紫草根预防麻疹等。各中医书籍有较多与"预防"有关的内容。

至于已病之人疾病加深加重的防治，除上面提到的《金匮要略》"治未病者，见肝之病，知肝传脾，当先实脾……余脏准此"外，各医籍也还有各症的记载，这里不赘述了。

二、养生学说

养生学说与"治未病"内容，实际上是一回事。但"治未病"多在医学领域作探索；而养生学说则涉及中华文化的其他典籍，不仅限于医学方面，其源甚至与儒释道等都有关系，且在中华文化典籍上也是历史悠久的。它以不同角度、不同层面加以叙述，虽其内容与"治未病"内容类同，但为了叙述清楚些，我亦不厌其烦地讲中医学说中的养生之道。

根据中医学理论，研究衰老的发生发展，老年病的防治与增强健康、延缓衰老求得延年益寿具体措施的一门学科，称为养生学。

《老子·道德经》说："知足不辱，知止不殆，可以长久。"《庄子·在宥》说"抱神以静，形将自正。必静必清，无劳女（汝）形。无摇女（汝）精，乃可以长生。"《孔子家语》说"寝处不适，饮食不节、逸劳过度者，疾共杀之"。战国后期的《吕氏春秋》更有详尽的阐述，如《季春纪篇》说"毕数之务，在于去害。何谓去害？大甘、大酸、大苦、大辛、大咸五者充形则生害矣。大喜、大怒、大忧、大恐、大哀五者接神则生害矣。大寒、大热、大燥、大湿、大风、大霖、大雾七者动精则生害矣"。除了提出注意饮食与气候变化之外，还指出剧烈的情绪变化能影响寿命。

《内经》多篇如《上古天真论》、《四气调神大论》、《生气通天论》专门叙述养生理论。既提到衰老的变化过程，又讲了衰老的原因与延缓衰老的措施。另如《灵枢·天年》、《灵枢·决气》篇也讲了人的盛衰、生死等有关内容。

自两晋至唐代，释道两教颇为盛行。如著名医家葛洪、陶弘景、孙思邈都研究养生，他们都是道家。他们的医学著作《抱朴子内篇》、《养性延命录》、《备急千金方》、《千金翼方》，有着可供后世参考的养生内容，多有贡献。但也有一些迷信、荒诞不经的记载，主张炼丹、服食丹药（矿物药）造成中毒至死者甚多。

宋代陈直撰《养老奉亲书》，元代邹铉续篇《寿亲养老新书》，元·邱处机《摄生消息论》，明·高濂《遵生八笺》，清·曹廷栋的《老老恒言》，清·郑官应著《中外卫生要旨》。以上是从春秋战国直至清代，养生著作的大致情况。

养生的具体方法大致有以下几方面：①起居有常。《素问·上古天真论》："起居有常，不妄作劳。"②节制欲念。《素问·上古天真论》"醉以入房……故半百而衰也"。《灵枢·邪气脏腑病形》篇"若入房过度则伤肾"。③保养精神。《素问·阴阳应象大论》"喜怒不节……生乃不固"。孙思邈《孙真人养生铭》"怒甚偏伤气，思多太损神"。④注意饮食。据《周礼·天官》记载有"食医"专门讲究饮食养生。古代文献最多记载为食治，宜食忌食。注意适当，饮食时间、数量、老人如何进食。总的认为节制饮食，则五脏和平、血气滋荣，精神健康，自然延年益寿。⑤养生方药。历代医家，对服药养生有不同看法。《本草纲目》中记载有养生作用的药物共约160种。

至清·赵学敏《本草纲目拾遗》补充了冬虫夏草、延寿果等10种左右。另如药酒、药粥、药糕等。《寿世编》有阳春白雪糕、八仙藕粉、七仙炒面，观音茶等可作老人养生之用。⑥适当劳动。《后汉书·华佗传》"人体欲得劳动，但不当使极耳"。《千金要方》"养性之道，常欲小劳，但莫大疲及强所不能堪耳……"⑦气功导引。古时称为导引、纳气、按蹻之术，内容包括现在的静功与动功，以使逐渐用于防病延寿。⑧拳术锻炼。太极拳、八段锦等与武术锻炼，在我国民间颇为盛行，且早已流传国外。很多民众特别是老人坚持长期练习，养生保健效果明显。⑨按摩针灸。按摩分医疗按摩、保健按摩、运动按摩，其中保健按摩属于自我按摩范畴。用于防病延年，在古代养生措施方面占有重要地位。针灸，古医家认为适当灸法可以壮阳益阴《灵枢·经脉》说"灸则强食生肉。"⑩利用矿泉养生。早在公元前100年，汉·张衡在《温泉赋》中说："温泉泊焉，以流秽兮。蠲除苛慝，服中正兮。熙哉帝哉，保性命兮。"可见当时已知矿泉可以治疗疾病，延寿养生。矿泉分温冷两种。张衡提到的是温泉。历代本草中记载我国有数百处矿泉多属冷矿泉。本文从"治未病"预防思想初步探索，以及初步整理一下养生学说。看到了我国历代防病养生的轨迹和丰富的学术著作内容，便于在今后开展"治未病"工作时，可以拓宽思路。

建校五十年述怀

五十年前即1959年6月，经中共浙江省委决定，在浙江大学旧址的原浙江省中医进修学校基础上，筹建浙江中医学院，并确定由我等数人来负责。建院之初，道路并不平坦。由于体制没有确定，学校几经合并、分开、再合并、再分开。到1964年成立中医学院党委，由5人组成。当时办学条件困难，不但要筹聘各课教授和处室干部，连教学计划、教材都是自己动手编写。由于采取了各种有力措施，认真执行了《高教六十条》，从而使教育质量有所提高。首届毕业生（65届）、第二届毕业生（66届）都实行了五年制学制。以后几届虽有所改变，但所学各课程，特别是中医基础比较扎实。经过十年"文革"的严重破坏，老浙大校园支离残缺，四方杂居，到

1976 年结束了十年动乱。1978 年底召开了党的十一届三中全会，各项政策逐步落实，从而调动了全院师生员工的积极性，学院才有了新的转机。

1978 年我重新担任院长后，作了些恢复工作。特别是对学校工作作了改革。在基建方面，抓紧建成中医楼、西医楼等基础工程。尽管困难重重，但经过几年恢复，还是培育出了各类中医人才，形成学科较为齐全的中医药人才培养基地，展示出可喜的科研成果。新校的建成和学院的搬出老浙大旧址，在硬件上有了出色的条件，有一流的中医药大学的气势，并已更名为浙江中医药大学。2008 年我校有了中国工程院院士。2009 年我也荣幸当选为首届国医大师。

在校庆五十年的大喜日子里，我深感我校已进入了万紫千红的灿烂春光之中，我们要珍惜这盛世升平的机遇。我认为要加强中医内涵建设，主要是发展中医药学术，造就高质量的中医学人才。

中华传统文化是如此的优秀深邃，几千年学术的传承，除了典籍的流传之外，自唐以后还设置了书院，以培养特殊的优秀人才。至宋有白鹿、石鼓、应天、岳麓等四大书院，也出了一些大学者。到明清书院更多，它是研究、讲学、传承培育人才的场所，在当时有它不可低估的学术价值。清末改书院为"学堂"。传闻以前岳麓书院有一句名言，是"讲下去，才会出大师"。用现在的语言来解读，就是：要讲个人的学术见解，并不断交流学者们的见解，切磋探索，持之以恒，就能培养出杰出人才。现在的大学，要有这样的决心和精神。名牌大学，如果没有名牌教授，就无法成为真正名牌大学。名牌不是天生的，要为之创造内在的、外在的条件等等。我想，学校创立五十周年，要重点培养一批（或者若干位）有真才实学的中医名家，应是当务之急。要以宽阔的胸怀，远大的目光选一些人才苗子，要求他们"术业有专攻"，不断进行校内外的学术交流，一步一个脚印，有痕有迹，到了一定的时候必将有创新的成果出现，人才也出来了。

庐山的白鹿洞书院，联语所说"傍百年树，读万卷书"，其意是首先要重视学术，依靠学术力量、学者。要给他们创造条件，丰富信息资料，做到"读万卷书"的境界，这样才会出人才，成名牌，除此之外，别无捷径。

养生祛病药茶 9 款

雨前茶（例如龙井）对老年人最为适宜，因为它甘寒无毒，香味鲜醇，"得先春之气，寒而不烈，消而不峻"。故若有规律地适量饮用，不少虚热病症还能在品茗谈笑中消失，对祛病延年起到一定的作用。以下提供几种茶疗养生方，大家可以根据各自的需求进行选择。

1. 醋茶　茶叶 5 克，用开水冲泡 5 分钟后，滴入陈醋 1 毫升。可和胃止痢、活血化瘀，治牙痛、伤痛等症。

2. 糖茶　茶叶 2 克，红糖 10 克，用开水冲泡 5 分钟，饭后饮。有补中益气、和胃消食之功效，也可治大便不通、小腹冷痛、痛经等。

3. 盐茶　茶叶 3 克，食盐 1 克，用开水冲泡 7 分钟后饮。有明目消炎、化痰降火、利咽等功效，可治伤风微咳、咽喉肿痛、牙龈发炎、双目红肿等。

4. 蜜茶　茶叶 3 克，用开水冲泡 5 分钟，待水微温时冲蜂蜜 5 毫升，饭后饮。具有止渴养血、润肺益肾之功效，也可治虚弱、精神差、脾胃功能差及便秘等。

5. 奶茶　在煮沸的牛奶中加入少许白糖，按 1 勺牛奶、2 勺茶汁比例饮用。能健脾和胃、明目提神，适宜体弱、消化不良、久病者饮用。

6. 菊茶　茶叶、杭菊各 2 克，以沸水冲泡。具有清肝明目、清热解毒之功效，久服可聪耳明目、抗衰老，能治干咳、咽痛。

7. 枣茶　茶叶 5 克，沸水冲泡 7 分钟后，加入枣泥（10 枚红枣为宜）。有健脾补虚的作用，尤其适用于小儿夜尿、不思饮食。

8. 金银花茶　茶叶 2 克，金银花 1 克，沸水，冲泡后饮用。可清热解毒、防暑止渴，对暑天发热、疖肿、肠炎有效。

9. 橘红茶　橘红 3~6 克，绿茶 5 克，开水冲泡后，放锅内隔水蒸 20 分钟后服用。每日 1 剂，随时饮用。有润肺消痰、理气止咳之功，适用于咳嗽痰多之症。

漫说养生

改革开放以来几十年，国家兴旺，百姓收入增加，生活条件日益改善，从图温饱到入小康，自然而然地想到首先是身体健康，于是"养生"就应运而生。近年报纸杂志都辟有专门谈养生、长寿之类的版面，甚至有专门的养生专著，内容琳琅满目。

中华传统文化，包括祖国医学文献，很早就有"养生"、"寿老"的著述。中医的养生学说，源远流长，而且是包括了精神、环境、气候、饮食、起居、服药等多方面的。我认为养生应该从中医的"三因学说"（三因学说是指人所以不健康、生病是有三类原因的）全面考虑而来，即内因（精神、情志）、外因（环境、气候）、不内外因（饮食、起居、工作、劳动、锻炼）。从完整的意义上说，以"三因学说"来考虑养生，才是真正的谈养生，这点在中医学理论上都有相关的重要论述。

1 精神养生

《素问·阴阳应象大论》说"怒伤肝"、"喜伤心"、"思伤脾"、"悲伤肺"、"恐伤肾"，说明人的精神状态，都会影响人的健康。健康的人，情绪要安定，也就是《素问》说的"精神内守，病安从来"。精神的波动、刺激，也能影响内脏和全身，所以古人说"养生莫如养心"。养心宜以"诚"为第一。有了诚的心态，待人接物唯诚，那么处世就"真"了，立身就"实在"了。所以我认为养生的第一步是自己心诚，那对待一切都真、都正。心无挂碍，身体当就平安健康。即便自己得了某种疾病，常会顾虑自己是否严重，有无危险，这是人之常情，但从保护身体、养心着眼，不必着急，要沉着，诚恳听医生的话。《灵枢·师传篇》说："人之情，莫不恶死而乐生，告之以其败，语之以其善，导之以其所便，开之以其所苦，虽有无道之人，恶有不听者乎？"这些都是对病人、对周围的人、对医生的最好的养生教导。我以前曾写过一篇《养生和民族音乐》，说到常听音乐，会使精神宁静、茶饭添香，有益健康，这就属于精神方面的养生。

2 气候养生

人处在自然环境之中，严寒酷暑的时序，常使人难受。《素问·阴阳应象大论》说"寒伤形，热伤气"、"寒暑过度，生乃不固"，说明过冷过热都会使人受其影响，甚或感而成病。我们讲养生，在这方面也要十分注意。如尽量避免去直接受到剧烈的气候变化，做到及时的关开门窗，调节气温，严寒时以炉火空调加温，酷暑时避烈日暴晒、暑气中行走。做到避之有时，可免直接受寒、中暑。至于其他有关顺应气候的准备，时序转换的增衣减衣，勿受冷冻、勿使热蒸等也是不可少的。由于地理位置有南北东西，如西北的严寒霜雪，江南的时令梅雨，东南的地土卑湿，水土的湿浊蕴滞等，这些都要尽一切可能了解避走，它们对身体都有影响。所以养生者不可不注意适应气候环境的变化。

3 饮食养生

饮食对养生来说，是一个重大的问题，包括饮食的选择、饮食的宜忌、饮食的节制等。

《素问·藏气法时论》说："毒药攻邪，五谷为养，五果为助，五畜为益，五菜为充。气味合而服之，以补益精气。"明确说明毒药主要是为了治病祛邪。祛邪的东西对身体是不利的，因此必须利用五谷、五果、五畜、五菜等对人体有益的东西来补益精气。可见正常人只能进食谷、果、畜、菜。而且食物也有甜、酸、苦、咸、辛的不同，也要有一个适当的选择。我们常听到有"病从口入"一句俗语，这说明不加选择舍取的饮食是不适宜的。这里首先要选择新鲜、清洁的，任何损破变质的食物不可食用。如果人们多少有些疾病，更要注意按营养的需求，在专业人员的指导下选食。有机食物是天然的、少污染的，要分别清楚。

若是原先身体患有特殊疾病，则食物就更要注意禁忌。《灵枢·五味篇》说："肝病禁辛，心病禁咸，脾病禁酸，肾病禁甘，肺病禁苦。"这种说法，医生能有分寸的掌握用药，其在养生方面虽非绝对，但也可参酌而行。这里是说口腹不慎，易损健康。某些疾病必须要禁忌某些食物，比如患疗疮忌食荤腥发物，肺痨病宜忌辛辣，水肿病禁食盐，黄疸和泄泻病人禁食油腻，温热时病患者忌食辛辣热性食物，寒性病人忌食瓜果生冷等。从养生角度说，根据个人性格、体态肥瘦等总以使营养匀称为宜，不宜偏食，不近烟酒。这里还有一个饮食节制的问题。俗话说："伤饥失饱伤脾胃。"既不能过饥不食，也不能多食过饱。有些由于种种原因，经常出入酒楼菜馆，毫无节制，吸烟酗酒，更是不利健康。

4　起居养生

生活环境也是对健康有影响的。特别是现代，高楼密集，远不如傍山临水的空气恬适。噪音辐射，如市街鸣笛、耳机不停，终非好事。不能避免，也当减少操作时间，求得间息。《素问·生气通天论》说："起居苦惊，神气乃浮。"《灵枢·大惑论》说："神劳则魂魄散，志意乱。"一个人心神静不下来，久而久之，绝不利于养生。适当的工作、休息，做一些适当的运动锻炼，是可以有助于气血运行的。《素问·汤液醪醴篇》要求人们"微动四极（四肢）"，《外台秘要》说"劳动关节，常令通畅"。作些轻微的运动锻炼，比如作八段锦、打太极拳、做广播操，只要持之以恒，都有益健康。但万不可先定下高标准的指标，定一些身体不能负荷的长跑、久走，这是会造成疾病的，千万注意。总之，锻炼是渐进的，不可能一下子就锻炼成一个健康的人。除此以外，房屋的装修也不利健康。曾经听到过由于装修新居用了不利健康的材料（如含有放射性的材料，含有毒物质的油漆，以及易燃的有毒涂料、室内吊顶等），轻则患病，重则伤生，不可不注意。

再是工作、学习、休息都宜相对平衡，有足够的休息就有足够的工作精力。有人平时玩乐过度，睡眠不足，这均非养生之道。

5　进补养生

一般人们提到养生、保健，就认为吃一些什么高档的补药，这并不错。从报章、电视等媒体的积极介绍来看，引人入胜的补药、补品真不算少。我们注意养生，当然不排除适当的进补。但人的体质不完全相同，所宜进的补品也不尽相同。年龄、性别的不同，进补选择也异。所以从古到今，就有了各种补品。还有针对个体特点的膏滋方。这里要注意的是，不可一个人既吃这个补品，又吃那个补品，不能多多益善地服用。因为这样做，其中补药和补药相互作用，就很难说对健康没有损害。再是进补多少、档次高低不能与别人攀比，应该实事求是地考虑。

古代有很多有名的延年益寿的方子，流传千百年，价廉物美，完全可以参考应用。

养生是个值得永远探究的课题，以"三因学说"指导中医养生，这是一个比较完整的思路。

论医德的正面教育

我在 1995 年，也就是 16 年之前，写过一篇题为"重视医德，老而弥笃"的文章，谈了中国医药学中所谈的医德，大致归纳为：一是一切为了病人的思想；二是认真细致地诊治疾病；三是提高医疗技术；四是谦虚、恳切、慎言、慎行等内容。

近日学习胡锦涛在"七·一"庆祝中国共产党成立 90 周年大会上的讲话，讲话要求在新的历史条件下提高党的建设科学化水平。总书记说："在新的历史条件下提高党的建设科学化水平，必须坚持五湖四海，任人唯贤，坚持德才兼备，以德为先的用人标准，把各方面优秀人才集聚到党和国家事业中来。"这里的"坚持德才兼备，以德为先"是非常重要、非常现实的。我虚度 92 岁，于 37 岁 1956 年入党，至今党龄已经 55 年，而医龄已有 70 年以上，深感医生这一行业，医德应该放在首位。总书记说的"坚持德才兼备，以德为先"是十分实际的指示，虽然是指党的用人标准而言，但"以德为先"对我们医生来说，也是天经地义的事。现在就整个医生队伍来说，不论中西，总体是好的，为人民服务，医德、医术、医风都是好的，这是主流，但也确实有少数或极少数的队伍中人，对医德重视不够。除了从媒体上暴露出来的违法乱纪的以外，社会上也不难听闻到一些开大方、用药不当、服务马虎草率、一切向钱看等的现象，使病人、人民群众得不到应有的悉心治疗。就杭州市来说，卫生主管部门尽管已注意到了存在的一些问题而规定出一些纠正的方法，但"上有政策，下有对策"，总是可以想出点子应付的"措施"来，而且禁令出来要不了几天，一些不正当现象又渐渐露出头来。我想，总体来说还是要加强正面教育，不但政府主管部门要加强正面教育，即便是有关领导单位、同业公会、大小机构单位领导，也要不断地加强正面教育。特别是舆论，各种媒体都有责任共同来做好这项重视医德的正面教育工作。有了正确的舆论引导，无论如何总会起到共同促进的正确作用。

近百年来，中医师的同业公会是正面提创医德的最为有力的单位。据手头有关资料，当年华北的中医公会曾以北京施今墨任副会长，中医学会与施今墨主办的华北国医学院是合在一起的。它十分重视医德教育，认为这是中医的传统，是孔子提出的"君子怀德"。其"德治"思想，反映在华北国医学院的"医戒十二条"，突出体现了"以德治教"的理念。这"医戒十二条"是：

第一条：医之为业，为人而非为己也，故不可就安逸，不可邀名利，但以救人为本务，除保存人之性命，治疗人之疾病，解除人之痛苦外，更无所求之。

第二条：医者以治病为务，故当但见病人，不当以其富贵贫贱而有所歧异。贫贱双行之泪，不让富贵人一握之金也，愿深思之。

第三条：医者当以病人为正鹄，勿以病人为弓矢，不可坚执一己之成见，漫尔尝试。

第四条：学术固须精进，言行亦当注重，不可为诡奇之言论，不可效时俗之行为，一味虚伪，为医界羞。

第五条：每日夜间，当更将昼间之医案，再加考核，详细札记，积久成书，为己为人，两有裨益。

第六条：诊病不厌精详，彼临证粗疏而又妄自尊大者，最为可恶。

第七条：病即不治，须设法解其痛苦，切不可直言告之，使其绝望，亦不可忍心不救，有乖人道。

第八条：病人果系寒素，务当利济为怀，切不可强索巨金，转致其人于死。

第九条：医者当以笃实为主，以沉默为贵，酒色财气是其大戒。

第十条：对于同道，老者须敬之，少者须爱之，勿论前医之得失，勿道他人之短长，亦不得倾轧嫉妒。

第十一条：会商病情，斟酌方药，当以病人之安全为务，不可人执一见，互相纷争，转害病者。

第十二条：病人信托之医而窃商诸他医，未知，慎勿与闻，然设明知其误治，亦不得漠视不言。

这十二条医戒对医德、医术都提出了具体的要求。

再看看半个多世纪前的南方。新中国成立以后旧的杭州市中医师公会改建为中医师学会。旧公会的一些理事、理事长进行改组、改选，在全市中医师直接选举的方式中产生了杭州市中医师学会理事会。笔者当时是第一任杭州市中医学会会长。新的学会理事会拟定了中医传统的信守公约，内容是：

1. 遵守法令，尊重医德。

2. 临诊态度要仁慈和蔼。

3. 诊治处方要审慎周详。

4. 融会新知，努力进修。

5. 显扬同道擅长，力戒指责前医方案。

6. 遇到力不能及的病人，应建议病家请他医会诊。

7. 提倡有价值的祖传方、经验方互相交流。

8. 对病家疾患隐情，有代守秘密的义务。

9. 开具医疗证件，必须正确、实际。

10. 积极响应政府号召，完成医卫事务。

这一公约的制定实行，对当时中医师队伍的思想、医德的提高，起到良好作用。在当时新旧社会变更的关键时刻，抓住了在中国共产党的领导下进行辞旧迎新的改革。首先是"遵守法令，尊重医德"。旧时中医药从业人员几乎百分之九十以上都是个体和私人经营的，在旧社会的历史条件、社会背景下，规矩行医的当然还是很多的，但是弄虚作假、以次充优、欺蒙病家等不讲医药道德的行为不少见。通过学会这一同业公会的正面教育、互相监督等方法，确实达到了比较好的效果。笔者通过这一场正确宣讲党的政策、正面提倡医德的教育工作，很快就将整个中医行业队伍引导上一条正道，为以后开展申请"中医师证书"、义务参加援朝战争等等打下了坚实的思想基础，乃致在以后的若干年中很少甚至杜绝了中医师队伍中的不良事件的发生。这主要是依靠党的领导的重大结果，也是包含了注重医德正面教育的工作的效益。

回顾过去，使人们想到，要宣传重视医德，要求各级有关部门加强对医德的不断正面宣传、正面教育。

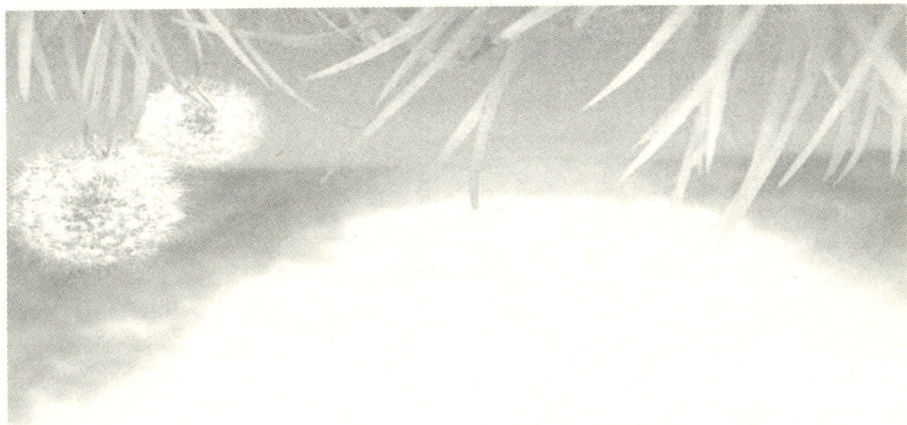

治学心要

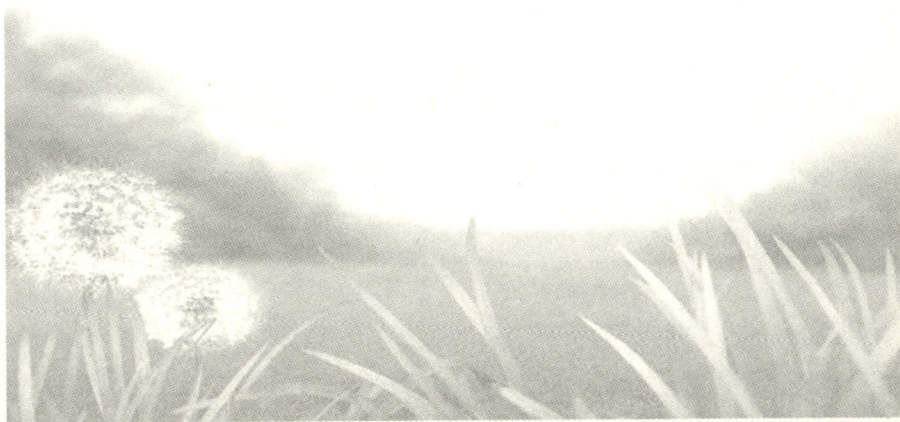

答问一则

与初学中医的同志谈谈学习《金匮要略》：

承你们面询或来函要求介绍学习《金匮》的方法，这里谈点个人体会，以供参考。

《金匮要略》是我国汉代伟大医学家张仲景（名机）所著《伤寒杂病论》的杂病部分。《伤寒杂病论》是一部不朽的济世活人书，也是一部临床实践的真实记录。

《伤寒杂病论》原书，据医史考证合十六卷，到晋代的王叔和加以整理编次，成为《伤寒论》十卷，这是《伤寒杂病论》中的伤寒部分，其中杂病部分，当时没有发现。宋代林亿等校正《伤寒论》，编成《伤寒论》与《金匮要略》两书，从他的序文里可以看出《金匮》是从残简蠹遗中发现的。

学习杂病，一般多以学习《金匮要略》为先。

中医习惯上讲的杂病，大体上是指各自为证而连带者少，除外感病外，一般均称为杂病，亦称杂证。《金匮要略》一书，则为治杂病有论有法有药之最早者（《灵枢》第二十六篇虽名曰"杂病"，但它主要是论述某些疾病的症状并刺法，全篇总二十余条），也是一部很早的中医系统内科学（其中也有几篇是讲内科以外的其他科和妇科病的）。所以在对《金匮要略》这部著作学习之前，对它的作者和成书的时代背景作一个大概的了解，也是不可忽视的。

对学习《金匮要略》这本书，第一，要先对《金匮要略》全书总的内容，有一个概括的了解。这部书的特点是：分篇、别门，条文虽多但不很长，而且说理比较明白。全书二十二篇，各篇都可以单独成立，也可以部分地相互阐发。尽管其中各篇之间、个别条文亦稍有若干不可明白理解的地方，但总的是理论精深、辨证扼要的篇文为多。特别是第一篇，以《脏腑经络先后病》作为说明诊辨治则的总的规律，尤应视为重要篇章。它首先就提出一些诊断的方法和要领：要求医生掌握"上工治未病"的预防原则；诊察病人要察色、闻声、观形体、诊呼吸、辨脉搏；指出疾病原因分为三大方面，即"千般疢难，不越三条"；再是对疾病分类的原则、看法等等。后面各篇论及的各种疾病的具体理论、规律、辨治、方药等，都应该有一个全面的了解。第二，要明了学习《金匮》和《伤寒论》的关系。《金匮》与《伤寒论》两者，实质上有着不可分割的关系。如果说《伤寒论》是疾病学的总论，从辨证论治的原则来理解的话，那么《金匮》也离不开这个原则。正是由于作者张仲景的学术思想、学术见解是贯穿在两部作品中的，因而《金匮要略》中的一些条文与《伤寒论》的一些条文相同，只不过两者互有详略而已。例如《伤寒论》九十一条说："伤寒医下之，续得下利清谷不止，身疼痛者，急当救里；后身疼痛，清便自调者，急当救表。救里宜四逆汤，救表宜桂枝汤。"《金匮要略·脏腑经络先后病篇》则说："问曰：病有急当救里、救表者，何谓也？师曰：病，医下之，续得下利清谷不止，身体疼痛者，急当救里；后身疼痛，清便自调者，急当救表也。"比较两书条文，其精神实质显然并无两样。类似这样的条文还很多。从中可以看出，两书在理、法、方、药辨证论治的原则上是一致的。所以学习《金匮》应与学习《伤寒论》结合起来，互相参照是必要的。第三，要理解《金匮要略》"治未病"思想。"治未病"有两层含义：一是防患于未然，即未病先防；一是既病之后，防其传变。《金匮》"治未病"思想，是在《内经》"治未病"理论指导下发展起来的。《素问·上古天真论》说："恬淡虚无，真气从之，精神内守，病安从来？"又说："把握阴阳，呼吸精气，独立守神，肌肉若一。"强调了调摄精神形体，增强身体健康，以适应外在环境变化，防御疾病的发生。《金匮》指出："若人能养慎，不令邪风干忤经络。"它告诫人们要内养正气，外慎风寒，以抵御外邪的侵袭，避免疾病。即偶感外邪，也应及早处理，并倡导导引、吐纳、针灸、膏摩等方法是不使疾病进一步发展的积极措施。《金匮》还认为："治未病者，见肝之病，知肝传脾，当先实脾。"它根据五行学说的相制理论，以肝为例，说明"治未病"在预防疾病传变方面的重要意义，并指出脏腑间具有密切关系，从而体现出在处理疾病时，必须从局部照顾到整体。第四，要掌握《金匮》上几种基本治疗的理论与法则：一是掌握疾病先后缓急，采取适宜的治疗步骤，这里面又可综合为标本的先后、表里的先后、新病与旧疾的先后等方面。二是掌握对疾病的及早诊断、及早治疗，对未病的脏腑加以注意，防止疾病传变扩大到未病的脏腑。三是要敏锐地观察并确定病邪的归聚部位与性质，然后用药有的放矢地处治。如第一篇的最后一条，"……如渴者与猪苓汤"，就是例子。四是要掌握虚者治其虚、实者治其实，补不足、损有余这个原则。五是要掌握扶正祛邪和祛邪安正的全面对待疾病的治疗法则。只是要在辨证论治总的原则下采用随证治疗的具体方法，在痰饮篇中这种例子就较多了。

除了这些，《金匮》的脉法、将方与证联系起来阅读、注意它的文字用语，也都是学习《金匮》不可忽视的重要方面。再是学习《金匮》原文的同时，也要注意历代各家对《金匮》的注释，将原文和注解掺和着学，收益将更大些。尚有一点应该重视的就是，学习《金匮》，还必须结合医疗实践，要在临床上应用《金匮》方。当然，这要看各人的具体条件。总之实践越多，对《金匮》理论和方药的体会也越深。

最后，还得说一点，就是学习《金匮》和学习中医其他古典医籍一样，由于中医理论奠基于春秋、战国、秦汉时期，历代亦有所发展，但如《内经》、《伤寒论》、《金匮》等医籍，成书年代较早，其中有些内容至今尚未能完全被理解和认识，因此对这些目前还理解不了、认识不清楚的问题，似不宜轻率地即予否定，而要看它是在中国古代社会的历史条件下写的，它的指导思想、表达形式、运用的语言文字，都离不开当时社会的各种见解和知识，这里会涉及哲学、文学、自然科学等各个方面，所以我们在学习包括《金匮》在内的中医古典著作的时候，也要学习马列主义、毛泽东思想、自然辩证法以及近代新知如生物学等，这对我们学习中医古籍将会起到极其有益的作用。以上意见，仅是个人粗浅的看法，可能很片面，也不一定都对。

给六零年级同学的一封信

亲爱的同学们：

你们实习到现在已经19周了。由于各地卫生行政领导和各实习单位的重视关心，实习指导老师的热心带教，再加上你们能正确地认识这次实习的重要性并在实习中积极努力，因而这次实习的进行是顺利的，收获是较大的。

在实习过程中，极大部分同学能遵守实习单位的规章制度，珍惜实习时间，抓紧自学。在实习中虚心认真，积极钻研，尊敬老师，认真撰写实习报告，按时完成作业。不仅能学习总结老师的经验，并能把所学到的知识较好地运用于临床。有些同学在老师因忙而讲解不多或实习病种较少等不利的实习条件下，也能主动钻研，想办法搞好实习。

正因为你们绝大多数同学进行了多方面努力，所以据反映，通过实习，你们对四诊八纲、辨证论治在临床上的运用，已有了一定体会，对课堂上学到的理论加深了认识。总的来说，比开始实习时已有了很大的提高。特别是有些同学，由于学习努力，不仅对一般的诊治规律能够掌握，而且还学到老师不少特有的经验，并予以记录加以整理。

按上述情况来看，只要继续努力，绝大部分同学将会获得更大的提高，达到预期的效果，这是使我们感到非常高兴和满意的。

当然，也还有不少问题有待解决。有的是需要领导和老师们解决的，其中有的已正在解决，有的需今后逐步解决。就同学来看，有少数同学还没有充分认识这次集中实习的重要性，对实习时间珍惜不够，请假过多；有的同学在实习期间自学不够；有的同学在实习期间对规章制度不能严格遵守，接受意见也不够虚心；有为数不少的同学对老师传授知识的多少注意较多，而忽视了本身的努力，因而主动性、钻研性较差。

为了将这次实习搞得更好，收获更大，效果更高，我提出下列一些意见：

第一，所有的同学在这次实习接近最后阶段时，要坚持不懈，以善始善终的精神，想尽一切办法，主动积极提高质量。原来实习较好、收获较多的同学，千万不要以此为满足，必须抓紧时间，继续努力，争取更多更大的实习效益，不可停步不前；原来实习收效不大的同学，应该加倍珍惜这最后几周，在前阶段的基础上，不放弃一切有利条件，毫不松懈，急起直追，务必达到预定的实习要求。

第二，同学们对各自的老师已经熟悉，你们应该继续虚心向老师请教，按照规定写好实习心得体会，搞好实习总结，严肃认真地对待实习考查。在写实习心得体会时，应将一个学期实习中自己对诊治用药的收获以及学到的老师的经验好好地整理出来，请老师审评。

第三，同学们在实习中不能疏忽了对已学过的基本理论课程的复习。我们强调理论联系实际，但在实际工作中也必须不断温习理论。如果你们对经典书籍、方药背诵精熟，下过功夫的话，那么我相信不论是临证实习也好，撰写文章也好，都能信手拈来，毫不费力，否则就会临诊茫然，虽搜索枯肠亦无所施了。我之所以要求你们在实习中不断复习已学过的课程，也就是要使你们达到"温故知新"的目的。

以上几点建议，希望同学们能够做到。虽然实习时间已很短暂，但仍然不能稍有疏略。你们对老师的本领学得究竟如何，是否够了，这都得好好思考。我记得《列子·汤问》篇有这样一段记载；薛谭学讴于秦青，未穷青之技，自谓尽之，遂辞归。秦青勿止，饯于郊衢，抚节悲歌，声振林木，响遏行云。薛谭乃谢求反，终身不敢言归。这个记载说明，薛谭没有学完老师本领的时候就以为什么都学会了，但当听了老师秦青为他送行时唱的一支高亢出色的歌以后，才觉悟到并没有学完老师的本领，从而下定了继续学习的决心。这个寓言，对刚要离开老师、结束实习的同学来说，确实值得深思的。

我本来的打算，是准备在你们实习过程中到各地去一次，以了解一些实习情况，但不幸自二月迄今为疾病所困，至今未能离开医院，因此只能通过信函和大家谈谈我的看法，希望能对你们有些帮助。

从学习《金匮》看如何学习古典医著

祖国医学，历史悠久；历代医书，浩如烟海。要继承祖国医学遗产，就必须读懂医学典籍。现以《金匮要略》（简称《金匮》）为例，谈谈学习古典医著的方法。

一、抓住全书要领

《金匮》为东汉张仲景《伤寒杂病论》中论述杂病的部分，是中医四大经典之一。由于年代遥远，文字奥邃，初学有一定困难。谈谈如何学习《金匮》，可为学习其他中医经典著作提供参考。

一本有价值的著作，总有一个贯穿全书的指导思想。《金匮》是张仲景"勤求古训，博采众方"，把《内经》理论与临床实践相结合的产物。以整体观为主导思想，把脏腑经络学说作为理论根据，并运用了脏腑辨证的方法，这就是全书的指导思想。

《金匮要略》的学术思想可以归纳为以下几个方面：①在病因学说上总的认为，"风气虽能生万物，亦能害万物"，"若五脏元真通畅，人即安和，客气邪风，中人多死"。说明正气旺盛，气候正常，则人体健康无恙；若正气较虚，加之气候反常，则外界邪气往往乘虚侵入人体而导致疾病的发生。因而对中风、历节、血痹、胸痹等病，都认为是先由人体本身正气虚弱，气血不足，然后感受六淫之邪而成。②在疾病的传变上提出，表病可以传里，脏腑病变可相互影响、传变。人是一个有机的整体，内在的五脏六腑，外在的四肢百骸、五官九窍，都通过经络相互沟通。若内在正气充盛，则能御邪于外，不使深入；若内在正气不足，无力抗邪，则表病传里，腑病传脏，一脏进而影响他脏，由此而蔓延开来，也就是原文中所谈到的经络受邪入脏腑、肝病传脾等等。这些都反映"正气存内，邪不可干"、"邪之所凑，其气必虚"的发病观。③在疾病的诊断方面提出，天有四时变迁，人的面色、脉象亦随四时发生变化，因而可以借助色、脉与时令的符合与否，来诊断疾病。④在疾病的命名方面，以脏腑命名的有脏躁、五脏风（缺肾）、五脏寒（缺脾、肾）、五脏水、心下悸、肺痿、肺痈、肺胀、肝着、脾约、肾着、胃反、肠痈、三焦竭，以八纲命名的有里水、寒疝、热痢、虚劳、胃实、阴毒、阳毒。⑤在疾病的治疗方面，提倡未病先防，告诫人们，平素注意养慎，"不令邪风干忤经络……更能无犯王法，禽兽灾伤，房室勿令竭乏，服食节其冷热苦酸辛甘"，从而保全真气，达到不遗形体有衰，病则无由入其腠理的目的。一旦得病，就要及时治疗，不使病变深入。治疗时应根据五脏的生克制化关系，对相关比较密切的脏腑采取治疗措施，以杜绝病变的扩展、蔓延。如原文提出，"见肝之病，知肝传脾，当先实脾"。肝脾如此，肝肾、心肾、脾肾、肺肾等，何不皆然。

不仅是学习《金匮》要抓住它的主要学术思想，学习其他古典医籍也应如此。《伤寒论》是以六经为纲，专论外感的，它以六经说明病位、病性、邪正双方力量的对比及六经传变规律，并以此作为治疗的依据；刘完素的《素问玄机原病式》是以火热立论，倡导五志过极皆从火化，六气皆能化火，对病机均以火性疾速、炎上、燔烁、阳热郁结解释，在治疗上主张辛凉清热散结；雷少逸《时病论》是以《素问·阴阳应象大论》"冬伤于寒，春必病温，春伤于风，夏生飧泄；夏伤于暑，秋必痎疟，秋伤于湿，冬生咳嗽"的经文为纲领，条分缕析地论述了四时六气病证。抓住了这些，即抓住了这几种书的纲要及主要学术观点。总之，能撷取一书的纲要，可以起到纲举目张的作用，对于深刻领会原文精神实质，掌握全书的概况，大有好处。

二、掌握证治规律

《金匮》论治杂病的前二十二篇，列病证有四十多种，载方剂约二百个。从全书来看，有时一病出数方，有时数病出一方；时而论证不出方，时而出方略其证；也有的同一方剂，此处已出，彼处又见。凡此种种，似乎难以领会，其实，它是前后贯通的。仔细分析理解，不难发现其中是有规律性的，这种规律的实质就是辨证施治：这就是本书的特色。

《金匮要略》的辨证施治原则体现在以下两方面：

1. 同病异治，异病同治 同一种病，病机证候不同，治法即应不同；反之，不同的病，由于病机证候相同，治法即可相同。如"胸痹，心中痞气，气结在胸，胸满，胁下逆抢心，枳实薤白桂枝汤主之，人参汤亦主之。"同为胸痹病，枳实薤白桂枝汤针对痞气上逆的实证，故有枳实、厚朴降逆泄满散结；人参汤则用于中气不足所致的胸痹虚证，故用人参、白术、甘草、干姜。后者从方测证，尚应伴体倦乏力，声低懒言，形寒肢冷，脉象沉细等。又如"病溢饮者，当发其汗，大青龙汤主之，小青龙汤亦主之"。肺痿病，虚热的用麦门冬汤，虚寒的则用甘草干姜汤；肠痈未成脓的用大黄牡丹汤，已成脓的用薏苡附子败酱散。类似这样同病异治的条文，全书有多处，都说明病同证异，治法亦异。

肾气丸在《金匮》中，先后共出现五次，即《中风历节病篇》中，"崔氏八味丸（即肾气丸），治脚气上入，少腹不仁"；《血痹虚劳病篇》中，"虚劳腰痛，少腹拘急，小便不利者，八味肾气丸主之"；《痰饮咳嗽病篇》中，"夫短气有微饮，当从小便去之，苓桂术甘汤主之，肾气丸亦主之"；《消渴小便不利淋病篇》中，"男子消渴，小便反多，以饮一斗，小便一斗，肾气丸主之"；《妇人杂病篇》中，"问曰：妇人病，饮食如故，烦热不得卧，而反倚息者，何也？师曰：此名转胞，不得溺也。以胞系了戾，故致此病，但利小便则愈，宜肾气丸主之"。归纳上述条文，肾气丸可治脚气、腰痛、微饮、消渴、转胞五种疾病，因为这五种病的病机均为肾阳虚衰，阳不化气，阴寒内停，而肾气丸恰具有温肾化气、利水散寒的作用，药证相合，所以一方能通治五病。虽然消渴病小便反多，但这仍是肾阳虚衰，一方面不能化气蒸津上升，另一方面不能固摄而引起，若肾阳恢复正常，则小便反多亦可随之改善。《金匮》全书，一方出现两次以上，体现异病同治的达二十多处。作者张仲景所以不厌其烦地陈述同病异治、异病同治的条文，其目的是教人临证总以辨证施治为主。

2. 治病求本，随证化裁，因人制宜 任何病证都会出现许多症状，症状只是现象，现象有真有假，治疗疾病就要透过现象抓本质，针对病因、本质，从根本上治疗，这就是治病求本。《金匮》非常突出地反映出这种治则。如《呕吐哕下利病篇》曰："夫呕家有痈脓，不可治呕，脓尽自愈。"说明不能见呕治呕，而应该治呕的原因——痈脓，待痈脓治愈，呕亦随之而解。又如虚劳病在后期，多见阴阳两虚的证候，阴不能涵阳则发热，阳不能配阴则恶寒，症状表现为寒热错杂，既有阴虚内热的咽干口燥，又有阳虚生寒的腹痛拘急。此时单养其阴则碍阳，独温其阳则损阴，只有用甘温之品，扶助脾胃的阳气，建立中气促进气血生化，方能达到平调阴阳的目的。为此，《血痹虚劳病篇》提出用小建中汤进行治疗。尤在泾也认为："欲求阴阳之和者，必求于中气；求中气之立者，必以建中也。"所以在疾病出现症状错综复杂时，一定要仔细地审证求因，针对其本质和主要环节施治，这样才能取得较好的效果。

疾病是复杂多变的，治疗亦应因证而异。《金匮》的随证遣药、因证化裁的用药法度，十分灵活。如百合病的主方是百合地黄汤，若误汗伤津，则用百合知母汤；若误下伤津胃逆的，用滑石代赭汤；若误吐伤胃，则用百合鸡子汤。又如胸痹病的主方是瓜蒌薤白白酒汤，若痰涎较盛，见心痛彻背者，则加半夏，名瓜蒌薤白半夏汤。再如桂枝汤在《金匮》中变方十分之多。桂枝汤在《妇人妊娠病篇》治妊娠恶阻；若倍桂枝，名桂枝加桂汤，可治奔豚病；若加黄芩，名阳旦汤，可治产后体虚中风；若加瓜蒌，名瓜蒌桂枝汤，可治柔痉；若去甘草倍生姜加黄芪，名黄芪桂枝五物汤，可治血痹；若加饴糖倍芍药，名小建中汤，用治虚劳。其用药之灵活，于此可见一斑。人的体质有强弱之分，得病程度有轻重之别，故治疗也要因人制宜，区别对待，不可一概而论。如《呕吐哕下利病篇》对热痢提出白头翁汤，而在《妇人产后病篇》对产后体虚下利则用白头翁汤加甘草阿胶汤。又如服药剂量上，多处强调强人剂量应大，羸者减之，小儿量轻，并根据服药后反应，若不效可再加量。这些都体现出因人制宜的治则。总之，学习古典医著应该学以致用，掌握其证治规律。

三、注意学习方法

学习古典医籍必须先打好古汉语基础，并应不断地积累较广博的知识，包括天时、地理、历史、哲学及自然科学等，这样学起古医籍来，理解也就更深刻。《金匮》、《伤寒论》其学术思想皆渊源于《内经》，所以学习《金匮》不能局限于《金匮》一本书，而应该结合《伤寒论》，并旁通《内经》及后世有关著作。这样既能得到相互印证和补充，又能搞清学术观点的源流发展。假如古文基础不够好，对有些条文就理解不了。再从中医发展史看，各种学派的创立及其相应著作的问世都与时代背景分不开，懂得历史就有助于对其学术思想的理解。因而只有根基扎实，知识面广，才能谈得上继承祖国医学，才更具有分析和鉴别问题的能力，达到取其精华、去其糟粕、整理和提高祖国医学的目的。

要熟读精思。古人说："学而不思则罔，思而不学则殆。"学习古典医籍首先要领会原文精义。在理解的基础上对一些议论精辟、实用价值较大的经文，必须熟读背诵。如对《金匮》中表里同病、新旧同病、痰饮病的治则，以及涉及小建中汤、瓜蒌薤白白酒汤、苓桂术甘汤、茵陈蒿汤、大黄牡丹汤等理法方药比较齐全的条文，对《伤寒论》六经病提纲，对《素问·至真要大论》的病机十九条都应该熟读背诵。应该明白，熟读背诵不是死读书，熟读是为了便于领悟，便于在实践中运用自如。总之该背诵的东西一定要背诵。它是帮助理解、帮助系统记忆的一种可取方法。

学习一本古典医籍，要达到融会贯通、运用自如的地步，并非一朝一夕、轻而易举的事情，这是一个从理论到实践，从实践到理论的长期过程。这就是说学习古典医籍要有毅力，要刻苦，要持之以恒。通过反复的理论与实践的过程，每次都会发现新问题，有新的收获，一次比一次有提高。例如桂枝茯苓丸，《金匮》用治妇人癥病，症状是脐部跳动，月经不正常，下血不止。验之临床与子宫肌瘤颇为相似，因而用治子宫肌瘤，取得了成功的经验。后来对宫外孕及流产、刮宫手术后引起的月经紊乱，运用该方亦收到较为满意的疗效。推而广之，用桂枝茯苓丸治输卵管阻塞引起的不孕症，也有相当效果。但不管用于哪一种病，证属瘀阻，方可投治。通过临床扩大了桂枝茯苓丸的应用范围，使我们对桂枝茯苓丸的认识随之加深。又有人试用桂枝茯苓丸治愈前列腺肥大症，也有的把该方用于心血管疾病。临床实践提高并充实了原有的理论，开阔了我们的眼界。总之，学习无止境，不断地实践——认识——再实践——再认识，会使我们的理解更深刻、更正确。所以学习古典医籍要虚心勤奋，学用结合，防止蜻蜓点水，浅尝辄止。

很多古典医籍的理论多有效地指导着医疗实践，很多好的方剂在临床上仍广泛地运用。像《内经》、《伤寒论》、《金匮》、《本草经》等古典医籍，它们的理法方药至今指导着临床实践并继续接受临床验证。限于历史条件，这些古典医籍也存在文字上或某些内容上的问题，这给我们学习古典医籍带来许多困难，但只要下决心扎扎实实地勤奋学习，刻苦钻研，并在实践中不断提高，就一定能够学好。经过系统的学习古典医籍，就能达到继承、整理祖国医学遗产，发展祖国传统医药学的目的。

和青年中医谈治学

近来接到较多青年中医同志函询学中医、钻研文献的经验，未能及时复信为歉。30 年前，我写过一篇"谈治学"的短文，其中谈到了认真读书的重要性，勤奋学习刻苦钻研，打好基础练好基本功，熟读才能精思，日积月累精深广博，踏踏实实坚韧不拔，理论联系实际边学边做等方面的内容。现在重看了这篇短文，所说的几点仍可参考，但觉得还可补充一些内容，乃不揣浅陋，再谈几点个人看法，供青年中医参考，并作为来信的复函。

一、治学的目的

谈论学习的目的，似乎是老生常谈，其实，这是一个十分重要的根本问题。封建时代所谓"十年窗下无人问，一举成名天下闻"的儒生哲学，那时的认真读书显然是为了荣宗耀祖，而我们现在学习中医，是为了继承和发展中医这门科学，为了更好地为广大人民防病治病，为了祖国社会主义现代化建设服务。除此而外，岂有它哉！

治学不仅要学习前人的学术成就、经验，而且要学习古今学者的高贵品质。比如我们既研究华佗的学术思想，也要学习他的高尚品质。据说沛县有一座华祖庙，庙里有一副对联，上联第一句是"医能剖腹"，下联第一句是"士贵洁身"，概括地反映了人民永远怀念这一位既有杰出医疗技能，又有高尚道德品质的伟大医生的心情。

我们中医工作者，除要树立明确的学习目的、培养高尚的道德情操外，还须有学习的决心与恒心。清代名医陈修园，以医术高、著述多闻名于世。他年轻时家徒四壁，穷困不堪，但嗜学不倦。他找了一个僻静的房间，不出庭户，数十年如一日地专攻《伤寒论》等名著，终于探明奥旨。其著作《伤寒论浅注》、《长沙方歌括》等之所以能深入浅出，实得力于专攻之恒心。我们比古人学习条件优越千万倍。古人读书，常有书籍求得不易、文具纸张缺少和寻师困难等阻碍。而现在，各种书籍浩如烟海，文具简单易得，名师学校随处可觅。抚古瞻今，使我们感到确是身在幸福之中。但是要做学问，先要对读书、钻研学问发生兴趣，养成读书的习惯，久而久之乐趣就产生了。学习得越深越久，兴趣亦越来越高。古人在描写读书做学问到了"入迷"而乐不可言的地步时，有所谓"信手拈来"、"如探囊取物"、"落花水面皆文章"等，这些正是古人对读书做学问真正产生兴趣的自白。读书多了、久了，理解能力也由于熟能生巧而提高，对各方面所得的知识自能融会贯通，左右逢源，还能反过来提高研究、思考和认识能力。

二、治学的方法

治学方法，实际上与治学目的、治学态度密切相连，彼此不可分割。从古到今，治学方法众多，有宜有忌。以我所见，约为五宜三忌。

一宜坚实基础。就是要对中医重要的文献著作（当然先是《灵枢》、《素问》、《难经》、《伤寒论》、《金匮要略》，再及各家）有较深刻的理解，做到清人程国彭所主张的："凡书理有未贯彻者，则昼夜追思，恍然有悟则援笔而识之……此道精微，思贵专一，不容浅尝者问津。学贵沉潜，不容浮躁者涉猎。"钻研一个问题，要融会贯通，要专心一致地深入探讨，如若浅薄浮躁地"一目十行"，不求甚解，则华而不实，并无益处。

二宜博采精思。这既是治学方法，又是治学态度。张仲景的治学方法是"勤求古训，博采众方"，除了勤求《素问》、《九卷》、《灵枢》、《八十一难》、《阴阳大论》、《胎胪药录》等"古训"外，还"博采众方"。他广泛搜集古今治病效方、民间验方和针刺、灸烙、温熨、膏摩等多种治法。不仅如此，他还对以往和当时的各种资料，加以精密思考。与他同时代的何颙赏识他的才智和特长，说："君用思精而韵不高，后将为良医。"张仲景既博采，又精思，所以有所创造。他的《伤寒杂病论》成为中医最早的理论联系实际的临床诊疗专书，它系统地分析了疾病的原因、症状、进程、转归和处理方法，确立了伤寒六经分类的辨证施治原则。它的治法方剂，至今还为人们所采用。可见广博地采集资料、精细地分析思考而取得学术成果是何等巨大。

清代的大考据家戴东原也是以精思善问的治学态度闻名于世的。研究中医，同样要深入探索，穷本溯源，互相参证，研究中医古籍更应如此。

三宜熟读背诵。我国传统的学习方法叫做"三到"，这是根据朱熹的话"读书有三到，心到、眼到、口到……"而来的。学文、学医，无不以此为收效速、易记忆的好方法。"心到"当然是第一重要，"眼到"是直接观察，而"口到"即达到熟读背诵的程度，十分有益于领会。元遗山《论文诗》说："文须字字作，亦要字字读。咀嚼有余味，百过良味足。"这是从实践中得来的治学经验。"百过"是一百遍，当然是指读得纯熟才有效益的意思。要读得熟，即大体能成诵，才能使丰富的知识为我所用，这是一个学医的传统好方法。比如老中医收徒，一般在规定学《内经》、《伤寒论》、《本草》之外，多先指定几本易于背诵的书，如《医学三字经》、《汤头歌诀》、《脉诀》、《药性赋》、《内经知要》等（北方多采用《医宗金鉴》）。熟读背诵似乎是一种机械的记忆方式，但它不像"眼到"那样容易把文字忽略过去，而必须字字句句，上下连贯，寻求语气语调，这样就包含了理解的成分。在熟读背诵了较多医书后，遇到临诊、写作、讲学时，很自然地能唤起记忆，引出联想，理、法、方、药也能涌现于脑海。熟读背诵得越多，应用时受益也越多，有这种体会的人是很多的。

四宜兼及他学。我以前在《谈治学》里曾讲到"对一个中医学术问题，往往要从中医理论、临床实践，甚至从古代的文、集、经、史，或其他自然科学，哲学等方面去搜集资料，加以深透研讨，才能说明问题"。比如拿药物知识来说，既应该掌握药物的性味归经、升降沉浮、功能主治，又要对药材辨认，药物的加工炮制等知识有所了解，才能有利于临诊运用。我们中医工作者，仅仅懂中医药固然可以临诊治病，但若能广泛学一些与中医直接或间接有关的其他知识，则更有助于钻研中医，当然不是什么都去学。我们研讨中医古籍，还应该大致懂一点古书出版的常识。陆深的《俨山外集》记载了这样一件事：明代名医戴思恭路过南京，见一医家求诊的病人很多，戴思恭认为他一定是位"神医"，所以天天去其门口观看。一日见一求药的病人刚出门外，那医生就追了出来，告诉病人说，煎药时要放一块锡同煎。戴思恭听了，十分奇怪，便向那位医生请教，那医生说这是古方。思恭求得其书，发现字迹刻错了，乃是"饧"字误刻为"锡"字。版本误刻，这医生不加核对，以讹传讹弄错了。医生不懂版本，不加分辨，轻则贻误后学，重则害人性命。当然我们不是要求像考证家、收藏家那样去收集判别古籍版本，但若发现有不解的地方就得多找些版本核实。懂些版本正讹的辨别方法是有益的，这不过举个例而已，可见医生懂点医学以外的东西非常有利于治学。

五宜珍惜寸阴。凡是读过徐灵胎的《洄溪道情》的人都知道那首《题山庄讲读图》所描述的情景："终日逞逞，总没有一时闲荡。严冬雪夜，拥被驼绵，直读到鸡声三唱；到夏月蚊多，还要隔帐停灯映末光。只今日，目暗神衰，还不肯把笔儿轻放。"这位名医洄溪老人是一个珍惜光阴的人，正是有了这种孜孜研读，锲而不舍的治学精神，才使他为医学作出了不小的贡献。生命等于时间，"韶光易逝，青春不再"、"似水流年"等话，都是痛惜浪费时间之可悲。中年中医工作者现在都在抓紧时间，补偿10年动乱所造成的损失。就像是我们这样的老年医生，也常常感到虚掷光阴之可怕。做学问要珍惜时间，除了必要的休息外，应该利用一切可以利用的时间。

"磋跎莫遣韶光老"，让我们珍惜时间，认真读书，认真工作，认真实践。

上面讲了治学应做的，相宜的。下面讲对治学有碍的三忌。

一忌道听途说。即对事情没有亲自眼见，没有调查分析，就随声附和，人云亦云。孙思邈明确指出：学者必须博极医源，精勤不倦，不得道听途说，而言医道已了，深自误也。假如我们引证医书上的一部分或一句话，就必须亲自找到这本书，甚至要找到同一本书的不同版本进行核对。总之要取得第一手材料，切忌听人家一说就不加分析地加以采用，或在转载、转引时不加复核就用。

中医治学还有一种情况，当看到别人用某法、某方、某药治好某病时，我们应该认真总结别人的成功经验，搞清他是在何种情况下，以何种辨证方法针对病人具体病情进行辨证施治的。切忌邯郸学步、生搬硬套。

二忌浅尝辄止。对于中医书籍，要有一定的基本理解，不能浮光掠影，一知半解。做学问要踏实、持之以恒。"不入虎穴，焉得虎子"，如果对某一个问题，只是肤浅地了解一下，那所得的知识肯定不会多的。浅尝辄止的原因，一是对治学缺乏决心，没有恒心，懒散随便；二是盲目自满，以为对什么都知道，毋须再学了。古语说："学然后知不足。"学的越多越觉得知识不够用。懒散，自满，浅尝辄止，这是治学的大忌。

三忌贪多务得。看来这似乎与博采有矛盾，其实不然。博采各家学说并兼及医学以外的知识都是长久积累的治学方法。这里指的是一时企望学到很多，结果却是走马观花，不深不透，甚至会像"广原搏兔"那样，设网罗多而弋获少。比如学《金匮要略》对注本应有所选择，先读徐彬的《金匮要略论注》、沈明宗的《金匮要论编注》、尤怡的《金匮要略心典》、魏荔彤的《金匮要略方论本义》四种大体已够，不宜一下看得过多，否则各书的特点，不易深刻了解，收获就有限了。

治学贵在实践，认识来源于实践。我们熟知的李时珍，不但读了800余种上万卷的医书，看过不少历史、地理和文学名著，甚至连敦煌的经史巨作、古代大诗人的全集他都读遍了，并仔细钻研。他既得到了丰富的知识，但也发现了很多疑点。他除了在临诊治病中证实了古书记载的药性药效，也发现古书记载中有很多谬误。他长时间深入实际进行调查，走遍了山川村野，不耻下问，还亲自采摘鉴别药草，剖析比较。历经无数寒暑岁月，才写成了《本草纲目》。这本书既验证了过去古医书上的正讹，又充实了新的药物知识。

治学贵在实践。我们学习钻研中医著作，就要在实践中反复印证分析它的理法，反复运用它的方药。知识学活了，体会也就深了。比如医书上说麻黄能发汗，又能治水气，而在临床上单用麻黄很少能见到发汗的，但以麻黄与其他发汗药配合用，发汗就很明显了，以麻黄与其他利水药配合用，尿亦增多。这些实例说明钻研书本理论固然重要，但如学用配合，勤于实践，治学效果就更好，对理论的认识就更通透。

上面这些是为青年同志写的。青年时开始认真治学，坚持下去成效必显。叶天士自小就学《素问》、《难经》及汉唐诸名家著作，15岁时一面开始行医，一面拜师学医。到了年长时，名气大了，仍毫不自满地钻研。老而弥笃，刻苦学习的名家也为数不少，如著名思想家李贽，到了70多岁还不放弃读书和著书。他说的"寸阴可惜，易敢从容"至今为人称颂。中医史上到老还勤奋学习的，除上面提到的那位"目暗神衰，还不肯把笔儿轻放"的徊溪老人外，还有很多都是从幼到老一生学习的，有的在病中还著书立说。清代名医尤怡，就是在"抱病斋居，勉谢人事"的情况下，对《金匮要略》旧本"重加寻绎"而写成《金匮要略心典》这部出色注本。

从这里可看出，专心治学，就能缩小或消除由于条件、天资、年龄、体力等造成的差异。只要明确我们治学目的，掌握好治学的适当方法，勤于实践，就一定能得到预期的收获。

还是两句老话："书山有路勤为径，学海无涯苦作舟。"

学贵有恒，才须积累

《左传》说："三折肱知为良医。"它与《楚辞》上所说"九折臂而成医兮"意义相同。肱是上臂骨，"三"、"九"都是形容多。多次的折肱折臂比喻医家阅历多，经验丰富。治法用药多能分析参考其优劣，故而知为良医。中医药学是一门实践性很强的技术学科。治病必须要善于实践，要积累丰富的临床经验，深谙很多知识，才能成为一个好医生，所以光诊病还远远够不上一个良医。因而《礼记》上强调"医不三世，不服其药"。意思是医生如果不曾读《黄帝内经》、《神农本草》、《素女脉诀》等三部医书，这医生根基差，没有学问，患者就不能服用他的药。可见要成为一个高明的受病家信任的好医生，既要读懂并掌握各重要医书，又要善于实践。两者不偏缺。

如果要谈做医生的经验，我想无非是"读书要多，临诊要多。学贵有恒，才须积累"而已。中医药学是我中华民族灿烂辉煌文化遗产的重要部分，是我炎黄子孙引为自豪的一个伟大宝库。这一宝库一部分藏于浩如烟海的文献典籍之中，另一部分则掌握在经验丰富、学有专长的中医名家、学者手中。我们成人教育尽管学习方法上有各种形式，但学习内容上总以中医药学为主。无论函授、刊授、面授，我有如下几点体会。

一、要勤学，不要停辍

陶渊明授学语说："勤学如春季之苗，未见其高，日有所长。辍学如磨刀之石，未见其损，日有所亏。"指出了勤学的重要和停辍不学的害处。勤恳用心学习像春天的禾苗一样，一眼看不出它在高起来，但它确实是日日在长进。反之，如果不勤快，学学停停，或是放松时日不去自学。那就像磨刀石一样，虽然一眼看不出它的损坏，而实际上每天都在亏蚀，在变小、变浅、变薄。这和学习松散不抓紧一样，不进就退步了。这是陶渊明的经验之谈，今天对我们自学中医，仍然可引以为训。

二、学得愈深，收获愈大

学中医一定要专攻，求专的重要方法就是必须有恒心。王安石《游褒禅山记》里有两句话说："入之愈深……其见愈奇。"学中医不能浅尝辄止，否则是永远不会见到"奇伟瑰怪非常之观"的。王安石在这篇游记里说，当时有人怕路难走，不敢入山洞，有人怕深入进去后火把灭了，因此跟着退出来。他叹息说："故非有志者不能至也。"求专的道路也是这样，如果只在某个医学的区域探一探头，不去深进，就无法登堂，无法入室。处在景境深处的奇珍异宝你也永远见不到。

三、融会新知，学有创见

学习浩瀚的中医文献典籍，从重要经典到各家学说乃至医籍（医案），这是很重要的、行之有效的方法。同时也要不断发掘创新，使宝库更富有、更完善、更光彩夺目，为世所用。故而必须以科学的方法来开拓它、发展它。这就要融会现代科学，包括西医药学，凡各种新知、新说、新理论、新方法、新仪器等都要知道些，为我所用，使有更多的方法、手段来发掘、探索、提高、完善这传统的宝库。

四、要不断实践

读书学习之外，就是实践，不断接触患者。要利用一切机会不放松实践。或随师侍诊，或亲身临诊，提高自己实际操持处理的能力。不仅诊治患者，而且要在提高疗效上下功夫。不下功夫是难以分析选择治疗处理的优劣的。无论是中青年医生，或上了年纪的老一辈医生，都可以"温故而知新"，从治疗效果平平中可以作一番探索。是辨证上的问题？还是治法上的问题？

抑或方、药上的问题？还是其他因素？找出问题所在，更变措施，肯定有所提高，疗效的提高就靠这样的踏实细致来达到的。不断实践，不断接触患者。在为人民服务的同时，也在不断充实、完善自身的学识，丰富自己的经验，提高诊治水平。

在中医学发展的历史长河中，每一代中医都有自己不可推卸的责任。我们这一代老中医是幸福的，但毕竟也经历过坎坷。因为我们半个多世纪来，亲身见到了旧社会中医的艰难处境。中华人民共和国的诞生，迎来了中医的大发展。我们为中华民族保存、继承、丰富了中医学这份宝贵遗产。老一代中医在党的领导下，做了应做的大量工作，他们无愧于历史。现在的广大中青年中医师和正在学习、提高的同志们，多数是在新中国成立后出生或成长的。处在社会安定、思想解放、民安国泰的盛世，需要持久勤奋，善于继承、勇于创造。极力弘扬中华民族这一份灿烂辉煌的宝贵遗产，使它以自己的优秀内容和民族风格，不断提高，不断发展。我们还要以巨大的民族自尊性，认真地吸收外来的一切有利于提高、完善中医这份瑰宝的手段，使之更加发扬光大。中医药学术、中医学事业必将以更绚丽的身姿，挺立于世界科学之林。

白居易《座右铭》诗说："千里始足下，高山起微尘。吾道亦如此，行之贵日新。"我们要一步一个脚印，从跬步到千里，从累土到高台，而且重视创新。总之，学习贵在有恒心，经验需要逐渐积累。

为学暇笔

"为学"，是指"做学问"，包括读书、实践、钻研探索学问及著书立说。

做任何工作，要获得知识，必须学习，包括直接间接的读书和实践。任何医生，不论年龄、声望、资历如何，都要不断提高，不断充实，不断更新，不断完善本身的知识。我曾和一位熟人谈到上述看法，他说："你们上了年纪的老医生，还要辛苦什么？还是多休息为好！"这善良的忠言，使我深为感动。但总觉得有时并不是想去为苦读而苦读，而是能在读书、临诊、探索研讨学问之中，常能使精神焕发，生活丰富，并可以此排遣杂务而得到乐趣，所以为学确有却病延年之作用。

读书是做学问的首条，读书的方法，应是为学的重要内容。多年前去长沙访岳麓书院，看到这个"千年学府"的大量碑记，其中我国历代文人对读书的方法体会非常丰富。并从资料中看到了朱熹的读书方法是朱熹的弟子为他概括归纳的六句话："循序渐进，熟读枯思，虚心涵咏，切己体察，着紧用力，居敬持志。"朱熹的读书法由于历史条件所限，当然不能尽加肯定，但也有一定道理，颇可启发后人。我们作医生读书，"着紧用力"也是可取的。一面临诊，一面读书。我喜爱在读医书之外涉猎一些其他书。特别是明、清的笔记文学，篇幅短少，内容广泛，既作为小说消遣，也往往从中得到极有益的医药内容。为读《两般秋雨盦随笔》，使我知道了当时的"种痘"方法，以及"一壮"的含义，"甘蔗虫"可以发痘助浆。读《广阳杂记》，使我知道了眼痛用皂角子，"立斋得膈症"等内容；又如读《阅微草堂笔记》，医药内容更多了，从理论上的"亢害承制"到"河图"、"洛书"，还有解砒毒之类的具体方法，等等，例子举不胜举。这些虽不完全可信，但这些存在于当时知识界乃至民间的经验在医书上却看不到或不完全能看到的内容，往往可使我得益匪浅。这种广泛阅读的方法，我至今仍乐于采用。颇有点像陆放翁所说的"老病犹贪未见书"的那种一卷在手，四时皆乐的味道。

医生做学问的另一重要之处，就是临诊（或叫临床）。临诊既有医术的内容，更有医德的注意，还必须结合当前中医工作发展学术的总要求。中医学是一门实践性极强的技术学科，医生必须善于实践，要积累丰富的临诊经验，才能成为一个好医生。古语说"三折肱知为良医"（《左传》），"九折臂而成医兮，吾至今而知其信然"（《楚辞》）。都是比喻良医是阅历多，经验丰富而成的。对于医术、医德的教导，历代中医书中谈得很多，无须赘述。据我体察，临诊总在全神贯注，认真诊断，分析归纳，立法处方而已。医术的枯良，既要多临诊，还要于临诊之前、诊余之后对照医学原理，检视所作处方，进一步探索，俾在下一次诊时，更能作出相应的高效处方，以提高疗效，缩短疗程。目前中医工作强调抓临床疗效是十分正确的。当前世界上不断兴起学习、研究和应用中医的热潮，最核心的问题是中医这门科学本身在防治疾病上有它的特点和优势。其根本就在于临床疗效能经受长期实践的考验，且具有独特完整的理论体系。

中医做学问，除了读书、临诊之外，若是要做到精益求精，就不能停留在原有的水平，而是要深入钻研提高。比如作科研工作，中医的科研，大而言之，从对科研的意识、思路和方法，以及研究的广度和深度都是要先作考虑的。而对基础理论，临床实践、中药、文献整理工作都是中医科研的大的方面。举例说文献整理吧，从文献版本来说，先是寻觅选定善本就是一项关键的工作。如何识别它，从版式、行款、字体、墨色、纸色、牌记（官刊本以外的私刻、坊刻墨围叫做牌记）、讳字，直到装潢都有讲究，乃是分辨版本的客观依据。其次才是对内容的分析评议，然后才是对各家注本的分析，比较其特点、优劣。当然也可从注本先入手。比如我在 1947 年开始研究《金匮要略》，对尤怡的《金匮要略心典》，作过细致的探索，对其注解中"气盈朔虚"一词，我虽可照字面解释，但是要进一步通顺说清它，也不是望文生义可以解决的。我也为此专门请教了著名的几位中医前辈，他们复函大体上说明了这一词义。这些来往信函，我视为珍宝，至今保存，还可随时参阅。这些都为我整理《金匮要略》研究课题起了十分有益的作用。又比如整理文献古籍常有真伪之争。如对《中藏经》是华佗所作，还是伪托，等等。我认为作为一部书的考证，当然要辨清其真伪，不能草率。倘解决不了，容有真知博识的人再去继续考证。但若是引用其书内容，则是另一要求了。如《存存斋医话》说："《洄溪医案》为王孟英所编刻，其中疑有托名之案。又《慎疾刍言》一书，其序文与徐氏六书各序，文笔极不类，疑亦是托名者。然观古人书，立论处方，平正通达，便足师法。否则，既使真本，亦难信从，正不必辨其真伪也。"亦是有卓见的。总之，中医之钻研探索，精深提高，乃至专题科研，程度要求可以不一，当前都是我辈不可不做之事。但往往竭一己之力，钻研摸索，直至头童齿豁，终老不能竟其学者，亦不是没有的。

做学问是做医生所不可或缺的，尤其是中医。我之体会是既不要因循而蹉跎岁月，也不能急于求成。只要锲而不舍，持之以恒，时间终究会将人带上成熟的道路。

谈 治 学

一、认真读书的重要性

学习一门科学，使其达到精深的地步，并用它来为人民服务，为建设社会主义服务，这对我们医学科学岗位的师生来说，是一个重要任务。

为此目的，我觉得，首先要明确认真读书的重要性。为了使知识丰富渊博，第一步就应该把书读好。书是人类伟大智慧的结晶，书本知识是前人在生产斗争、科学实验和阶级斗争中的经验总结，具有普遍的指导意义。因而必须认真读书，取其精华，把一切有用的知识继承下来。我们读书是为了从书本中吸取前人在实践中获得的宝贵经验，如果忽视了这一点，我们将得不到系统的知识。

二、勤奋学习刻苦钻研

明确了认真读书的重要性以后，就应该考虑用什么样的态度来读书的问题。对于青年学生来说，基本任务是学习，一个有高度政治热情的学生，也应该有高度的读书热情。

知识是一点一滴地积累起来的，有一分耕耘，才有一分收获。历代为祖国作出贡献的人物，都是勤奋学习的。像晋代医学家皇甫谧，家里很穷，他亲自耕作，抽时间读书，因而精通典籍，得风痹病后仍手不释卷，著成《甲乙经》。明代医药学家李时珍，博览苦学，参考了800多种医籍，东奔西走采访，以27年功夫，写成《本草纲目》。这些说明发奋读书是做学问的基础。青年人想入科学之门，就必须认真读书。我们教师，即使是已经登堂入室的也同样要勤奋读书，刻苦学习，这样才能更上一层楼。

三、打好基础练好基本功

读书的方法是多种多样的。青年学生首要的是打好基础，即使刚担任教学工作的同志，也不例外。一切科学知识，都是相互联系，一环扣一环的。

基本理论或基本操作未学好，就像整个链条断了一个环一样。做学问好像建筑宝塔一样，塔基越牢固，越宽大，塔身才越稳固，塔尖才能高耸入云。学习医学，特别是学中医，基础打得好坏，将直接影响今后学术造诣的深浅。学中医，要打好古文、医经典籍等基础。初看起来，打基础要花很多的时间、精力，似乎会影响学习进程，其实不然，这是事半功倍的聪明做法。如果只是将基础知识不求甚解地涉猎一番，便立即想往前赶学新东西，这样，日后势必重新学习已经学过的知识，实际上不是快而是更慢了。

基础理论知识是认识客观世界的基本观点和方法，对中医来说，像"阴阳五行"、"四诊"、"八纲"及方药的临床应用等都应该很好地掌握。

四、熟读才能精思

"谁怕用功夫，谁就无法找到真理"。这就是说读书要勤奋，要有毅力，要刻苦。拿中医来说，很多基本的东西，如药物的性能功用、方剂的组成效用、诊断的各种规律方法，都必须熟读背诵。熟读背诵不等于死读书，熟读是为了便于领悟，便于牢固记忆，便于在实践中加深理解。熟读了的东西可以长久不会遗忘，细心熟读，运用才会自如。宋朝有个朱熹，他的读书法中有一条是熟读精思，要求诵读先定下遍数，他说："遍数已足，而未成诵，必欲成诵；遍数未足，虽已成诵，必满遍数。但百遍时，自是强五十遍；二百遍时，自是强一百遍。今人所以记不得，说不出，心下若存若亡，皆是不精不熟。"他说得很透彻。学习中医，需要背诵熟习的东西一定要背诵，这是帮助联系内容，帮助理解，帮助系统记忆的较好的方法，也是学习中医的传统方法之一，到今天仍然是一种可取的学习方法。

五、日积月累精深广博

要使我们知识丰富，今后能在实际工作中运用自如，还必须注意学习得深和广，要将有关这门科学的资料，尽可能多看。当然这是一个长期积累的过程。有句古话："泰山不辞抔土，所以成其高，大海不捐细流，所以成其大。"我国古代思想家荀子说："不积跬步，无以至千里；不积小流，无以成江海……"这正是说明不断积累知识使其达到一定深、广度的道理。学习中医，同样是要多看、多读、多临床，才能积累较广博的知识。从古代医学典籍、专论名著，直到现代的新知，都得浏览学习，即使是中医以外的古今有益资料也要随时留心。这对我们做教学工作的人来说，将是格外重要的。做一个好的教师，决不能依靠几本教科书，在课堂上讲一堂课，往往要在课下准备大量的资料，要掌握较为广博的知识。这样，教师本身逐渐充实了，融会贯通了，在教学上也就可以深入浅出了，对教学内容也能分析研究，去粗取精，去伪存真，使之条理化，系统化，教给学生的也不再是生吞活剥的东西。只有这样，教学工作才能得心应手，保证质量。据个人的切身体会，对一个中医学术问题，往往要从中医理论，临床实践，甚至从古代的文、集、经、史，或其他自然科学、哲学等方面去搜集资料，加以深透研讨，才能说明问题。学习、读书、教学、科研，是为了继承、整理、研究、发扬，要做到虚心勤奋，要防止"浅尝辄止"。

六、踏踏实实坚韧不拔

我们在钻研、探讨一个问题时，必须掌握大量资料，要刻苦钻研，力求深入，不要怕难。王国维在《人间词话》里曾经说过，成大事业大学问者，要经过3个境界：第一境界是"昨夜西风凋碧树，独上高楼，望尽天涯路"。第二个境界是"衣带渐宽终不悔，为伊消得人憔悴"。是说为了探索真理，已经忘我，虽然人瘦了，憔悴了，还得深入钻进去。第三个境界是"众里寻他千百度，蓦然回首，那人正在灯火阑珊处"。这是说明历尽艰辛，一旦开朗，终于抓住了事物的本质。我们读书，研究学问，正是要采取这种坚韧不拔、刻苦钻研、踏踏实实、勤勤恳恳的科学态度。任何怕苦、畏难、退缩、急躁、简单或者不切实际的好高骛远的做法，都是不能解决问题的。

七、理论联系实际边学边做

我们学习中医，最根本的原则是理论与实际相结合。只有理论联系实际，这个理论才有用，理论本身才能得到发展。仅有理论没有实践是不行的。中医传统的师带徒的方式，以及现在课堂教学以外的临床实习的安排，都是理论结合实际的方法。做教师的也同样要学中做，做中学，学做统一。

有些人在学习的崎岖道路上，不是靠自己努力向上攀登，而是想让别人抬着走；遇到稍难懂一点的问题，自己不肯动脑筋思索，而光靠别人给予现成答案，这样是很难得到知识财富的。须知知识财富这东西，不经过自己的辛勤劳动，就不能成为自己的东西。

学问是世界上最老老实实、最实实在在的东西，来不得半点虚假。不仅青年一代要努力学习、刻苦读书，即使像我们这些多长几岁的教别人的人同样不能例外。"做到老，学到老，学到老，学不了"。可见任何人都不能稍有自满。"虚心使人进步"，谁又能否定这一真理呢？

学习不是个人的事，努力学习，刻苦钻研，更不是个人主义。我们要为人类服务，要做一名合格的医务工作者，不仅要努力工作。同时，要努力学习，刻苦钻研。只有这样，才能为人类作出更大的贡献。

千里之行，始于足下

常有人来谈论如何学医，我只是概括地说：学医和学习其他学科一样，总是要逐渐积累知识；也像去某一目的地一样，渐渐的去接近它，最后到达预期的目标。这就是中国一句古话所说的，"千里之行，始于足下"。我的学医历程是：

一、家传师授渐步入医林

我生于一个世医家庭，父亲何公旦从儒而医。他为人善良、正直、博学多才，既精于医，又擅诗词，工书画，且乐于接受科学新知，治病博采众长，屡起沉疴。并且对子女经常教导说："做医生要有一颗赤心，道德品行要高，学识要渊博。"所以从幼小就孕育这种作医生的要求。从上小学之前就读了很多古文、诗、词、笔记，当然看得最多的还是《本草备要》、《药性赋》等医书，看不懂就问。以后在上学校的同时，在家自学《内经知要》、《伤寒论》、《金匮要略》，特别听父亲讲历代医家的教导，如《千金方》之"论大医习业"、"论大医精诚"等文章使我十分佩服。对张仲景在《伤寒论·序》中"感往昔之沦丧，伤横夭之莫救"，则更使我以高尚的医德，献身于中医事业。1937 年我到上海考入了上海新中国医学院。当时因战乱而家庭已迁到浙南，离上海千里，而且邮信难通，经济困难。我孑然一身租住里弄中一间几平米的亭子间中，生活艰苦，但并没因此而动摇学医的信心。每日除上课以外，规定必须自学若干小时，读自备的参考书，或去图书馆查阅资料，并抽时去老师处请教。休假期日，就到学院老师处临诊侍诊，学习老师经验。在这"三更灯火五更鸡"的艰苦学习生活中，从上课的全面系统吸收，加上繁重的自学，使自己在中医的理论以及诊治疾病的方法，有一个全面的了解，并打下了较为扎实的中医学基础。当时的上海是所谓"十里洋场"，而那些纸醉金迷的世界，与我穷学生是无缘的。毕业以后，返回浙南家里，当时第二次世界大战期间，浙南虽在后方，但各种烈性传染病如天花、鼠疫、恶性疟疾、肠伤寒等时有流行，而肺结核更是威胁着生活苦难的百姓。我这个刚出校门的青年医生就是在这些病人中经受严峻考验，每天日夜奔波，沉着应诊。每治愈一个重病人，虽然辛苦，但心里的高兴是足以补偿疲劳的。这段时间中，充实了很多实际操作技能。在忙于诊务之外，还抓紧自学，研读中医古籍及各家著述，一面温故知新，一面扩充所学。从抗日战争后期起，我已将自己学习所得，编写成《实用中医学》（1~3 集）及《中医内科学》、《中医外科学》、《医札便览》等多种著述，办起了杭州中国医学函授社，招函授学生。

二、培养后代，也充实提高自己

遍布在全国各地的函授学员，不断寄来各科作业及询问难题，我几乎在诊务之外的全部时间都是为函授学生作传道、授业、解惑的工作。查资料、改卷子离不开书籍和经验，因而在培养学生的同时也是不断温习各科专业知识，也不断总结临诊体会，从而不断充实自己。

新中国成立以后，我负责浙江省中医进修学校的工作，不久又承担了筹建浙江中医学院的工作。而当时建校之初师资缺少，我不得不亲自兼任多种中医学科的教课任务。有些课程还得从无到有制订教课计划、教学大纲、编写教材，从中摸索出规律。学院建院后，我担任院长，但没有减少教学授课工作，亲自讲课、听课、批改作业、带学生实习。前后教授的课程有近十门，如《中医诊断学》，《中医各家学说》，《伤寒论》，《中药学》，《方剂学》，《中医内科学》，《中医妇科学》以及《金匮要略》等。而每上一堂课，都认真备课。这些培育中医后辈的工作，既是有益于学生，也使得自己温故知新，不断充实，不断提高。而认真的高质量的授课，学生是十分欢迎的，从一位毕业生送来的一首律诗中可以看得出来："南阳经术蔚人师，今得先生实继之。字字切磋心若发，条条剖释义如丝。岂惟引证多成例，且复穷根直指疵。能溯渊源归一辙，医林长养盛师资。"

三、治学方法，应注意五宜三忌

从事中医工作，从学医到今天，历经五十余寒暑，对治学则颇有体会。参照古今治学法，有宜有忌，缕述如下：

1. 宜坚实基础　对中医重要典籍文献，如《内经》、《难经》、《伤寒论》、《金匮要略》乃至各家著作，先浏览，再是较好地领会其实质内容，专心致志，使之融会贯通，打好基础。

2. 宜博采精思　汉代大医学家张仲景主张"勤求古训，博采众方"，而切实做到并写成巨著《伤寒杂病论》。清代大考据家戴东原也是以精思善问闻名于世。研学中医也应既博采，又精思。

3. 宜熟读背诵　我国传统的学习方法叫做"三到"，即心到、口到、眼到。学文、学医、学手艺以三到为易记忆、收效快的好方法。熟读背诵了较多医书、重要规律、治则、方剂等，遇到临诊、写作、授课，理、法、方、药就能涌现于脑海，驰骋于腕底。

4. 宜兼及他学　对研究一个中医学术问题，往往要从理论、实践，甚至从文、集、经、史或其他学科等去搜集探索。比如以药物的知识来说，从饮片、形物、加工、炮制等都要有所了解。又比如对中医典籍的研究，还要懂一些版本正讹的辨别方法，兼及他学有益治学。

5. 宜珍惜寸阴　自古的大名医，都是珍惜光阴的。"生命等于时间"，只有孜孜不倦，珍惜一切可以利用的时间，锲而不舍的钻研、实践，才能对医学作出贡献。

上面讲治学方法的五宜，下面讲有碍治学的三忌：

1. 忌道听途说 唐·孙思邈说："学者必须博极医源，精勤不倦，不得道听途说，而言医道已了，深自误哉。"比如曾有人看到别人用某法、某药治好疾病，不曾弄清实质情况，如对象为何、如何辨证等，道听途说，生搬硬套，必无效果。

2. 忌浅尝辄止 对一门学问、一本书籍，要有一定的基本理解，不能一知半解。治学要踏实，坚韧。浅尝辄止的原因，一是对治学缺乏决心、恒心，懒散随便；二是自以为所知已多，盲目自满。古语说："学然后知不足。"懒散随便、浅尝辄止是治学之大忌。

3. 忌贪多务得 我们提倡博采各家学说兼及医学以外知识，是指长久积累的治学方法，而贪多务得是一时企望学得很多，走马看花，不深不透。因为知识要随时抓，材料要平时积。要读通一部书的内容，有渐进过程，应当逐本的读深读透，切忌贪多务得。

四、千里之行，始于足下

一千里的行程，是由脚下第一步开始的。学医从家学、校学、临诊等一步一步提高、熟练，其过程是由少而多，逐渐积累起来的。

《老子》说："合抱之木，生于毫末；九层之台，起于累土；千里之行，始于足下。"归根到底，就指出了要踏踏实实，一点一滴的积累、成长。治学就是这样，不可能有什么其他方法可以代替。白居易《座右铭》说："千里始足下，高山起微尘，吾道亦如此，行之贵日新。"

我沿着我们伟大祖先历来教导的传统的优良治学方法，深感受益甚深。对我们自己的学术思想及对中医药学学术理论总体上应有定评。当然，具体做法是先以几部重要中医典籍为根本，基础打扎实。次及历代各家诸说，特别是金、元学派，宋则以当时国家编集的《局方》等为主。明清以来的时病学说均需探索其实质要领，摸索其规律。借鉴前人特别是清代中叶至现代医人之医籍（医案）作平时参考。在以上学习步骤的基础上，最重要的是作亲自接触病人的工作。学医，不但要读书多，更要临诊多。古今良医都是学习深、临诊多，渐次达到技术精良。正所谓："古今良医老愈精。"

纵一苇之所如，凌万顷之茫然

《杏苑琐忆》从 1987 年 12 月份开始，到 1993 年底，已连载了整整五年多，原拟辍笔，承蒙学报编辑部厚爱邀约，1994 年还要我续写。因思明窗万卷，午夜一灯，兴会所至，可漫笔琐记。虽已古稀有加之年，但久为管城所役，亦不以为苦耳。

读过宋代大文学家苏东坡《前赤壁赋》的人，都为苏公月夜泛舟美丽的描写而神往。他写的"纵一苇之所如，凌万顷之茫然"是说："我将任凭这一叶小船，让它在所能到的处所，于这宽阔的江面上遨游。"由此使我联想到我们的读书学习，也像驾小舟一样，凡是能到之处，就在这浩瀚的知识大海中游行，不断进入新的境界，得到新的感受。以苏公这两句名言比作自己开阔眼界，读书实践的鼓励，在学术领域里，作为不断充实，不断提高自己的动力。

"凌万顷之茫然"说明学知识是没有量限的。这就是人们常说的那句老话"学海无涯苦作舟"，"苦，就是发奋勤学，以读书使变苦为乐"。循序渐进，虚怀若谷，谦恭切磋，相互促进，学用结合，持之以恒。勤学苦读是不受年龄、天资限制的。所谓"少而好学，如日出之阳；壮而好学，如日中之光；老而好学，如秉烛之明"。

"学海无涯"是说知识领域的无限广阔。就医生来说，对古今中外的知识能学到更多就更有助于专业水平的深和广。比如说继承祖国医学，我国是一个具有五千年文化的大国。继承发掘祖国医学，也像继承发掘其他文化遗产一样，有一个"取其精华，弃其糟粕"的问题，这是应当遵守的原则。然而，要真正做到去粗存精，去伪存真，却不是那么容易。大自然里还有很多未被我们认识的东西，有不少疑团同样存在于人们的思考之中。认识事物往往有多次反复，过去认为是定律的东西，亦常常会被新的理论所推翻或补充，而从前不屑一顾的理论却又重新被搬进科学宝库之中，像这样昨是而今非的或昨非而今是的情况，在科学的征途上是屡见不鲜的。毋庸置疑，判断正确与错误，精华与糟粕的关键，当然是实践的检验。记得我五十多年前在医学院读书时，听老师讲课，否定了很多中医学的内容，但时隔半个多世纪，现在有些内容却被中外科学家重新捡回来，有的还成了新的发明或创造。由此可见对中医学中很多问题，目前科学水平也许还认识不了或认识不完全，乃至无法理解。解释不通的东西，在读书求知中，必须十分慎重对待，轻率排斥是不科学的。

当然，人们在学习探求传统医学时，亦应"凌万顷之茫然"。倘只诵《内经》恐亦只重在中医生理、病理和基本理论。至仲景书，则另辟蹊径，察证候，少言病理。立方剂不言药性，绝少主观推理，多从客观立论，其朴质实际，实乃科学态度。故人们千百年来以之作为去疾之利器。但专执古方亦有不足，可能泛应曲当，故当广而求之。如隋、唐医籍，多质朴实用，其方投之得当，如桴应鼓。再后世各家，各有其长，各有其短。或觉其局限，用之临床，效失参半；或则琐细冗弱等等。总在多探求，多摸索，多温习，可以重新获得新知。

再说，人们生活水平之提高，科学常识之普及，医生也必须不断充实自己，更新知识，提高水平。中医急诊工作的开展，和中西医结合工作的深入中，经常可以遇到大症、重症、疑难杂症，虽经多方治疗而少效，而病人或家属恳切要求中医诊治者颇不乏人。这就使得中医们从中医的诊断角度观察，中西医配合，互为参证，然后就其证象，分析出病因病机，新病痼疾，原发病及临床表现，一一理清，然后辨证，确定中医治疗原则，找出最有利于病人，最有效果的方法，以认真负责的态度对待，治疗效果必然是满意的。当然对目前的各种科学检测方法、结果、资料，大致也应有所了解，可以阅资料，可以向懂行者请教，以补我之不足。在这日新月异的时代，就要不放松的探索。

更有需重视者，即我中医本身素质之提高，医德之发扬，必不可少。医德医风之好坏，直接关系着病人的健康、生死。医生洁身律己，热忱负责，专业上的精益求精，以高尚的医德，尽量减少病人痛苦乃至减少病人经济负担，应是义不容辞之举。至于同业间互尊互敬，更是共同进步之重要手段。

当今盛世，学习条件好，师友多，资料丰富易得，信息传播又快，学习工具又多。抓住一切学习时机，利用一切有利条件学习。抓住一切可能机会实践，使自己专业水平日日提高，不断更新。那时就能体会到一苇之舟，在开阔的万顷江波中，深刻感受了。

学然后知不足

学，然后知不足，是老生常谈。它出自《礼记·学记》。原文说："是故学，然后知不足；教，然后知困。知不足，然后能自反也；知困然后能自强也。故曰教学相长也。"自古学也好，教也好，历代文人之有见识者，多以此语作为自反，自强的动力（"自反"是返躬自问之意）。

一、戒自满，知不足

清·袁枚《随园诗话》说："学，然后知不足。"张月楼自谶云："自家漫诩便便腹，开卷方知未读书。最羡两堤杨柳树，看他越老越心虚。"张月楼这首诗，明白无误地道出了读书人读了一些书，自己觉得学问已不差，满腹经纶，颇有自满自得之感。当他一旦读到了从未见过，从未读过的书，才觉得腹中并不是已经很充实了。经此返躬自问，悟出了学习读书切忌自满。尽管年龄渐老了，见识、知识不用说也确实渐渐丰富，但是毕竟还有未学到的东西，应该虚心，力戒自满。年龄老，并不因而不要学。要像堤柳一样，越老越心虚才对。我们医生同样如此。曾听人告诉我这样一件事："在某次研究中医各种急症备用方时，有人提出除了从《千金》、《外台》、《圣惠方》等大著中探索资料外，还可以从《内翰良方》、《韩氏医通》、《加减灵秘方》等小型书中求索一些验效方时，有人就不知道从何处去找这种资料。当指出可从《六醴斋医书》中去找时，对如此常见之书，竟有不知此书为何物者。从这件事中，说明我辈力戒自满的重要。"

由于自满，而觉得自己知识已足，这会妨碍自身知识的充实与完善。说实在的，从医生来说，知识不足几乎是所有人都存在的，我们高年资老一辈也不例外，问题是有没有"自反"。一般说是中不通西，是西不通中。有中也学西，有西也学中的。是否都足了呢？也不敢说。真正学贯中西，博古通今的，毕竟是少之又少。一种是患有中国历史文化"贫血症"的人恐怕不少；另一种是只知道一些故纸堆，而对新知毫无了解的也不乏人。至于对自己的专业，蜻蜓点水，东张西望，过门不入室的在所难免。要改变这些情况，惟一的办法，首先是力戒自满。要看到这是不适应新时代的。明白了这点，就会去寻求和进行完善和充实知识的工作了。

二、多读书，多实践

有一副传诵已久的楹联。它说："书中乾坤大，笔下天地宽。"原来是说读书多了，见闻广阔，知识渊博，晓得的东西也多，世界上的事物在书中均可得到。因此做起事来，写起文章来，也不至于鼠目寸光，局限一处。而可以化得开、讲得透、涉及广，似乎天地也宽阔了。当然，就现代来说，这个"书"字，不但包含了书本、报刊、图影，而且也包含了现代的其他可以汲取、阅读的工具。录音、录像等等多种知识资料在内。

多读书，不在乎一时，而是在于不断的多读。总的来说是开卷有益。凡是自己本专业的书要看要读，不属自己专业的书，也要看要浏览。古人说："读书破万卷。"有一位篆刻家送我一枚石章，词曰："好书万卷读非多。"边款云："读书破万卷，不知是好书是坏书，故此词不够全面。何老以为然否？"当然，此翁所说是全面了。故而我曾书写了"好书万卷读非多"的小直幅多张，分赠来索的友人。

多实践，这既是可以检验我们从各方面学到的知识是否真实确切，同时也可以从实践中得到锻炼，得到提高乃至有新的见解，可以创新。任何事物，都要亲自做一做才行。古人说："纸上得来终觉浅，须知此事要躬行。"从古到今都如此。中医同道中很多人的成就，不仅是从书本中来，多数是从实践中得来的，可见实践的重要。比如书中所谈"辨证论治"，你没有实践，怎么也说不深刻。亲自一做，就渐渐有所领悟，得到体会，渐渐的辨证就准确，论治就得当。既而在一般辨证论治的基础上，还可与自然界变化。患病时间等因素逐渐联系。再比如西医，现在有各种先进的检验仪器，但光靠仪器，医生本人的观察实践是否应该丢掉呢？我没有过多发言权。去年在一次中型会议上，有一位西医钱老专家，曾慷慨激昂地呼吁说："现在医院中的医生（当然他是指西医）都不用听诊器了，光是看化验单，报告单，这怎么行。"我想此老的话是有一定道理的。这是老辈对后辈的爱护，强调对病人直觉的实践。西医生如果离开了先进仪器，又不曾实践过听诊器使用经验，面对病人，不也是无法可施了么？

三、崇炎黄　讲气节

炎黄子孙，应讲民族气节。这也存在一个"不足"的方面。现在国家倡导的祭黄帝陵、祭大禹陵等活动，就是振兴中华民族的优秀文化传统、五千年文明史的辉煌。这方面认识上的不足，更要及时完善，也是最为重要的。

就中医来说，《黄帝内经》、《神农本经》就是以轩辕氏、神农氏（黄帝、炎帝）命名的巨著，它有着历代炎黄子孙不断丰富创造的内涵。

有人以钦仰憧憬之心去国外，寻求发挥。这当然无可厚非。古人说："读万卷书，行万里路。"原也是学知识、广见闻、开眼界的途径之一。但学成之后，其归宿应该是自己的祖国。

我们生在这样一个伟大的时代，工作和活动在我们前人洒遍血汗的广袤土地上。我们一时一刻也不应该感觉自满。特别是我们做教师的，知识面要广，实践要多。至于年轻朋友，要力争向"博古通今"这个目标奋进，以适应时代的要求，力争要超过老一辈，超过自己的老师。要不断地学，学得更好；不断地做，做得更好。以期无愧于古人，亦无愧于后人。

口咏其言心惟其义

平时与师友、徒生谈及中医、中医学术者，常就学习中医、探讨中医、中医前景发展等议论问答。余对此之见解，大约言之。

（一）易学难精话中医

有说："中医比西医难学，你如何说'易学'？"答曰："'易学'者，指知之一般。有诵汤头歌，药性赋，练熟若干名家方，记熟脉诀，亦可以悬壶治病。何难之有！古医人有以此等方法来学医行医者确实并不乏人。即就现而论，学校结业，家传师授，自学成才多途径培养之中医后秀亦不少。亦均治病应诊，为人民服务，故曰易学。"

"难精"者，乃指"做到老，学到老，学到老，学不了"。"学不了"的也就是这门中医学。我古稀之年，行医半世纪，不敢言已精，实是一般而已。

精者，重病、大病能挽狂澜于既倒。我用二三十剂、五六十剂能治的难症，他能用三五剂即起沉疴。这"精"字是不那么容易承担的。历代医界各方精论，运用千万遍，其效显著者，是医界之"精品"。据说近贤某名医治外国患者输卵管阻塞，用《素问》四乌鲗骨一藘茹丸而获效。如果他不是精通整篇《腹中论》以及有关的学问，并深刻理解，是万万难以做到的，这确是"精"。要达到精是难的，但要力争。中医学术的精，要以中医学理论特色指导才能真正体现。中医学之任何研究，必须在中医理论特色指导下，才最有可能揭示规律，取得建树，才能称得上精。

（二）束书不观游谈无根

苏东坡说："束书不观，游谈无根。"意思是说将书籍搁置不去读它，那么游谈叙事就没有根据。做医生也是如此。我曾于某地听甲医指议乙医处方曰："这是什么方子？又是麦冬，又是桂枝，又是干姜，又是阿胶，又是麻仁，又是人参，杂七杂八。"余索方审视之，乙医方乃治脉结代，心动悸之炙甘草汤也。孙思邈说："学者必须博极医源，精勤不倦，不得道听途说，而言医道已了，深自误也。"若甲医者即有所浅缺了，就有些"束书不观，游谈无根"了。余常以此例子劝教后来诸君，对应读的中医书籍，要读，要有一定的基本理解，然后深入探索，不可浮光掠影。治学若缺乏决心，没有恒心，懒散随便，或盲目自满，就会"开口动手便错"。甲医就是很典型的例子。

"学然后知不足"，越学才觉得自己不够。我中华文明古国，传统的学习方法是"心到，眼到，口到"。学文、学医，乃至学手艺，无不以此为收效速、易记忆的好方法。韩愈说："手披目视，口咏其言，心惟其义。"意即在读书时，一面手翻书页，眼看口诵，一面心中思考或是动手札记。久而久之，基本功就渐渐坚实了。

（三）不信人间有古今

宋人有首诗说："旧学商量加邃密，新知培养能深沉，却愁说到无言处，不信人间有古今。"它的大意是说：已经得到的知识经过互相讨论、商酌，就更能精邃深远，对于新的知识就更加深刻沉实，当探索到难于用言语表达的精微之处，那么可以相信，今古学者的领略，其精神可以相通，就没有什么区别，其认识也归于一致。中医学术是一门独立存在数千年的学科，有其精深的理论和实践的主体内容。历代既有诸子蜂起，百家争鸣，也都有不断的精辟发现和提高。当今仍在不断互相促进，不断提高。例如针灸经穴的厘定统一，中药四性可用元素定量，中医中药对肿瘤、中风等的显著治效，等等，数十百种科研实践得到一致认识，肯定其学术内容与价值，就可以说明。

就中医本身而言，要继承发扬，要按中医本身的规律去发展它，不能离开这一点。否则只抓住了一病一方一药，那必然渐渐离开了中医本身理论规律的特色，就不成其为一门独立学科了。

略谈善于治学和精于临床

去年深秋，第三届国际传统医药大会在北京召开。我有幸应邀作为大会学术委员会学术顾问，不仅为会议的《传统医药与人类健康》巨著题了词，还聆听了重要学术论文。其中大会主题演讲第 1 篇《中国中医名医战略》为国家中医药管理局李振吉同志所作。这篇文章指出"当前，为大力培养优秀中医临床人才，造就新一代名医而大声疾呼。积极创造有利于新一代名医涌现的环境与条件，应是我们的一项重要任务。"文章从名医的定义、名医的贡献、名医的可贵之处等等阐述造就名医的内外两方面的条件。文章指出了培养中医临床人才，必须抓好两个必要环节：熟读经典和临床实践；两个重要环节：名师指点和研修提高。这是站在战略高度来看中医事业的形势、人才培养的迫切性。我想，有关中医机构理应按照这一战略要求，创造培养新一代名医的外部条件。而作为年轻一代的中医应该为自己尽快成为名医而努力。"熟读经典"是一个善于治学的问题，"临床实践"是提高疗效的问题，现分别略述之。

1　善于治学

我早年曾写过较多有关治学的文章，我之所以要反复谈这方面，除了要明确学习目的、培养高尚的道德情操外，还必须要立下决心、树立恒心。我的体会是，要做好学问，首先要有好的心态，即宁静、心平、气和、宽怀，这点十分重要。我从幼年到青年曾熟读过一篇《四时读书乐》，这是治学之先应有个好心境的典范，据说是朱熹的作品，由四首七律诗组成，全诗曰："山光照槛水绕廊，舞云归咏春风香。好鸟枝头亦朋友，落花水面皆文章。磋跎莫遣韶光老，人生唯有读书好。读书之乐乐何如，绿满窗前草不除。修竹压詹桑四围，小墙幽敞明朱晖。书长吟罢蝉鸣树，夜深烬落萤人筛。北窗高卧羲皇侣，只因素稳读书趣。读书之乐乐无穷，瑶琴一曲来熏风。昨夜庭前叶有声，篱豆花开蟋蟀鸣，不觉霜意满林薄，小窗分与读书灯。近床赖有短檠在，到此读书功更倍。读书之乐乐陶陶，起弄明月霜天高。木落水尽千岩枯，迥然吾亦见真吾。坐对韦编灯动壁，高歌夜半雪压庐。地炉茶鼎烹活火，四壁图书中有我。读书之乐何处寻，数点梅花天地心。"这四首律诗把春、夏、秋、冬四时不同环境和读书的人融合在一起。读书做学问做到"乐何如"、"乐无穷"、"乐陶陶"等有这样的好心态去读书做学问，就会收到意想不到的非凡效果。在治学时有一个好心情之外，还得注意治学方法，即要有坚实学术基础。中医文献《内经》、《伤寒论》、《金匮要略》当然重要，而各家的著作也都要掌握。做到"凡书理于未贯彻者，则昼夜追思，恍惚有悟到援笔而识之。"再深入探讨，在重点学习医学典籍外，还要"博采精思"。正如张仲景当年的"勤求古训，博采众方"那样，不局限于一家之言。广博地采集资料、精细地分析思考是取得治学成果的重要一环。另外，要熟读背诵。中医治学，从古到今，从理论到实践，离不开熟读背诵某些必须背诵的内容。除了基础方面的《汤头歌诀》、《药性赋》之外，《内经知要》是一本便于记忆而实用的书。得空就背上几段，长年累月，就在诵熟的基础上临诊开方，就能驰骋于腕下了。兼及他学。治学中医要做的深透。对一个中医学术问题，往往要从中医理论、临床实践，甚至有关的文、集、经、史或其他自然科学等方面去搜集学习资料，这就了解的全面，而且有助对中医治学与其他治学一样，要孜孜不倦，锲而不舍，一刻也不能放松，一点也不能浪费时光。俗语说"一寸光阴一寸金，寸金难买寸光阴"。这是古今各种人物治学的共同体会。曾有古人自叹："欲自修而年已蹉跎"。意思是想学习读书，但已失时了。可见应该利用一切可以利用的时间，认真读书，认真做学问。

要善于治学，概括起来，其主要一点是要有宁静平和的心态。做学问首先要定下心，展开心扉，以端正向上的精神，做到打好基础、博采众长、宜背宜诵，兼及他学和珍惜一切可以学习的时间。照此而行，治学效果肯定良好。

2　精于临床

中医治病如果疗效不高，将会影响该医生的声誉，也会影响学术的声誉。如何提高疗效，做到"上工十全九"。从长远看，还是要加深中医本身的功底力度，提高中医本身的诊治能力。而且在医疗过程中，要不断充实自己、提高自己、完善自己。如此持之以恒，临床疗效必定日益提高，也就能达到精于临床的目标。

加深中医学术功底，力争达到精深的地步，当然读书要多。历代中医典籍之浩瀚、学说之众、门类之广、道理之深，要"精"确实要下一番功夫。所谓"精"者，重病、大症能做到"挽狂澜于既倒"。所谓"精"，举个实例：有一个病人，男性，50多岁，被汽车碰倒，全身多处受伤，额部破裂，医院抢救4天昏迷不醒，家属来邀诊。见患者头伤已作过外伤处理，腹部曾受撞击，神昏、目闭、唇口颤动、言语不清，腹部按之硬，大便多日未下，小便通而黄赤，气促舌红，脉沉实。乃思《伤寒论》抵挡汤条数证："少腹硬满"、"其人如狂"、"身热"、"其人善忘"、"不大便"、"小便自利"等。而此病人虽非表证传变形成，但其病机为热在下焦、少腹蓄血之抵挡汤证。即处方：䗪虫3g，水蛭3g，生大黄12g，桃仁12g，浓煎喂下。1剂后，大便下，神志已清。续治而愈，家属甚为感激。像此例的疗效显著，所费极微。这样临床诊治是满意的。也可说"精"。另外，假使医生一般治疗用二三十剂、五六十剂才能治好的病，你能以三、五剂立起沉病的，也就是"精"了。说到"精"是经历过"深"的钻研探索，长年累月的充实、提高、再充实、再提高。并非一跳即就的。归根到底，是基本功要扎实，所谓基本功者，并不是学校考卷成绩优秀就是基本功已过关，而是要一辈子反复学习基本功，操练基本功。

历代留给我们如此众多的名方、精论，运用了千万遍，这些效果显著的"精品"十分丰富。只要辨证准确，疗效就显著。要做到"精"，虽然"难"，而且"苦"，但要做这种"难"、"苦"之事。再是对中医学术的任何探讨研究，必须用中医的理论来阐明它，才最有可能揭示规律，取得建树，才能算得上"精"，才有实效。基本功的深浅与临床疗效好坏关系甚大，因为基本功是历代医家的经验体会和实践总结，这其中蕴藏着诊治疾病的法则、规律，是长期考验得出的规范化的功夫。所以基本功深，技术就精，临床疗效就高。

精于临床在学深学精基本功的同时，还要不断实践，即不断临床。中医传统的师带徒方式，以及中医院校的各种实习安排，跟随中医老师临诊、抄方、侍诊都有很好的直观效果。所以跟师见习、实习是理论和实践相结合的原则。只有理论联系实际，这个理论才有用。理论本身才能得到发展。医生在学成以后离开老师独立应诊，就进入更要探索钻研的重要时机。因为更多的是长年累月的自身实践。反映治疗效果的也全在此时。在实践中要辨证精确。对急症、重症、疑难症的诊治，这种难度大，要求高的实践锻炼是最有益的。我相信两句话："医无浅见心才活，病到垂危胆亦粗。"

中医学术的独特理论和实践经验是我国灿烂的传统医学文明的表征，但我们也面临着当代日新月异发展着的自然科学各项成果的吸引。如何利用当前这些外来内容，在继承中医学固有理论精华和宝贵经验前提下，洋为中用地利用现代科学，包括西医学在内的各种成就来发展中医学、充实中医学，是当前我们应该有所思和有所做的。

新一代中医，要成为一代名医，除了善于治学，精于临床外，重视医德，亦是提高中医疗效的另一个因素。每一代人都应该有自己的创业与贡献。做医生，提高疗效是天经地义的事。如果思想上重视自己的价值，你就得给社会创造价值。要排除社会上某些干扰医生高尚职业的形形色色的思想影响和行为，以医生应有的道德行为铸造自己的形象，这应该也是提高临床疗效的一个方面。

即将成为名医和已经是名医的同行们，我认为我们在各方面低调些，再低调些，这是一种素质的修养，也是气质形象的铸造，一种以诚相交、以信相守的温文尔雅，加上切实认真的诊治操作，显著的疗效，这就是一位名副其实的名医。

中医的中华传统文化底蕴之积淀

中医药学是中华民族宝贵文化遗产的重要组成部分。数千年来，中医药以其系统的理论体系，显著的临床疗效，浓郁的民族特色，成为人类医药宝库中的巨大财富，为中华民族的繁衍昌盛作出了巨大贡献，也对人类健康事业和世界文明产生了积极的影响。回顾一下我们中医队伍，目前八九十岁高龄的老中医，虽已寥若晨星，但他们从上个世纪行医至今，虽是中医，但多是从中华传统文化中跋涉过来，文化积淀一般多较深。现时六七十岁的老中医，因为种种原因，其中很多是自己阅读、钻研中华传统文化的。至于今日青年中医，朝气蓬勃，外文、电脑等等是时代的需要，学习新东西多，相对的，对中华传统文化就常常显得照顾不及。

1 现在出现的一些重视中华传统文化的可喜现象

"记者发现，在教育部'全日制义务教育语文新课程标准'推荐的书目里，《三字经》、《百家姓》等也赫然在列。新修订版《三字经》由人民教育出版社出版发行，并以选修课的形式在全国许多中小学推广。由中国关心下一代工作委员会批准实施的一项世纪性文化基础工程——中华传统文化诵读工程，面向学校在全国开展丰富多彩的传统文化美文诵读活动，《三字经》、《百家姓》、《弟子规》等都被列为'诵读教材'（《人民日报》2011 年 2 月18 日第 17 版文教周刊）。"目前全国有很多省市在中小学等语文教材中加入了一些中华民族传统文化的内容，当然各地的具体做法并不完全相同。

"（2010 年）12 月 28 日，全国 400 余名中医药专家、学者、优秀中医青年代表在上海举办的 2010 年全国中医青年发展高峰论坛上形成了《全国中医青年发展上海共识》。共识提出，中医青年的发展应着眼于文化底蕴的积淀，加强中华传统文化教育，掌握中华传统文化的精神与内涵（《中国中医药报》2010年12月29日第1版）。"

2 中华民族传统文化是什么

中国这样一个有五千年历史的文明古国，从天时、地理到人文、社会等都可以反映出中华传统文化的内容。我认为，能够反映比较全面的中华传统文化的是古代文献典籍。浩瀚如海的中华典籍，是世界文明史上最博大宏丰的宝藏之一，而影响最为深远的首推被称为"千年巨制，文化渊薮"的《四库全书》。《四库全书》始编于清乾隆38年（公元1773年），成书于乾隆52年（公元1787年），历经15年，共收集上起夏、商、周三代，下迄清乾隆年间的历代典籍3461种，共79307卷，约计9亿字。乾隆沿袭唐玄宗前规，选取经、史、子、集四个库房中的"四库"两字，增加"全"字，合成《四库全书》，以示继往开来。"经"，是指儒家经典，也是群籍之首；"史"，是涵盖了从上古到乾隆年间的正史典籍；"子"，是采撷诸子百家的各类书籍；"集"，是各项诗文荟萃。"经"、"史"、"子"、"集"汇集了中国历代所有重要的汉文典籍，包括了中国哲学、历史、文艺、社会、经济、天文、地理、美学、农业、医学，几乎所有学科如社会上常见的书法文化、艺术文化、茶文化等等都能找到其源头和脉宗。

《四库全书》编纂工程浩大，有300名以上的学者、专家和近4000名缮写人员，倾10多年心血铸成。当时没有印刻，只是用手工抄成七部。千人同抄，却如出一人之手。乾隆为这七部手抄全书，分别建成七座楼阁贮藏，即所谓"四部七阁"。"内廷四阁"为北京紫禁城之文渊阁、圆明园之文渊阁、承德避暑山庄的文津阁和盛京的文溯阁，"江南三阁"则为扬州大观堂的文汇阁、杭州圣因寺的文澜阁和镇江金山寺的文宗阁。由于战乱摧残，其中三部藏本已散佚损毁，现仅存文津阁、文澜阁、文溯阁、文渊阁四套，分别收藏于北京图书馆、浙江博物馆、甘肃省图书馆、台北的故宫博物馆。《四库全书》是中华传统文化的博大精深在典籍中的反映。

《四库全书》包含了中华文化最重要、最精华的内容，但由于规模过大，卷帙繁多，当时编成之后，亦少为世人所能见。现在线装书局有了"精编本"，使这部巨典为寻常百姓可以看到、学到。这是一个不可丧失的机会，我于若干年前购得一部。它根据《四库全书》删繁就简，易看易读。它列出的内容是：卷一"经部"，四书篇《大学》、《中庸》、《论语》、《孟子》，五经篇《诗经》、《尚书》、《礼记》、《周易》、《春秋·左传》；卷二"史部"，先秦篇《国语》、《国策》、《晏子春秋》，纪志篇《史记》、《资治通鉴》，理论篇《史通》；卷三"子部"，诸子百家篇《荀子》、《老子》、《庄子》、《墨子》、《韩非子》，治国为政篇《商君传》、《管子》，统兵治军篇《孙子兵法》、《三十六计》、《孙膑兵法》，故事杂谈篇《搜神记》、《世说新语》、《菜根谭》、《小窗幽记》；卷四"集部"，先秦文学篇《楚辞》，传世文章篇《李斯》、《晁错》、《宋玉》、《诸葛亮》、《曹植》、《王羲之》、《陶渊明》、《王勃》、《刘禹锡》、《杜牧》、《韩愈》、《柳宗元》、《范仲淹》、《欧阳修》、《苏轼》、《苏辙》、《王安石》、《归有光》、《黄宗羲》、《姚鼐》、《袁牧》，杂剧戏曲篇《关汉卿》、《马致远》、《白朴》、《郑光祖》、《高明》，经典诗词篇《民间古诗》、《乐府民歌》、《两汉魏晋》、《唐宋诗词》。

除此之外，我国千百年来民间老百姓的启蒙读物也不少。有的内容虽不为典籍所收集，但广泛流传在民间的如《三字经》、《百家姓》、《千字文》、《弟子规》、《幼学琼林》、《神童诗》、《朱子家训》、《千家诗》、《唐诗三百首》等，也多被推崇。

旧时宫廷组编的巨著也好，民间推崇的读物也好，有一个共同之处，就是都讲一些做人的道理，也就是传统的儒家思想。我认为"儒"，它的核心思想是一个"仁"字。过去老一辈医生都认为"儒医"是正统的医生，他是"仁心仁术"的代表，也就是这个道理。医生有一个"仁"字在心中，他的医德、医术、医风也不可能不正。医生之所以要不断积淀中华传统文化，也就是希望了解祖先留给我们的正当的作人道理。有了这个基础，我们就可以古为今用地做好工作，服务人民，贡献社会，报效国家。当然，古代的一些道理，我们应有一定的分辨能力，择善而从，其不善者不从。了解它，学习它，对我们自身素质的提高并无危害。

3 了解、学习、充实中华传统文化，渐渐地积淀

上节提到中华传统文化的一些典籍内容，可能还不全面，因为除了文字典籍以外，人文、社会等各个方面都可以探索出中华传统文化的踪迹，只要留心，多能学到。更何况现在社会上，报刊、书籍、网络、传媒，随时都可以找到传统文化的各种信息内容，为我所学用。当然不是一下子得到，而是随时积累，关键是我们要主动去求。《孟子·尽心》说："求则得之，舍则失之。"首先是主动去求，才能得到。

现在社会上已经有学习中华传统文化的一抹春风，中小学有了课外读诵之资料。但随即也出现了两种不同的意见，一种是看原书原文，一种是提倡读所谓的"洁本"。所谓"洁本"，就是先由某些人将原文"取其精华，去其糟粕"。这个原则人们十分熟悉，看上去也很正确。但这个原则的前提是有人来"取"，有人来"去"。首先是谁有能力来"取"和"去"？揆之于历史，对于传统似乎都是采取这一原则。以《三字经》、《弟子规》等传统蒙学教材成为经典读物，被人们广泛传诵，已经证明了它们就是精华。当然，这样的精华并不是某个人或者某个机构自负的遴选、确定、告诉世人的，他们是在漫长的时间过程中，由无数父母、孩子、老师自发选择出来的。让学习者学习原本，即使文中的"错误"和"糟粕"，也要让学生读了之后有所领悟。再说，我们所崇敬的无数革命先烈们，他们为我们，为人类做出了伟大的贡献，他们所处的时代都是受旧时的教育，他们的教科书，难道已有人给他"洁本"了么，肯定没有，但他们却都有了正确的世界观、人生观，为后人做了榜样。

我们学习、温习中华传统文化，应采取一点一点地积累，不可能一下子全部拿来。退一步说，先是略知一二，起步以后，不断地，一日日、一年年地学。我们要对什么是中华传统文化有一个全面的印象，先学"经"也可，先学"史"也好。古人说："沧海不捐细流，可以成其大。"大学问家都是靠日积月累，点点滴滴，所谓"聚沙成塔"、"集腋成裘"。只要不停顿地寻找，不停顿地走，一定会积淀深厚的。还是那句老话，"莫嫌海角天涯远，但肯摇鞭有到时"。

最后还要讲一下，今天向我们中医同业们谈了对中华传统文化的积淀，这是按照目前某些现状说的，目的是使我们某些不足的地方得到充实，而并不是视为"终点"。在科学发展观的视野下，我们中医学、中医工作者既要坚持自身传统，和中华传统文化融会起来，同时也要大胆吸收现代医学和现代科学之优点长处，汲取新知，使我们既有传统，又有现代，为社会创新贡献才智。

学海无涯话读书

近半年来，我接待了多次各地采访组的采访。虽然他们来自不同的单位，但一个共同的话题是，都要我介绍些我本人学习和成才的方法与经验。其中有一位媒体的同志还问我"现在的高等学府是否培养得出'大师'"，当时我承诺我将写一篇文章具体谈之，今后交流。

在多次的接待中，我的看法都是一致的。我认为在大环境有利的前提下，主要是靠自己的努力。下面是我个人从少年、中年到老年，学习、读书的具体情况。

我幼年时家里大厅上有一副黑底金字大对联，上联是"醴泉无源，芝草无根，人贵自立"，下联是"流水不腐，户枢不蠹，民生在勤"。从这副对联的内容里，使我自幼年起，就知道做人是靠自己的。就像甘泉、像灵芝那样靠自己，人靠自己努力读书、用功。做事要勤快，用脑用手也要像流动的活水，不停滞，应做的事要不断去做，像门户的枢轴不断开启、闭合。

传统的"悬梁刺股"、"囊萤夜读"等故事，都成了幼年的我自学苦读的精神榜样。不停的背诵书籍、吟咏诗词，使我逐渐有了较多累积的各种书籍的内容。背诵吟咏是重要的记忆方法，一般背诵吟咏过的东西是很久很久不会忘记的。

回顾一下我从幼年起到进小学、中学，直到抗战避难离开杭州止，我除了学校的功课以外，自己还主动找书读，各方面的书，特别是我国传统文化的各种书，累计所读课外书，其总体远比学校多年读的书要多得多。先说说我家在杭州被日寇侵华战争所毁的老屋大书房的情况。像所谓的"书香人家"情况一样，所有的书架、书橱都是满满的。还有加着铜锁的大书箱，是祖辈的文字底稿，后辈不去触动。还有各种线装书，包括"经"、"史"、"子"、"集"大量成套满函的，一般也不去动它，只是父辈常翻的如《史记》、《战国策》、《资治通鉴》等放在书桌上的，也常去翻看，了解些历史故事。除了这类书之外，就是大量的线装中医书以及全套的《皇汉医学丛书》、汤尔和翻译的西医书以及解剖学、生理学等，还有什么《贺氏疗学》等西医书。此外，还有家长为我们儿辈订购的商务印书馆新出的全套《万有文库》等几橱，还有家里常年订阅的《东方杂志》、《旅行杂志》及儿童读物《小朋友》、《少年》、《儿童诗史》等等。各类的诗词集，笔记小说，如什么《神驱鬼藏录》、《两般秋雨庵随笔》、《阅微草堂笔记》，还有《花月痕》、《歧路灯》、《官场现形记》、《老残游记》、《儒林外史》……光是《红楼梦》就有线装的、平装的多种，还有《续红楼梦》、《红楼圆梦》等。《水浒》之外，还有续书。此外早年林琴南译的文言文欧美名著全套，日本的《源氏物语》、《空谷幽兰》，以及当时新购进的《高老头》、《查泰来夫人的情人》、《茶花女》、《鲁宾逊漂流记》、《福尔摩斯探案》、《十五少年漂洋记》等等，可说是什么书都有。我们青少年时，上学回来做好功课，或遇到星期日、寒暑假期，都喜欢进大书房里，先找好几本想看的书，拉一张藤椅坐下，拉下电灯，一看就是半天。等别人来找，才去吃饭。当时这种看书，也是根据自己的喜爱。首先是诗词，从《千家诗》、《唐诗三百首》、《唐诗别裁》、《清诗别裁》、《晏殊词》、《柳永词》、《李后主词》等，这是我父亲从我幼年时就指点叫我背诵的。再是我寒暑假在他诊室侍诊时叫背的《药性赋》、《汤头歌诀》，还有《麻疹集成》（是一本诗词体裁的麻痘书）、《医宗金鉴》（四言体裁），也都背诵一些。另外就是看小说、闲书、笔记，尽量地挑拣自己喜欢的图书，一本一本看。总之，钻书房，找书看，当时并不是"苦"事，而是我乐意的高兴事。就这样，看书也就成了我生活中不可缺少的大事，自然而然形成一生的习惯，到老不变。青少年时如此，中年时医疗、教学、事务再忙，也不时地走入书店，不断购读新出的书或书架上陈列的我喜爱的书，长年累月就是这样，不可一日无书读。到了老年，仍然如此。现在时代变了，新事物多了，有学不完的新东西，但并没有削弱我对读书的关心，我仍然不断购买新书看。书房里有书，卧室里有书，洗手间矮桌上也有书。像苏东坡先生在《赤壁赋》中所说："纵一苇之所如，凌万顷之茫然。"学海无涯，是说知识领域的无限广阔。学知识是没有量限的，发奋勤读，变苦为乐，持之以恒，自然而然，形成一生的习惯，到老不变，而无形中不断地充实了自己。

除了学习本专业知识，将专业知识学深学透以外，我还主张要学习其他有关学科的知识。比如我们中医专业人，至少必须学习中华传统文化的有关知识。"人生终有限，功业总无涯"，虽然专业的知识也学不完，但无论如何还要再学习专业以外的东西，这个愿望不能没有。下面谈谈本专业以外的其他专业学者的事例。

这几年，我读了北大的老人张中行、季羡林二位国学大师的著作，感受到他们不但精通本专业的国学，而且知识面十分广阔，通晓古今中外的无数知识。在张中行著的《负暄絮语》中，有季羡林为他写的《代序》，《代序》里说："清华入学考试没有什么特异之处，北大则给我留下了难忘的印象……英文更加奇特，除了一般的作文和语法方面的试题以外，还另加一段汉译英，据说年年如此。那一年的汉文是：'别来春半，触目愁肠断。砌下落梅如雪乱，拂了一身还满。'译成英语。这也是一个很难啃的核桃。"我在20世纪30年代上海考大学时，也遇到类似的英语考题。那是一首唐诗，李白的《渌水曲》。诗曰："渌水明秋日，南湖采白苹。荷花娇欲语，愁煞荡舟人。"译成英语。

我为什么花这么些笔墨写这段文字？主要是想说明，从国学大师到北大出英语考题的诸位老师和上海某大学出英语考题的诸位老师，他们不仅熟谙自己本学科的知识，还博涉其他的学科领域。北大出英语考题的老师们，若是他们只通英语，哪里能出得出将南唐李后主的《清平乐·别来春半》的一阕词作为中译英的考题？若是上海某大学的英语老师只通英语，哪里出得出将唐诗、李白的《渌水曲》作为中译英的考题？这就说明人们除应学本专业的知识以外，也有学其他一定专业学术知识的必要。我们搞中医专业的人，也必须博涉其他知识领域，以充实自己。比如说我们应到中华传统文化的其他领域的广阔学海里去取得更多的知识，不只局限在我们的中医专业。当然，对中医专业更须钻研得深透。要做到这样，必须要吃些"苦"，还要"勤快"，这是做学问的人想成为有用人才的基本条件，否则就走不进学海中，更谈不上去遨游了。

总而言之，要成为有用之才、有益于人类的人才，首先必须立下坚定的心志，在大环境有利的前提下，一切靠自己去努力，别老指望别人来提携。再是让苦读勤作渐渐从实践中变为乐事，持之以恒，形成生活中不可或缺的内容，达到"纵一苇之所如，凌万顷之茫然"的境界。

唐代卢照邻《长安古意》说："寂寂寥寥扬子居，年年岁岁一床书。"他是说扬雄曾闭门著《法言》、《太玄》，是在学习了大量书籍后才写成的。卢照邻这位初唐四杰之一，也是认真读书的著名学者。

东汉王充《论衡·实知篇》说："不学自知，不问自晓，古今行事，未之有也。"说明一定要学，要读书。

魏晋时期徐干《中论·治学》说："学者，不患才之不赡，而患志之不立。"这是说：学者不必担心学识的不充裕、不丰富，而是应担心是否已确立学习的志向、学习的志向坚定不坚定。

《吕氏春秋·孟夏记·劝学》说："不疾学而能为魁士、名人者，未之尝有也。"本文开头提到有媒体问，是否能培养出名人来，我认为这里的回答是：如果其人本身不想学，也不能抓紧好好学，也没有坚定的学习信心，不去广游学海，那么即使有再优越的外在条件，也培养不出社会需要的人才。

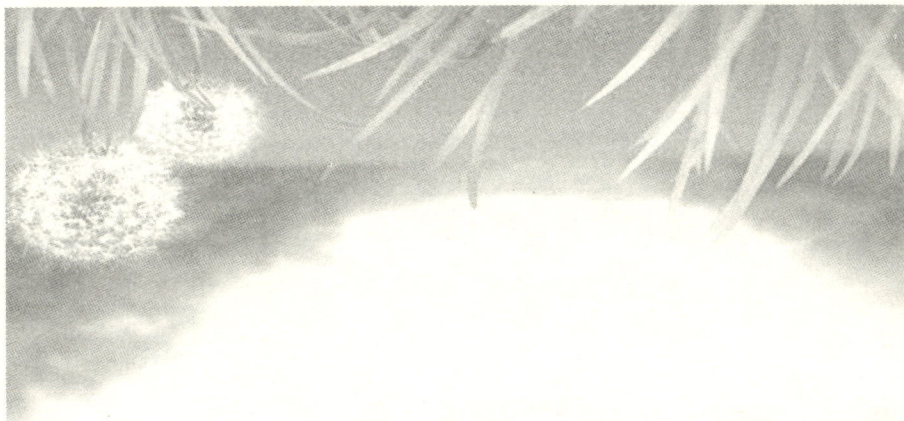

薪火传承

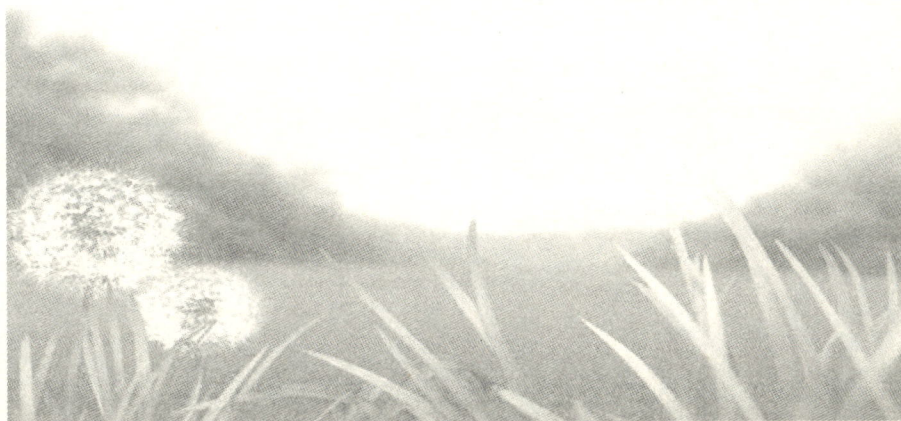

中医的学术发展与人才培养

回忆我省第一次振兴中医大会到现在，已经八年。我们浙江省的中医事业，有着明显的发展，成绩很大。比如中医机构的建立、充实、扩大。中医医疗工作的开展方面，各地涌现出很多动人事迹。中医人才培养方面除了浙江中医学院各项正规培养外，传统的中医带徒仍在继续。特别是纳入国家中医管理局的高层次的中医带助手，也已经完成了三年的培养任务。中医科研方面，全省也有很多成果，取得省、部成果奖的也不少。其他如中西医结合工作的开展。中医学各个系、科与境外交流也在进行。又如中药方面，中医管理方面也取得了比较明显的成绩。这些成绩的取得，都与我们整个国家的改革开放和建设有中国特色的社会主义的形势所促使。是在省委、省政府关怀，省卫生厅、省中医药管理局领导下，积极努力而取得的。也是我省广大中医同道、中医工作队伍共同努力的结果。由此看到振兴中医大会对我省中医工作所起的积极意义和作用。

我省的中医工作尽管取得了比较明显的成绩，但是对照我国、我省其他战线飞速发展的大好形势相比较，特别是对照毛主席、邓小平同志、江泽民同志三代领导人对中医工作的教导精神，还是有一定距离。

我认为中医学术水平的提高，中医的人才队伍建设，应该是振兴中医的基础和根本。在若干年前，在中医事业发展问题上，曾有人提出过"后继乏人"和"后继乏术"。以后由于中央和各级领导对中医事业重视，除了办中医院校外，还鼓励传统的师带徒等方法，经过一段时期，中医队伍增长加快了，"后继乏人"的情况有所改善。也由于领导对中医事业设置的重视，中医学术理论探讨、临床研究和出版大量中医书籍、刊物，中医学术的发展也有所提高。为了进一步振兴中医事业。建议：

一、进一步瞩目中医学这一个学术宝库

20 世纪 90 年代的科学巨轮飞奔向前，若干年前的许多科技知识，不少已被重新认识，或被新理论新技术所取代。但是，令人惊异的是，中医这门

古老的学科，却又重新步入现代科学的无数领域之中。现在世界上正在掀起一股"中医热"。据说，到中国来的国外留学生也是以学中医的居于前列。为什么？这确是一个令人深思的问题。中医学由于历史条件的限制，在汲取、利用现代科技手段方面，是很不够的，但是它有更高层次的实验方法，这点不能忽视。中医学的知识是在数以亿计的人体上直接进行实验所获得的，并且经历几千年临床检验而存在。在人体上直接观察和体验所得的资料，与动物实验、解剖刀下或者是试管中见到的东西显然有所不同。因为人体的很多奥秘，就是在科学迅猛发展的今天，也还无法了解和难以解释的。而中医学则发现人体在现代解剖学所知的形态结构和功能之外，还存在着多种联系径路以及某种物质和作用，以及人与自然界的影响、联系。中医学积累了很多治疗方法，中医学的思想、方法、概念，其理论的形成，是依据于自然过程和生命过程及其相互作用的规律性现象，并综合成为一个整体联系的学问。正当现代物理学在时、空、场关系等问题前徘徊，自然科学正酝酿着新的革命之际，中医学这一令世人瞩目的宝库，怎么能不引起国内外有远见的真正的科学家们的重视和关注呢？我作了中医临床工作半个世纪，中医教学四十多年，都七十多岁了，虽至今还不断温故知新，但对继承中医这门高深的学问，不敢说已经学好了，学够了，应该说学得还不够，继承发扬得还不够，决不认为自己对中医学什么都学会了而沾沾自喜。

要让中医走向世界，我们本身要不遗余力地去继承、发掘、创造。横向的借鉴、移植固然不能缺少，但纵向的继承发掘尤为重要。国际上、域外科学界所要求得到的是我中华民族的智慧，中医学者的智慧。要有高水平的学术内容，不然如何进步。

二、中医人才的培养提高

中医人才的培养，中医队伍的扩大，学术水平的提高，我省已做了很多工作。

浙江素有文化之邦之誉，医学人才也代有名人。华夏文化的主流发源于黄河流域，但浙江从河姆渡、良渚文化来说，在长江三角洲亦有学术昌盛的大量历史记载。之所以学术昌盛，离不开经济繁华，人才荟萃；离不开开展学术证明来促使学术发展；也离不开国际、域外交流，互为补充。从中国近代史上也可以证明学术昌盛是离不开经济繁荣和人才辈出的。我于1992年底出席"长江三角洲国际人才问题讨论会"时，重点谈了《江南中医学家的成就及其盛衰之探索》，探讨了中医人才成长的因素与方法。除了上面提到的客观上促使人才成长的几方面外，作为中医本身，成才之因，应该看到历代医家中成大才者，不外乎：有坚定的学习中医的志向；有扎实的中医基础；有名师或高明者的指点；本人勤奋探索；力求有广博的多方知识；不断在实践中锻炼；勇于创新；不懈于著书立说；有良好的医学道德；有必要的成才机遇。

中医人才与中医学术之间，存在着不可分割的相互依存、相互促进的辩证关系。建立合理的中医人才结构是培养新的中医人才必须的。中医学术的发展、改革、创新是大批中医人才涌现的依托。既要培养新的中医人才，更要爱护现有的中医各方面的人才。学术水平提高了，人才队伍扩大了，中医事业必将出现璀璨的前景。将为国家、为民族、为全人类作出更大的贡献。

中医学院教学工作初探

办好中医学院，是继承发扬祖国医学遗产的重要工作之一。为了确保学生的学习质量，就一定要提高教学水平，认真做好教学工作。兹就笔者若干年来对中医教学工作的肤浅认识，提出管见，就正于同道。

一、认真贯彻党的方针政策，教育工作才能做好，教学质量才能提高

在中医学院总的教学工作和各门课程的具体教学方面，都必须认真贯彻执行党的各项方针政策。尤其对党的教育方针和中医政策，应该深入领会。从教学实践中我体会到，党的教育方针促进了学校工作的革新，使我们能够培养出社会主义建设所需要的人才。在整个教学工作中，抓学生的政治思想是重要的一环。根据党的教育方针，安排学生参加专业生产劳动，对学生进行思想教育，安排一定时间的政治课程和进行形势教育，是保证学生德育质

量的不可缺少的措施。实践表明，注意学生身心健康，强调开展适当的有益的体育锻炼和课外文娱活动等等，对保证学生身心正常成长发育关系至大。这些都是应该在抓知识质量的同时，认真注意不能放松的问题。正确地贯彻党的中医政策，不仅能够进一步发挥中医教师的积极性，明确他们应尽的责任，同时对巩固学生专业思想亦能起较大的作用。只有认真地不断学习和贯彻党的中医政策，才能使我们更好地继承和发扬祖国医学遗产。

无数实例可以证明，只有在共产党的领导下，按照党的方针政策办事，学校工作才有可能做好，德、智、体的教育质量才有可能得到全面提高。

二、根据中医学术特点适当采取中医传统教学方法

中医学院与其他高等院校具有某些共同性，这就使得我们可以向其他高等院校学习经验。但是中医学院的教学工作中又有它的特殊性，这是由这门学科本身的特点所决定的。中医有其独特的理论体系，而教学中各课之间有着密切的联系，前后期课程没有明确的界限，中医著作文字古奥，言简意赅，其中有的名词概念含意广泛，说理往往以类比象为主，加之历代学派众多，各自的观点见解不同，很多问题是历代各学派争论的焦点。教师如何使教学深入浅出，以提高学生的理解能力，扩大其知识领域，达到取其精华、去其糟粕的目的，都是应该认真研究的。

中医教学的另一个特点是中医传统的师带徒的教学形式。很多中医的诊治经验，往往要在临诊时由老师口授心传，由徒弟逐渐领会才能继承下来。特别是某些含意深远，辨别细致，只可意会，难以用言语表达的问题，更是必须通过反复体验才能真正领会的。譬如中医诊断学中的辨脉，不是由老师手把手地教，就很难真正领会各种脉象的实质。

中医传统教学方法及前人的经验，见于文字记载的并不多，但一般的说，总在强调多读书、多临诊、持之以恒、虚心学习等几个方面。如《千金方》提到："学者必须博极医源，精勤不倦，不得道听途说，而言医道已了……"《本草经疏》说："宜先虚怀，灵知空洞，本无一物，苟机我见，便与物对，我见坚固，势必轻入……"这些古代医生关于学习中医的言论，凡是有利于我们改进学习态度和方法的，都可以吸取过来以教育学生。明代

宋濂对如何成为一个较好的医生曾提出他的看法。他说："古之医师，必通于三世之书，所谓三世者，一曰针灸，二曰神农本草，三曰素女脉诀。脉诀所以察证，本草所以辨药，针灸所以去疾。非是三者，不可以言医。故礼记者有云：医不三世，不服其药也。"当然，就我们为社会主义建设培养德、智、体全面发展的有较高水平的中医来说，远远不能满足于古代那种要求，但对于传统的医学教学的经验来说，我们也要注意汲取其中有益于我们教学安排的某些内容。我们体会到，抓住中医教学特点，采取传统的有利于培养学生的教学方法，对中医学院来说，不能忽视。

三、教师在教学中应该起主导作用，学生应该尊重老一辈的劳动

在中医教学中，老中医把从前人手里接受过来的知识，加上自己的临证体验或总结，传授给学生。怎样让教师在讲课、解疑、带实习、考试等所有教学环节上负起他们传授祖国医学的责任，使他们的知识得到充分运用，使祖国医学遗产得到充分的继承，这在中医教学中更具有十分重要的现实意义。发挥教师在教学工作中的主导作用，同时提倡学生认真钻研、独立思考，二者并无矛盾。教师负担着"传道、授业、解惑"的责任，学生可以既向教师学习知识又努力独立思考。如果学生对教师讲授的东西有不同的认识，当然可以在不影响教学工作进行的情况下提出自己的见解与教师商讨，这样对教学相长、提高师生教与学的积极性，只能是有益的。作为中医教师，应该在专业方面刻苦钻研，努力提高教学质量，要像鲁迅那样"呕尽心血做学问"，要学习林珮琴"日课生徒，夜阅方书，以油尽为率，凡数十年"的治学精神，不惜花费时间，锐意蒐集教学资料，追本穷源，精心思考，精益求精，永不自满地充实知识。笔者认为古人谈教学工作的几句话，如"学而不思则罔，思而不学则殆"、"温故而知新，可以为师矣"、"默而识之，学而不厌，诲人不倦"，这对我们中医教师和所有教师来说，都有参考价值。

对于一个医学教师来说，要提高专业质量，精和博都是不可或缺的。喻昌在《医门法律》中说："医之为道，非精不能明其理，非博不能至于约。"

《冷庐医话》说："习医者，当博览群书，不得拘守一家之言，谓已尽能事也。"总之，"学无止境"，无论是对学生、对教师来说，都是适用的。

"一日为师，终身负责"。作为教师，既要传授科学知识，又要负责把学生培养成革命事业接班人，除了在教学中灌输革命思想以外，更应该在平日的言行中以身作则，处处以为社会主义建设服务、为人民服务的实际行动来教育学生，给学生以潜移默化的影响。

就学生来说，除了要很好地学习以外，还要尊敬师长及老前辈。古代有"程门立雪"的典故，也有"尊师重道"的成语，意思是尊敬老师、重视应该遵循的道理，这是学生和徒弟学好本领的前提。因此笔者体会，在发挥教师主导作用的同时，强调建立社会主义的新型师生关系，对中医教学来说，同样十分重要。

四、认真对待教学计划和教学大纲，妥善安排各项教学活动

在教学工作中，对待计划和大纲应该十分认真，对于备课、讲课、辅导、指导学生自修以及指导实习等教学活动应该妥善安排。笔者认为：中医学院的教学计划，是如何培养中医药人才的依据，在教学计划的试行过程中，应有一段时期保持相对稳定，不宜做过多的变动，这样才便于总结经验，便于对修订计划提供较全面的意见。各课的教学大纲，经过集思广益而制定以后，应该承认它为各课具体教学工作的指南，是师生进行教与学的依据。既定的较完善的大纲，是检验学生学习成绩和教学质量的尺度，教师也应根据大纲的要求进行教学。对于一个具有必要的深广度和能准确反映培养学生水平目标的教学大纲，应该确实把它当作施工的蓝图一样对待，而不应视它为可有可无的东西，这样各课的教学才能达到预定的目的，具有一定的深广度，才能培养出合乎要求的人才。

备课是讲课的准备工作。首先要根据教学计划和大纲规定的要求，有计划有目的地去反映它，而不是漫无边际地备课。既要保证教学质量，又不要使学生负担过重，并要十分重视学生的具体情况。备课之先，要熟悉教材内容，按照具体课程的内容有针对性地准备资料。很多中医教师体会到，备课

要早，临时或仓促的备课是不可能全面的。具体教学内容中的科学性、思想性问题，对祖国医学遗产中的精华和糟粕的取舍问题，如何做到古为今用的问题，以及引证古人学术文献，如何先行深切理解的问题，都是需要事先明确和解决的。特别应该把加强学生的基本理论、基础知识和熟练学生的基本操作技术充分地体现在中医各门课程中。

对此我们曾做过多次探索，至今还在实践中逐步研究。当然，备课是一项相当繁重和细致的工作，这首先要求我们教师掌握丰富的知识，否则"水之积也不厚，则其负大舟也无力"。教师要不断提高授课水平，通过平时读书点滴积累有关的教学资料，并不断总结临床经验。我们中医教师都要在平时做好教学资料卡和临床心得体会的记录，这样在备课时就可以选用其中的某些资料，并参考有关的工具书，有条理地理论联系实际地进行备课。

课堂讲授是教学的基本形式，因此教师必须努力提高课堂讲授的水平。其他各种教学活动，也都要在教师的指导下进行。讲课的首要条件是熟悉教材（包括对备课资料的熟悉），只有熟才能精，只有熟才能巧。讲得通俗易懂，学生印象才深。另外，在讲课以前必须认真细致地再将教材和备课笔记多看几遍，以便讲课能切题，不致讲得出题太远。有的同志提出"重点突出，交代一般"，是为了分清主次，不冲淡主要内容，"前后回顾，综合归纳"，是为了不平铺直叙，不照本宣读。要正确贯彻理论联系实际的原则，必须杜绝在讲课中轻视理论、轻视书本知识的现象。在联系实际的过程中，既要注意举出病例来说明某些理论，也要注意到病例选择是否恰当，不使求明反晦。

有的同志曾经提出在课堂上教师如何发挥自己学术见解的问题。笔者体会是：教师可以讲授自己的学术见解，但是应该在保证完成教学大纲要求的前提下进行。在讲课的表达技巧上，由于中医教师多数习惯做临床工作，对教学工作经验较少，因此要经常开展试教活动。在讲课时应做到严肃活泼，注意声调语气，力求板书有序而明晰。笔者认为毛泽东同志在《教授法》中所提及的几种教学方式，值得我们认真学习。

对学生的课外辅导，也是做好中医教学工作的另一重要部分。很多老中医带徒，除了重视临证外，都根据不同的师承，采选某些古典医籍指定为学生的必读读物，并强调熟读精思的重要性（但也重视博览）。许多老中医认为"书读百遍，其义自见"，读的目的是能够上口，能够记住；通过熟读，能够更好地理解和便于今后临证时运用。老中医教学徒背诵医书时要求"三到"，即心到、眼到、口到。笔者认为背诵是帮助记忆的较好方法，在目前中医教学中，仍然可以在选材妥贴、分量适中的情况下采用。当然，教学生背诵，并不是指导学生自修的唯一形式，各课教师还应该指导学生选读一些与所学课程有关的课外读物，并指出适宜的阅读方法，于阅读中不断给予具体指导。教师要参加学生的讨论课和进行各课的辅导，并随时提出一些问题或查看学生作业和学习笔记，及时指出错误，这样对学生会起到指导、答疑及督促检查的作用。教师在参加上述各项教学活动时，要善于启发，努力提高学生的自修能力，根据学生不同的年级、程度因材施教。对学习有困难的学生的辅导，应该特别加强。

除此以外，还应该使中医学院学生重视语文，特别是古汉语的学习和书法的练习。多读古文有助于对古代医籍的理解和领会，可防止因在病历或医案上出现潦草字、错别字或杜撰字等而贻误诊治。

如何更好地指导中医学院学生实习这一问题，在整个中医教学工作中，位置特别重要。指导教师应该使学生认清临床实习与课堂讲课的密切关系及临证实习的重要性，让学生通过见习、试诊、独立应诊这些步骤以掌握从学到用、从用到学的学习方法，并树立临证实习的恒心。在条件许可的情况下，可结合中医传统的带徒方法，学生代老中医抄方，协同诊脉，观察病人。指导老师随时指点怎样写病历、医案，讲心得体会，对学生的实习报告加以实事求是的批阅。这些都是提高实习质量的不可少的内容。

对中医学院的教学工作，我们目前还缺乏经验。笔者在学习了有关文件和卫生部有关中医学院教学工作的指示精神以后，进一步明确了继承祖国医学遗产的重要性。只有继承工作做好了，才有条件来研究和发展祖国医学。要使中医学院办得更好，能够培养出具有较高水平的中医师，对师资特别应该注意。同时应该认真总结经验，切实改进教学内容和教学方法，以提高教学质量。为了保证学生真正学好中医课，除了西医课程不宜安排过多，以使学生大部分时间用于中医各科的学习和临床实习外，在教学方法上，还应该适当结合中医传统的授徒方法，不宜全盘采用一般医学院校的教学方法。

以上初步看法，未必都很正确，尚有待在今后教学实践中加以进一步验证。

深入研究仲景学说

东汉医学大家张仲景，名机，河南南阳人，约生于公元 150～219 年间（即东汉和平元年到建安 24 年左右），是一位富有创造性的医学家。他撰用《素问》等，勤求古训，博采众方，总结临床经验，著成《伤寒杂病论》，使祖国医学的基础理论与临床诊治密切结合，是一部伟大的中医古典著作，为后世医学界树立了楷模。

《伤寒杂病论》包括了《伤寒论》和《金匮要略》两部分，构成了张仲景学说，它以六经论伤寒，以脏腑论杂病，以三因论病因，创立了理、法、方、药比较系统的、独特的辨证施治方法，为祖国医学理论体系的日益完整起了极大的作用，对后世医学的发展产生了深远的影响。

张仲景学说不仅在当时对人民健康有巨大的贡献，就是到现在还继续为广大医务人员所运用，并有所发展。所以张仲景的著作是学习、研究祖国医学十分重要的中医经典古籍。

今年，中华全国中医学会筹办成立"仲景学说研究会"，目的是为了继承发扬张仲景学说这一宝贵医学遗产，使它为发展我国医学事业，为实现四个现代化作出贡献。这是一件深受全国中医界称赞的大好事。我院《学报》为了整理研究张仲景学说，和探讨学习运用张仲景学说的经验，于 1980 年第四期，已出版过"《伤寒》、《金匮》专辑"，为"张仲景学说专辑（一）"，现在又出版"张仲景学说专辑（二）"。以后拟陆续出版这方面的专辑，以供读者深入研究张仲景学说参阅。

千锤百炼出华章——院学术委员会主任何任教授在中青年论文报告会上的讲话

本着交流经验，活跃学校学术空气的宗旨召开的这次学术论文报告会很有必要，借此可以振奋中青年振兴中医的信心，从而对四化作出更大贡献。

此次论文报告会征集的论文内容广泛，有古典著作的学习体会，理论探讨，临床心得，老中医经验，还有对知识结构、中医学方法论等问题的探讨。论文来自全国各地，作者均为中青年中医及其他医药卫生人员。论文大多具有一定的质量。我想借此机会对我们这些老一辈、老专家说几句话：作为有一定声望的老专家无疑对中医事业作出了贡献，应当受到尊敬。但我们事业的真正希望在中青年，尤其是青年。我们要重视对中青年的培养，对青年人的创见、设想给予热情的鼓励、指导，对其成果予以正确的评价，把培养青年成才作为自己的历史责任，把青年人超过自己看作一种光荣，要怀着这样的愿望和胸怀。为此，今天在这里我想对如何评写论文谈几点若干年来的个人体会。

以往，人们通常认为论文的写作是高不可攀的。但是随着科学技术的发展，相互间交流的增加，对论文的需要日益迫切，写作论文的重要性已逐渐为人们所认识。人们在学习钻研学问过程中的认识、体会、成就、发明和对文化遗产的发掘、整理、继承等都可以总结撰写成论文，只要是致力于研究的人们都可以成为论文的作者，为促进科学的发展出力。

写作论文一般来讲有四个基本要求，即目的性、科学性、思想性和理论联系实际。①明确的目的性，这是最为重要的一点。写文章不能随心所欲，我们常说有的文章"小题大做"、"大题小做"或"文不对题"，其原因就在于没有明确的目的性。写文章，你要告诉人们什么，也就是文章的主题是什么。中医方面的文章也好，西医或中西医结合方面的文章也好，都必须有一个明确的主题。例如我们谈到继承问题有继承古人的，对《内》、《难》等经典著作的研究；有继承老中医经验的，其中有对其学术思想的阐述、医案医话的整理、人品道德的记录等，各有侧重，各不相同，文章要尽量给人一个比较完整而明确的对问题的认识。②科学性：首先必须宣扬正确的东西，不能违背客观规律。其次要介绍新的科学成就，科学的发展日新月异，新的东西总是在代替陈旧的东西。概念也要尽量正确，严谨，要科学地使用概念。例如不能把白色的药物写成无色的；在中医领域中"伤寒"二字有广义、狭义之分，与现代医学的"肠伤寒"更有不同；在中药的功能、治疗原则中解毒和败毒是两个不同的概念等等。③思想性：科学性本身已包括了思想内容，但并不等于思想性。我们写医学史方面的文章，能使读者对祖国医学产生敬仰的感情，从而激发起读者的爱国之情，那就是思想性的很好体现。值得注意的是医学论文不同于文艺作品，不必要的夸张是不允许的，且会产生谬误而影响论文的质量。④医学的产生与发展离不开医疗实践，因此医学论文必须理论联系实际。理论的形成和提高离不开实践，反过来不断发展的理论又对实践起巨大的指导和推动作用。例如我们对临床实践的方法、资料、结果常有从质到量的记录即是。然而理论联系实际不能勉强，流于浅薄。我们不可能对某些抽象的理论如运气学说的某些部分和中药的升降沉浮特性等不能立刻在实际中得到说明就因此而否定了理论本身。科学发展到今天，并不是登峰造极了，有许多领域、许多问题今天的科学还无法去认识它。因此如何正确看待理论与实践的问题也是论文写作必须加以注意的。这里我想插一个有关实验室研究的问题，用实验的方法来证明、研究祖国医学是必要的，但有一个大前提不能丢，那就是尊重临床实践，以此来衡量、改进实验方法以期得到更为正确、满意的结果。对某些抽象的、高深的理论如何用实验室手段加以反映，还必须做大量细致而又艰巨的工作。

古人云"千锤百炼出华章"。写好一篇论文对作者来讲个人认为包括下列几点：①扎实的基本功，即要有坚实的专业知识。②丰富健康的思想内容，掌握确切的资料。③严谨的态度，经过锤炼的文字。所谓锤炼，即经反复修改。唐朝诗人白居易的诗篇脍炙人口、流传千年，他做到了"新篇日日成，旧句时时改"。这"旧句时时改"很有意味，正因为有"时时改"之"旧句"，方能日日出新篇。一篇文章要经得起斧正、割截、修删。我国文化丰富，源远流长，对文字的提高有很多讲究，如"推敲"、"琢磨"、"润色"等。总而言之，是本着科学的态度对文章加以认真的修改。"好钢百炼"，

"妙句千改"，锤炼后的文章才有价值，锤炼后的文章才能内容明白、文字晓畅。

江南中医学家的成就及其盛衰之探索

江南，作为地域概念，历史演变过程中有不少的更迁。按照辞书资料说，"江南，长江之南也"，"为今浙江、福建、江西、湖南及江苏、安徽、湖北之大江以南，四川东南部贵州东北部之地"。另一辞书说，"江南，作为地区，泛指长江以南"，"近代专指今苏南和浙江一带"。为了探索的方便，我初步将"江南"的地域照最近辞书提法即专指今江苏（主要是苏南）、浙江，以及江西、安徽的靠近江浙的区域来界定。以这么个范围来研究的另一个好处是，如缪进鸿教授讲的："以长江三角洲（或称长江——钱塘江三角洲）为一整体来研究比江浙、沪、皖各自孤立地研究更有意义，也更切合实际"，视野可以更宽泛，分析可以更客观。

笔者曾探索过"江南中医学派"问题，而在"伤寒"、"河间"、"易水"、"攻邪"、"丹溪"、"温补"、"温病"等主要学派以及其他著名医家的各种学术流派代表人物40余位中，江南医家大致占到半数以上。我试从江南中医学家的学术成就及其盛衰来探索中医人才的成长规律。

一、江南著名中医学家

探讨中医学离不开中国文化学术的巨流。探讨中医学家，同样离不开中国医学史史料。

我国医史专著，起始于唐·甘宗伯的《名医传》，撰述历代名医，人各一传，后有评赞。至宋·赵自化的《名医显帙传》，党永年的《神秘名医录》，但这两书均未流传，无从知其详。同时代张杲著有《医说》，综述古来名医及医术，似据甘宗伯的《名医传》删改而成。又有周守忠著《历代名医蒙求》常被后人引证。至明代，有程伊之的《医林史传》，王履之的《医史补传》等，但仅存书名，未见原书。惟李濂的《医史》尚能见到，所辑古来名医，自《左传》医和至元之李杲见于史传者55人，而搜集采用诸家文集所载共 10 人。明清之际，又有《古今医史》、《医学源流》、《古今医统大全》、《医学入门》等书，都有名医资料或姓氏。清·康熙间官纂《古今图书集成·医部全录》有《医述名流列传》。上自黄帝，下至清初，共 14 卷，采录历代名医 1300 余人，多搜集史传和各省、府、县志书资料而成，实为空前历史巨著。可惜该书兼收并列，巨细不分。近代医学史著作颇多，其间能列述历代著名医家为主要内容的，则以《中国历代名医传》为较简要、系统。该书列入正传者 200 人，附见者百许人，60 余人为重点，上自周代、下至清末，当选者都富有著述。另据《中医各家学说》中所列出的各大医学流派及其主要代表人物，自汉至清末共 43 人；《历代中医学家评析》所列举精选历代名医自汉至清计 41 人。

综观历代史书，医籍记载，可以这样说，我国闻名于世的中医学家至今颇有影响者总约 200 余人（其中特别突出者约 40 余人）。

按照上述资料，并据《中国历代名医传》自周之扁鹊始至清末唐宗海止共 206 位历代著名医家（无籍可考者 6 名，按非江南籍计）统计，江南著名医家达 129 位，占了 62.6%（表 1）。

表 1　　　　　　　　　　历代江南著名医家统计

朝代	著名中医学家（名）	江南籍（名）	％
周、汉、晋	10	1	10
南北朝	74	5	7.1
隋唐	12	1	8.3
宋、金	39	13	33.3
元	18	11	61.1
明	52	43	82.7
清	68	56	82.4
总计	206	129	62.6

在这 129 位江南中医学家中，最有成就与贡献者，按个人不成熟的看法，有 53 位，见表 2。

表2 历代江南著名医家

朝代	姓名	籍贯
晋	葛洪	丹阳句容
南北朝	陶弘景	丹阳秣陵
北宋	钱乙	浙江临安
北宋	沈括	浙江钱塘
宋	陈言	浙江青田
宋	朱肱	浙江吴兴
宋	许叔微	江苏仪征
宋	陈自明	南京（今江西抚州）
元	朱震亨	浙江义乌
元	葛可久	江苏苏州
元	王履	江苏昆山
明	戴元礼	浙江浦江
明	楼英	浙江萧山
明	薛己	江苏吴县
明	孙一奎	安徽休宁
明	方有执	安徽歙县
明	王肯堂	江苏金坛
明	陈实功	上海崇明
明	缪希雍	江苏常熟
明	张景岳	浙江绍兴
明	赵献可	浙江鄞县
明	吴有性	江苏吴江
明	李中梓	上海松江
明	张卿子	浙江杭州
清	喻昌	江西新建

朝代	姓名	籍贯
清	张志聪	浙江钱塘
清	徐彬	浙江嘉兴
清	程林	安徽歙县
清	尤怡	江苏吴县
清	张石顽	江苏吴江
清	程国彭	安徽歙县
清	柯琴	浙江慈溪
清	叶桂	江苏吴县
清	薛雪	江苏吴县
清	吴谦	安徽歙县
清	徐大椿	江苏吴江
清	沈金鳌	江苏无锡
清	魏之琇	浙江钱塘
清	余霖	江苏常州
清	赵学敏	浙江钱塘
清	王士雄	浙江海宁
清	王泰林	江苏无锡
清	费伯雄	江苏武进
清	陆九芝	江苏元和（今苏州）
清	吴师机	浙江钱塘
清	马培之	江苏武进
清	张聿青	江苏常州
清	余听鸿	江苏宜兴
清	陈莲舫	江苏青浦
清末	张山雷	江苏嘉定
清末	恽铁樵	江苏武进
清末	曹炳章	浙江绍兴

二、江南中医学家的主要成就与贡献

江南医家在中医理论体系的充实丰富、学术思想的创新、诊治经验的提高、学术争鸣、域内外的交流等各方面，贡献至大。

1. 对中医学理论体系的丰富和学术思想的创新

中医是我国的传统医学，是我国人民长期与疾病作斗争的经验总结。中医药学理论体系是历代医学家在医疗实践中，不断升华，整理而成的。春秋时的《内经》（这一医学巨著的渐渐形成，奠定了中医学的理论框架），汉代医家张仲景熔理论方药于一炉，写成《伤寒杂病论》（被医界誉为"医门之规矩"、"治病之宗本"、"方书之祖"的珍品），它奠定了中医学辨证论治的诊治原则。历代江南医家的主要贡献有以下几个方面：

（1）对《内经》理论的补充、发展：《内经》以后，东汉时产生《难经》，中医"命门相火"之论即由此开端。至明之张景岳、赵献可在论述这一理论时提出的"上行至脑"、"泌其津"的说法与现代医学所称肾上腺皮质激素、脑垂体功能之说极为相似，这是对《内经》理论的补充和发展。

张景岳还著了《类经》，将《内经》分类加注，条理井然颇有发挥，可称巨著。他还博及各科，其《景岳全书》内容丰富，为中医史上所罕见。其温补学说之理论对中医学临证影响深远。

（2）对《伤寒论》的研究、创新：汉代张机（仲景）的《伤寒杂病论》，奠定了中医学辨证论治理法方药的基础，被后世奉为经典之作。

江南医家对《伤寒论》的辨证论治，从不同的角度，大大丰富了这一经典巨作。如朱肱著的《南阳活人书》，许叔微著的《伤寒九十论》，方有执、喻昌在《千金翼方》（唐·孙思邈著）基础上发展、创新，著成《伤寒论条辨》和《尚论篇》，被后人誉为"卓识超越前人"。在方、喻影响下，和者竞起争鸣热烈。如张石顽著《伤寒缵论》，张卿子、张志聪、王肯堂大大推动了张仲景《伤寒论》的发展。此外，还有柯琴著有《伤寒来苏集》，尤怡著有《伤寒贯珠集》，沈金鳌著有《伤寒论纲目》，等等。为研究《伤寒论》理论体系和临床应用，作出了自己的贡献。

（3）在中医四大家理论上的完善、丰富：中国医学史上的金元四大家刘完素（重寒凉药，世称寒凉派）、张子和（主张汗吐下，世称攻下派）、李东垣（创立脾胃论，世称补土派）、朱丹溪（悟出"阳有余，阴不足"，世称养阴派）理论，得到江南医家的很好继承和发展。如朱丹溪的理论，不仅开了后世滋阴一派之先河，遂又形成丹溪学派。他的理论，传之赵道震、赵以德、戴思恭、王履诸人。明代其学颇为盛行，如虞抟、王伦、汪机等，使其学派影响日益扩大，甚至传之海外，为日本医家所推崇。

到了明代，探讨脏腑病机，形成善用温补的特点。在薛己、孙一奎、张景岳、赵献可、李中梓诸家及门人的推崇下，逐渐形成了温补一派，丰富了四大家的理论。

（4）对温疫病理论、方剂的首创、变革：在传染病的探索上，江南医家敢为人先，有杰出贡献。明末温疫病广泛流行，阖门传染。吴有性著了《瘟疫论》，指出这类病的病因是通过空气、接触传染，"从口鼻而入"。这是对自《内经》以来认为"邪从皮毛侵入"理论的重大创见。在治疗方法上，也有很大变革。于清乾隆年间，温疫又流行，余霖据临床所见，又补充吴有性的不足，创立名方"清瘟败毒饮"（至今仍为中医治疗乙型脑炎的有效方剂）。他们的学说，又为后世温病学的发展起了积极作用。江南医家叶桂对温热病有独特的心得和创见；薛雪著有《温热条辨》，使温病理论臻于完善；王士雄辑著《温热经纬》，取诸家之说，对传染病的病因病理、辨证施治又有发挥。其时，温病学已由发展到成熟。

2. 对药物学整理和制药业的开端及《肘后救卒方》的价值

历代江南医家通过对本草著作的整理，使药物学得到很大的发展。

（1）对本草著作的整理和充实：《神农本草经》写成以后，历经后汉、三国、两晋至南齐，新的药物品种逐渐增多，药物性味、功效等在实践中与原有记载有了出入。南北朝的陶弘景，著有《叙录》、《桐君采药录》、《药对》，凡《神农本草经》所传，名医所增，《桐君采药录》和《药对》中均予收入，这是对《神农本草经》极大的整理、充实和创新。《神农本草经》经陶弘景的继承和完善，对祖国医学的贡献甚大。

（2）炼丹与制药化学的开端：炼丹术和制药化学有密切的关系。先秦"方士"为迎合统治者长生不老的欲望，出现了炼丹术，其间载有许多制药化学的实验。晋代的葛洪所著的《抱朴子》，其中内篇 20 卷，包括了"金丹"、"仙药"、"黄白"各部分，是专门讲炼丹的，如对硫化汞受热分解出水银，水银和硫黄不断加热，又变成硫化汞的现象已有表述。当时炼丹所用原料已达 10 余种，使制药化学初露端倪。这些都为唐代所通行的以轻粉治疗、红升丹拔毒封口、白降丹治疮疽等炼丹术的展开和改进，奠定了基础。

（3）《肘后救卒方》的价值：丹阳葛洪所著《肘后救卒方》简称《肘后方》，书中有若干医史资料，常为后人所称引；书中突出之点，是对某些传染病的认识，达到很高的水平。如所述"虏疮"，是世界上对天花最早的记录。所述"尸注"、"鬼注"，类似于结核病。其除了记述该病有低热、慢性消耗性症状外，还明确指出该病有"灭门"的传染性。所记载类似恙虫病的发病区域、临床特征、预防方法要较日本人的研究早近 200 年。其他如对疥虫的发现也在世界上居先。此外，葛洪在他的序文中还反映了"济贫"的思想，主张选录"易得之药"，使"贫家野居所能立办"，更使《肘后救卒方》有了验、便、廉的珍贵特色。

3. 其他著名医家的学术成就

钱乙，字促阳。通各科，精儿科。世传《小儿药证直决》，为中医儿科之鼻祖。

陈言，字无择。他对疾病原因创立"三因学说"，一曰内因，二曰外因，三曰不内外因。这与张仲景的病因学说有所不同。

沈括，字存中，世传之《苏沈良方》一书，在此书中与苏东坡齐名。

陈自明，字良甫。著有《管见大全良方》（已佚，仅《医方类聚》中有散在记载）、《妇人大全良方》、《外科精要》等书，对妇科、外科颇多贡献。

葛可久，名乾孙。著有《十药神书》等 3 种书。该书中所载治虚劳吐血十方极有精理，自明以来，诸医家多加称道。

楼英，字全善。撰写《医学纲目》共 40 卷，实为祖国医学之巨著。

陈实功，字毓仁。著有《外科正宗》4 卷。为祖国医学外科大家。

缪希雍，字仲醇。著有《先醒斋笔记》（后更名为《先醒斋医学广笔记》、《神农本草经疏》等）。

徐彬，字忠可。著有《原治初编》、《金匮要略论注》24卷，《伤寒论注》等6书。其对《金匮要略》的研究，在前人的基础上又达到一个新的高度。

程林，字云来。撰有《伤寒论集注》、《金匮要略直解》、《圣济总录纂要》等7书，《圣济总录纂要》一书搜罗丰富，词简而理明。

吴廉，字六吉。任太医院判。乾隆时，奉旨亲编《订正伤寒论集注》、《金匮要略集注》、《御纂医宗金鉴》，流传至今，为习医最常读用书之一。

徐大椿，字灵胎。撰有《难经经释》、《神农本草经百种录》、《医学源流论》等8书。

王泰林，字旭高。著有《退思集类方歌注》、《医方证治汇编歌诀》、《增订医方歌诀》等6书。

魏之琇，字玉璜。曾校刊《名医类案》，著编《续名医类案》，此外，魏氏诗才境界颇高，为古代医家中不多见者。

费伯雄，字晋卿。为清末江南诸医中最著名者。

陆九芝，名懋修。素以尊崇张仲景、表彰《伤寒论》为己任。著有《世补斋医书》。

吴师机，字尚先。以敷、熏、刮痧、火罐、推拿、按摩等外治法为旨。著《理瀹骈文》，在疗法中别开生面，深受病家欢迎。

马培之，名文植。以外科为最著，光绪间曾为慈禧治病而愈，著《外科传薪集》等4书。

张聿青，名乃修。熟习张仲景书，著有《治病医论》等，弟子100余人。

周学海，字澄之。治疑难症卓有奇效，有多种著作，又评注校刊医书多种，对祖国医学贡献重大。

张山雷，名寿颐。当时西医东渐，中医日受排挤，曾担任早期中医学校教学重任，后又任浙江兰溪中医专门学校教务主任，著有《难经汇注笺正》等医书35种。为清末民初有名的中医教育家、著作家。

恽铁樵，字树钰。为中医接触西方文化而兼通中西医之人才。曾与1927年反动当局的"废止中医案"作斗争。著作甚多，归辑后统名《药庵医学

三、江南中医学家学术盛衰之探索

"华夏文化的主流，迄今公认发源于黄河流域中游，以后逐渐向东向西发展，推进到山东半岛的海边，同时也逐渐向南发展，于公元前推进到淮河流域。一直至西晋末年（公元316年之前），北方经济和文化的发展都远远超过南方。以后，由于北方少数民族南移，造成4世纪初的'永嘉之祸'、9世纪末的'安史之乱'和12世纪20年代初的'靖康之难'，加上连绵不断的天灾（旱灾、水灾、蝗灾以及伴生的传染病等）使黄河中下游一带经济和文化遭到极大破坏，将汉族最富有聪明才智，肯努力，能进取，敢冒险的优秀分子一次又一次地从北部和西北部驱赶到这一带，其中东晋和南宋皇室渡江南迁，更促使随同南迁的士大夫、知识阶层将文化传播到江南"。医学界也是在这一点的影响下，江南中医学家从晋至清也是大体如此的。其盛衰有外因和内因。

1. 学术昌盛之因

（1）经济繁华人才荟萃：江南中医学家在明清时占全国名医半数以上。16世纪中叶，明代中期，江南经济繁荣，城镇工商业呈现空前繁盛的景况。如苏州盛泽的丝织业，松江朱家角镇的棉织业，嘉兴石门镇的榨油业等。

江南星罗棋布的市镇中，形成了一大批财富集中、人才荟萃的市镇，成为该地区的经济文化中心。细考江南市镇，大多数以人才蔚起、科第兴旺而著称于世。所出名医最多，学术气氛浓厚。如江苏武进费伯雄，以远近求诊者接踵而至，而使其住所也成为繁盛之地，可见名医家与繁盛市镇是相互联系的。

（2）学术争鸣促进发展：学术争鸣对医学事业的繁荣起极大作用。义乌朱丹溪与河北河间刘完素两医家，前者重视内伤火热，后者重视外感火热。熔两派诸家之学为一炉，使对火热病之理论、治疗水平均有极大提高。江南薛己为温补学派之先驱，充实发展了命门学说，使中医学术理论有所突破。温病学派各医家主要成就在于不仅在病因学上有新的进展，而且对外感热病的治疗规律进行了大胆探索，创立卫、气、营、血与三焦辨证诸说，大大充实了张仲景《伤寒论》的范围与实质内容。如此等等，不同学派的学术争鸣，使中医药学不断提高，不断发展。

（3）域外交流互为补充：中外医药交流，已有较长的历史。如陶弘景《本草经集注》中，记载了不少朝鲜出产的药物，如五味子、昆布、芜荑等。

江南医家中与域外交流、传道解惑的例子不少。如清·上海市人周南，别号慎斋。据他的日本弟子城门章阳秋为周南在长崎看病的实地记录——《其慎集》所作的序中，称其系宋代理学家周敦颐的后代。城门章又谓："今世所引《医通》者，其从父石顽先生之编也。"他作为异国医生，深得当地人民的信赖，在日带弟子，传道解惑。在中日医学交流史上占有一席地位。

2. 医家成才之因

中医学历史悠久，源远流长。诞生了许多杰出大家，为中医学之奠定、发展、完善产生了巨大的作用。历代医家中成大才者，无外乎立志坚定，基础扎实，"明师"指点，本人勤奋，知识广博，实践锻炼，勇于创新，著书立说，良好医德及成才机遇等10个方面。

（1）立志坚定：纵观历代名医成才之路，首先都从立志始。如江南清代名医叶天士，自幼即立志学《素》、《难》及汉唐诸名家著作，尽管"孤幼且贫"，仍不能动摇他学医坚志。清·尤怡自幼立志习医，"闭门潜修，不慕荣利，沉酣典籍"到老年，在"抱病斋居，勉谢人事"的情况下，完成了《金匮心典》这一出色注本。清代温病学家王孟英、吴瑭或因自身得病或因亲人温病身亡，立定钻研温病志向而得以成功。正如王阳明所说"志不立，天下无可成之事"。

（2）基础扎实：主要是专业理论基础以及与专业有关的文化素养和合理的知识结构。成才医家大都对前人的著作如《内经》、《难经》、《伤寒论》、《金匮要略》等进行深入细致的阅读、理解、研究，深得其要旨，对后世医书又认真选读，对临证经验注意活学。此外，还有较好的古文水平和相邻学科的知识。

（3）"明师"指点：明师虽不等于"名师"，但在较多情况下，也确是名师。指的是对本专业有较深造诣，有较好的学术见解者，他们善于对学生启发、因材施教，指出方向，传授门径，交代思路，倾囊相授。历代名医成才，大都得到"明师"指点，使之能尽快登堂入室，步入医门。加之中医学个性较强，许多经验难以用文字、语言等清晰地反映出来，而以时间和耳濡目染去"省悟"，因而也不可忽视家族性名医的成才之路。

（4）本人勤奋：凡成大才者，多是奋进之士。例如清·吴江徐大椿，一生奋进，他在《洄溪道情》中说："终日遑遑，总没有一时闲荡。严冬雪夜，拥被驼棉，直读到鸡声三唱，到夏日蚊多，还要隔帐停灯映末光，只今日，目暗神衰，还不肯将笔儿轻放。"像他这样勤奋攻习，珍惜光阴的江南名医还不在少数。

（5）知识广博：精读与博览是我国历代名医重要的治学方法。打基础要精读，融会贯通须博览。名医陶弘景，读书万余卷，还亲手制作天文仪器；孙思邈既善谈庄志，又兼好释典，还学习外国的先进知识；钱乙对当时出现托名师巫撰的《颅囟经》反复研究。他们从精起步，又从博达到几大方面的更高层次的精，以此往返。

（6）实践锻炼：理论联系实际，重视临床实践，在临床治验中提高治疗技术，逐渐在群众中树立威望，以至在医林中独树一帜。这是医家成才、成名的必须途径。

（7）勇于创新：质疑、创新是治学的重要方法。纵观历代名医，大都是对古人经验大胆质疑，然后通过自己的实践和创造，提出中医学上新观点新内容，从而成为一代宗师。清·王清任为进一步认识人体脏腑经络三焦，亲自进行尸解和现场观察，并在此基础上力倡活血化瘀学说，所著《医林改错》在祖国医学史上有重要价值。

（8）著书立说：及时把自己的学习体会、临证经验、创新内容以文字的形式记载下来，这不仅使已有的经验更系统、完善，有更大的效益，还极大丰富了医药宝库，使其不断得到补充和发展。医籍著作是医家成才的历史见证，历代名医均有自己的代表作，只有善于总结经验，大胆著书立说，才能不断提高水平。

（9）良好医德：医关人命，药如刀刃。凡成才之医，均有良好医德。一代宗医叶天士，一生行医，临终前再三叮咛子孙"医可为而不可为，必天资敏悟，读万卷书，而后可以借术以济世，不然鲜有不杀人者。吾死，子孙慎毋轻言医"，闪耀着医德光辉。

（10）成才机遇：机遇对于医家成才，进步作用极大。其间包括学习的机会，良师的指点，受到鼓舞，有必要的工作条件及有表露（不是吹嘘）才华的机遇，等等。我国近代著名哲学家、文学家王国维说过："古今之成大事业，大学问者，必经过三种之境界"。一是偏重于立志；二是立足于磨炼意志，付出代价；三是取得成功。而这成功中，能否遇上识才的伯乐，也至关重要。

3. 学术衰落之因

（1）政治、经济、军事的原因：与江南其他文化人才的情况类似，历史上政治动荡、经济衰落、外来军事侵扰，致使医学人才移散、学术活动衰落。例如辛亥革命以后，统治江浙的军阀相互混战，散兵游勇的骚扰，市镇经济萧条，坊店倒闭，使得杰出的医学人才隐匿避藏，更无学术贡献可言。

（2）旧中国官方的限制摧残和扼杀：早在1914年北洋军阀统治时期，教育总长汪大燮即主张废除中医中药，虽遭到中医界的强烈反对，但这种民族虚无主义的主张并未改变，仍对中医学界作了某些限制。1929年2月国民党政府召开第一次卫生工作会议，通过了余岩（云岫）等人提出的"废止旧医以扫除医事卫生之障碍案"，使摧残消灭中医的活动达到高潮。立即引起全国中医药界极大愤怒和强烈反对，请愿抗议形成巨潮。这一方案虽未执行，但对中医学的发展影响很大。

（3）不能正确把握中医及中医人才的特殊性：中医事业需要大批既有理论又有实践的人才，而某些教育方式使书斋式中医增多；语言符号是传播、交流、延续的必要条件，而中医学史源远流长，医学典籍浩如烟海，其断简残篇中讹文夺字颇为常见，使青年中医有茫茫不知所措之感；人们的传统观念认为"中医越老越好"，使青年医师得不到重视；某些青年中医往往低估自己目前的业务能力，对未来的角色模糊，使自己处于被动状态等等。这些都不利于成才。

（4）某些知识分子本身内在的消极因素：某些知识分子自身消极的一面，常常是事业衰退的因素。清·龚自珍曾说："白面儒冠已问津，生涯只羡五侯宾。萧萧黄叶空村畔，可有摊书闭户人?"诗人尖锐地揭露了当时社会上一些沽名钓誉的文人（包括医生），他们不学无术，只知投机钻营、攀龙附凤这一现实。中医事业如若缺少真才实学的人，不能不影响学术的振兴。

振兴中医学，人才是关键

1990 年卫生部、人事部、国家中医学管理局联合决定：采取紧急措施，做好老中医药专家学术经验的继承工作。我当时受省卫生厅、省中医管理局的委派，去北京参加了二部一局的第一次继承 500 名老中医药专家学术经验的拜师大会。从那时起全国的拜师工作，拉开了序幕。

我们浙江省于 1991 年也开展了老中医师带徒的工作。在省委、省政府的关怀和省卫生厅、人事厅、省中医管理局的具体安排下，经过了三年的工作，取得了显著的成绩，圆满地结束。在这三年的师徒继承工作中，厅、局领导从政策上、经费上、教学安排上、考核措施上都投入了大量精力。

在全国中医药出师大会上，卫生部陈敏章部长在讲话里说："中医药学是一个伟大的宝库，而老中医药专家的学术经验则是宝中之宝。因为历代中医药名家的独到经验不能完全反映在书本文献上，需要一代一代的后学者长期跟师实践。通过口授、心授、反复揣摩，才能逐步领会，掌握真谛。"

这一段讲话是非常实际的。因为，在若干年来，不少人对中医药学不甚了解。或认为理论陈旧，或认为中医能治慢性病而已；甚至有人归咎于老中医的保守落后。对照卫生部长的讲话，这些认识都是局限的看待中医和中医药学。

我省继承老中医药学专家学术经验今天出师。我们这些被继承人，年龄都是 70 以上，80 或超过 80 岁的老人。在我们这一代人身上，体现出走过道路的不平坦，其经历的沧桑是不言而喻的。

我们浙江省的十几位被继承的老中医，在学术专长上，尽管各自不相同，但都有半个世纪多的临床实践经验。其认识、体会也都在各自的脑海之中。这三年的继承，据我所知，被继承人都是尽我们之所知、所有，不论是学术上、技术上，都毫无保留地和盘托出。我们有个共同的愿望，要将这些像接力棒一样传递到继承人手中。

我们这一次的继承工作，虽已圆满结束，但被继承人一定仍将为继承人提供可以提供的一切绵薄之力。

江泽民主席最近在全国科技大会上指出：实施科教兴国的战略，关键是人才。要培养造就千百万年青一代科学技术人才，建设一支跨世纪的宏大科技队伍。

继承老中医工作的任务，不仅是继承老专家的学术经验，更重要的是培养了一批中青年学术和技术骨干。中医药学要发展，关键还是人才。

我省也是以"科教兴省"作为战略的，培养人才是关键。

科技的竞争是世界发展的重点，下一个世纪竞争必然更为激烈。而人才更是重点的重点。中医药学这一门尚待深入开发的学科，没有足够的合乎客观要求的下一代是不行的。

这三年的继承老中医药学专家的工作已经结束，继承人已经出师。我们被继承人做了"传道，授业、解惑"的工作。而我们的继承人，都是正在盛年，他们的虚心好学，刻苦钻研，锲而不舍，克服了工作、家庭、生活等各种困难，坚持完成继承学习任务。这种难能可贵的精神，令人感动。

值此出师大会在庆贺之余，再作几句赠言：

1. 团结合作　人是学术的载体，是学术活跃的决定因素。今后希望与周围的中医同行与西医同行，互相尊重，团结合作。因为团结合作首先要互相尊重。要先尊重对方，认真学习对方之长处。或以对方之长，反思自己之短。这将有利于学术优势相加，互相真正的得到提高。

2. 立足于实践　理论来源于实践，实践是检验真理的唯一标准。我们要将学到的经验运用在防治疾病的实践中，且要提高疗效。不能仅是用了老师的某些经验方就算到家了，而要真正达到"青出于蓝，而胜于蓝"。也就是说在继承老师的经验之外，还要提高，还要发扬。

3. 重视中医理论研究　中医学术体系中的独特理论和经验，是我国灿烂的传统医学文明的表征。在我们对民族固有文化怀有无比自尊自信的同时，如何利用当前现代医学在内的各种成就来发展中医学理论，是当前中青年中医，包括在座的继承人应该有所思而有所做的。

如果做了上面的这些，继承人一定超过被继承人。青出于蓝而胜于蓝是必然的。

各位继承人现在是 30 岁、40 岁，都将要进入 21 世纪，是跨世纪的人才。下一个世纪必然是要高过目前我们这样的水平的。中医药学这一门学科，将以怎样的面貌进入 21 世纪，进入世界科学技术领域？中医药学的腾飞靠广大的中青年中医工作者，包括在座的各位。摘取世界医学先进桂冠的希望，寄托在你们身上。但愿我们这些老人健康长寿，能与你们共享中医药学腾飞时的欢乐。

加深中医功底，提高临床疗效

早些年，就听说有人担心中医治病如果疗效不高，将会影响中医学术的声誉。这一点多数人有同感。至于如何提高疗效，众说纷纭。我想：从长远看，从战略上看，主要是要加深中医本身的学术功底；提高中医本身的诊治能力，而且在医疗工作中还需不断充实自己，完善自己。如此持之以恒，中医临床疗效必定会日益提高。

1. 加深中医功底，力争达到精深的水平

我曾写过一篇文章，名为"易学难精话中医"。说到易学，是指知之一般，背些汤头、药性，练几张成方、记诵些脉诀，亦可悬壶治病，故曰"易学"。这样的医生并不乏人，疗效当然可以想见。至于"精"，确实很难。"难精"是指"做到老，学到老，学到老，学不了"，"学不了"的也就是这门中医学。我望八之年，读书不算很少，行医半个世纪，确实也"阅人多矣"。但对中医典籍之浩瀚，学说之众，门类之广，道理之深，至今不敢说已精。所谓"精"者，重症、大病能"挽狂澜于既倒"。我用二三十剂、五六十剂能治的难症，他则用三五剂立起沉疴。技术到"精"，是经过"深"的钻研探索，长年累月的充实、提高，再充实，再提高。并非一蹴即就的。归根到底，是基本功要扎实。基本功不是考卷反映的成绩优秀就说明基本功已过关，而是要一辈子学基本功，做基本功。有人问我，做了几年医生，治病不大见效，病人也少，这是为什么？我说治病不见效的原因不止一端，但基本功不扎实，所见不广不深，遇到病分析不清，头脑里模糊，动手就错，处方没针对性，疗效必然不高。这都是平时学得不深，理解不透，记得不熟，心下若存若亡所致。

这"精"、"深"二字要做到，但不容易。历代名方精论，运用千万遍，其效显著的医学"精品"不少。只要辨证准疗效就显著。例如某名家治一病人输卵管阻塞，国外久治不好，他用《素问》四乌鲗骨一藘茹丸而获效，使中医学术的国际声誉提高。如果他不是精通整篇《腹中论》以及有关的学问并深切理解，是万万难以做到的。这是钻研探索"深"，技术就"精"，要做到精，虽然难，而且苦，但要力争。当然，中医学术的精，要以中医学理论指导下才能真正体现。中医之任何研究，必须用中医理论特色阐明它，才最有可能揭示规律，取得建树，才能算得上精，才用得有效。

要提高中医临床疗效，加深中医功底是关键。比如盖高楼大厦需要打地基一样，地基越深越坚实，大厦就能高耸入云。说到基本功底的加深，有一个系统学习的要求：举例说，要致力于准确辨证，首先要熟习中医经典中各种重要内容。了解、掌握、熟练、背诵。再是各种有价值学说的广泛深入理解。例如从病原的六淫、痰、瘀、疠气……病机的"不荣则痛"，"不通则痛"，治则的"升降气机、引火归原"等以及对方、对药的熟练和古人用药经验等都需有的基本知识。做到"拳不离手，曲不离口"一面温故知新，一面再深入提高。熟练了，遇到病人，就自然而然在脑中有印象，即可引用。曾有一位心悸病人，女性，28岁。西医诊断为阵发性心动过速。自觉心跳得厉害，发时全身振颤不能自己。卧床不起一个多月，住院治疗未效，有一天半夜心悸大作。无法可想请来老中医。这位老中医看到病人卷曲卧床，盖着厚被，全身颤抖，连床的栏架也动摇不已。诊视之后，老中医立即想到《伤寒论》"心下悸头眩，身瞤动，振振欲擗地"的条文。开了真武汤加龙骨、牡蛎。当夜进药两次，振颤遂止。又守方数剂，心悸振颤未再发作。这说明如果这位医生功底浅，原文不熟，很难想到用真武汤。当然，对原文还不能不分析就对号入座，还得作对勘、分析、辨证、判断等思维过程。若是胆识兼备，判断准确就可以出手处理了。

基本功的深浅与临床疗效好坏关系如此之大，是因为基本功是历代医家的经验体会和实践总结，这其中蕴藏着诊治疾病的法则、规律。是长期考验得出的规范化的功夫。可见基本功深，技术就精，疗效就高。

2. 不断实践，不断完善，不断创新

按照学序，循序渐进。学好书本知识的同时重视不断临床。中医学习的传统习惯，是直接跟师传授。即所谓"真传"。赞扬学生得老师的悉心教导，常说"尽得其传"。中医传统的师带徒方式，以及中医院校课堂教学以外的各项实习安排，都是由老师指导的实践机会。一般说，看原作，读原著都还是间接的传授。远不如直接随老师临诊，抄方，侍诊的收效大。跟师见习、实习是理论和实践相结合的根本原则，只有理论联系实际，这个理论才有用。理论本身才能得到发展。仅有理论没有实践是不行的。做中医要学中做，做中学，学做统一。医生在学成以后离开老师独立应诊，就进入更要探索钻研的重要时机，因为更多的是长年累月的自身实践，反映治疗效果也全在此时。

当然，对应读的中医书籍要读，要有一定的基本理解，然后探索，不断实践。学理论既要有决心、恒心，又要准确无误地在实践中应用。在实践中要做到辨证精确而有深见。而且力争对急症、重症、疑难症的诊治。这种难度大、要求高的实践锻炼是最有益的。这正如一位江南大名家所说的"医无浅见心才活，病到垂危胆亦粗"。

在不断实践的同时，还要不断充实，不断完善自己。这在前面已讲了。就中医学而论，中医学术体系中的独特理论和实践经验，是我国灿烂的传统医学文明的表征。我们也不能不注意到，在我们对固有文化怀有无比自尊、自信的同时，我们也面临着当代日新月异发展着的自然科学各项成就的吸引。如何利用当前这些外来内容，在尊重前人，继承中医学固有理论精华和宝贵经验前提下，洋为中用地利用现代科学，包括现代医学在内的各种成就来发展中医学，充实中医学，是当前中医工作者应该有所思而有所做的。浅而言之，我们在临床时，可以接触到各种化验单、检验报告之类，这些至少说是我们已经以各种机会学习过的、应该了解的，但是在医学科研日新月异的时代，对层出不穷的新内容也要有力所能及的了解。比如说，我们老医生

也常会听病人说或询问。例如鼻咽癌病人告诉你放疗时照"中光"（^{60}钴）或"大光"（直线加速器的高能 X 线）。老医生也要大致有所了解，以便作相应的中医药治疗之参考。

至于对我中医学本身，近年来科研成果和临床体会经验层出不穷，从基础到各科数不胜数。这些讯息，更是我们要不断充实的。

在不断实践，不断完善的同时，还要不断创新。中医学有优良的传统，也有创新的历史：金元时代中医学术见解就是汉代学术观点上的创新；明、清时代也有病原学上传染途径学说上的创新。至于从域外引进药材也是充实中药材方面的创举。创新是在传统的基础上，深入研究客观世界，从而得到新的启发，以至发现前人没有发现的规律，创造出与前人不尽相同的见解和成果。当然，这绝不是随随便便就能得到的。中医学在世界医学中放出奇彩的宝库，但这种光彩并没有到头。还有许多规律要等我们去发现。我们对待传统医学的正确态度，是尊重而不是迷信。要尊重传统，但也要创新，要突破。举一些浅显的小例子：有人告诉我，有一个国外来宾，突然出现剧烈的腰痛，丝毫不能行动。照针灸规律是"肚腹三里留，腰背委中求"。针灸医生为他针了委中穴，但不见效。一位青年中医，也是取委中穴，但是以三棱针放血，一下子，病人腰痛若失，立即照常行动了。另有一例，是一个病人腹痛年久，中西治疗无效，也没有检查出什么疾病。一位老中医用肉桂粉醋酒调敷"神阙"穴。不久多年腹痛也痊愈了。像这些似乎是微不足道的方法，也没有查考过以往有否这类的书籍记载。再如中医治肿瘤的扶正祛邪法等等，这些都是可以进一步探索的线索。

3. 重视医德，提高中医疗效

提高中医疗效的另一个因素是少数中医工作者，没能排除思想上、社会上的某些干扰。使得本身在作风、言论、形象上都没能为提高中医治疗的真正价值起作用。

做医生，提高治疗效果是天经地义的事。如果思想上重视自己的价值，你就得给世界创造价值。在改革开放大好形势下，社会上某种唯利是图，一切向钱看的不良作风干扰了医生的正常思想，使得极少数人视医学道德于不顾，开大方及无治疗必需的贵重药，使病家承受不必要的经济负担。我曾看到这类处方：有一医生治一女病人患急性颗粒性白血病，血象本不高。方中有二十几味药，诸如：别直参、西洋参、鹿角胶、鳖甲、龟板、炮山甲片、冬虫夏草、参三七、石斛、云南白药和一种医生特制的胶囊及一种龟鳖成药。这张方子数百元一剂。可是，病人服用后，食欲下降，血象一直上不去，下部见红，心悸怔忡不已。经辨证，给她服用几剂归脾汤加减，所费无几而症情轻瘥，进食也香了。当然并不是不能用贵重药。关键是：需要时必用，无需要就不必用。像这种社会不正之风干扰影响医生。处方不能治好病又加重症情。这是多么可怕的干扰。所以要排除这种干扰，通过重视医德来提高医疗质量。

此外，医生给病人留下的形象都要注意。诊病时，医生专心致意的对付病人，不谈病情以外的话，态度庄重和蔼。我常回忆我见过的一位老中医：祥和的仪态，尚未讲话，就有一种巍然的感觉，那一种真实不假虚饰，洗尽尘俗的学者所持有的气质，再加上精湛的医术，热情的态度，无怪乎深受病家的崇敬了。提高中医临床疗效，这方面也不能忽视。

要加深基本功底，学习新事物，乃至重视医德医风。要下一些功夫，要钻研学习，一定还要"勤"，还要"苦"。鲁迅说得好：我坐在桌子前写作是工作，坐在藤椅上看书是休息。"那里有天才，我是把别人喝咖啡的工夫都用在工作上。"这就是"勤"、"苦"。作医生的人千千万万，要有成就，要疗效好，受病家敬仰，离开勤苦二字是很难达到的。

提高中医临床疗效，加深中医功底是根本，同时也学习现代科学的东西。学传统，也学外国。像树根一样，吸收面越广，成长也越好。不保守，也不夜郎自大。既不能只在古人中打圈子，也不崇西轻中。做好应该做的，改正不可为的。治疗效果一定好。

21 世纪的中医——为庆祝院庆四十周年作

党的十五大是各行各业跨入 21 世纪的指针。我们中医药事业如何跨入21 世纪，同样要照这一伟大指针的精神去思考去操作。

1 历史的回顾

中国医药学，是中华民族优秀文化宝库的重要组成部分，具有源远流长、博大精深、影响深远的光荣传统。它经历了几千年的发展逐步形成完整的理论，具有丰富的临床经验，精湛的医疗技术。其辉煌成就，在世界医学科学发展的今天，依然熠熠生辉，璀璨夺目，保持着强大的生命力。

中医学曾长时期在多方面跻身世界领先地位。早在公元前6世纪春秋时，当时世界上绝大多数人还把疾病的发生归诸鬼神崇蛊的时候，中国的医学已经认识到人体疾病与饮食起居、喜怒哀乐有关。秦景公时，著名医生和已经用大自然的阴、阳、风、雨、晦、明"六气"失和来解释病因，在医学史上曾是最先进的病因观。春秋战国时正处于诸子蜂起、百家争鸣之时，也正是我国哲学思想丰富多彩的时候。以后的《黄帝内经》确立中医学理论体系，奠定了中医理论的基石。因为它大量汲取《易经》及诸子的辩证法思想，吸取《尚书·洪范》含有朴素唯物论的五行学说。被历代医家视为医典，至今不减其学术光辉。汉·张仲景的《伤寒杂病论》（《伤寒论》、《金匮要略》）是在《内经》理论指导下经过"勤求古训"、"博采众方"取舍了以前的大量治病方药。分析综合，完成了具备辨证论治纲领的临床治疗学巨著。隋·太医巢元方著《诸病源候论》，成为世界医学史上第一部内容最为丰富的探讨病因病理的专著。就医学各科的发展而言，早在公元前5世纪，名医扁鹊（秦越人）就掌握了内、妇、儿、五官、针灸等多科疾病的诊治技术，达到了当时医学的巅峰。公元2世纪，三国时华佗在外科手术上有了突破，他用麻沸散施行腹部手术。在外科史上留下了光辉的一页。公元4世纪，晋·葛洪在炼丹中观察到药物的化学变化，被誉为制药化学的先驱。唐代的《新修本草》是世界上最早由国家颁发的药典。孙思邈的《千金方》、王焘的《外治秘要》是收集汇总方药与治疗学的大成。宋·王维设计的针灸铜人是当时最先进的教具模型。12世纪法医学家宋慈的《洗冤录》是世界上第一部法医学专著。14世纪骨伤科学专家危亦林曾用悬吊复位法治疗脊柱骨折，成为骨科史上的创举。16世纪，我国已应用人痘接种法预防天花，被称为免疫学的先声。宋代自然科学发达，宫廷又组织人员校正医书并大量刊行普及，促使了医学上的争鸣。金·元四大家，推进了医学理论的创新。明代伟大的药学家、医学家李时珍的药物巨著《本草纲目》，更是我国医学科学宝库中的珍贵遗产。明、清医学不断发展，清代温病学说的成就，对传染病与感染性疾病的防治，直到本世纪初仍然远远走在世界医学科学的前头。到今天仍有重大价值。

鸦片战争给中华民族带来灾难，中医学也不能幸免。1914 年北洋军阀统治时期，教育总长汪大燮即主张废除中医中药，虽遭到中医药界的强烈反对，但这种民族虚无主义的主张未变，仍对中医界作了某些限制，使得中医学停滞不前。1929 年 2 月，国民党政府第一次卫生行政会议通过了余云岫等所谓"废止旧医"方案，准备消灭中医。汉奸汪精卫说过："中医的存在有辱国体"。在这种限制和扼杀的政策下中国医药学的处境困难重重，当然谈不到发展了。

新中国成立，在党和国家的关怀和倡导下，中医中药枯木逢春。党中央十分重视中医，各省成立了中医学院，各地成立了中医医院。在发掘整理中医理论方面，投入了大量的人力物力。中医教材的出版是近百年来中医的大事。就从我院来说，1959 年开始招收的第一期学员（即 65 年级）毕业至今，已三十年以上，他们的年龄多数到了花甲。且多已成为中医事业的骨干力量。当然 10 年浩劫中，中医学界也深受其害，损失惨重。党的十一届三中全会以来，中医学这一中华民族的瑰宝又被重新重视。无奈时间过多的丢失，积重难返。中央对中医工作的指示，首先指出"中医不能丢"，这是对中医学术提出的极其明确的警语。

2 中医如何进入 21 世纪

原卫生部部长崔月犁说："卫生部于 1982 年 4 月在衡阳召开了全国中医医院和高等中医教育工作会议，着重研究了中医医院和中医学院的办院方向，要求突出中医特色，把中医机构办得名副其实，并制定了相应的措施。衡阳会议以后，中医事业得到了较快的恢复和发展，但存在的问题还不少……主要是不少中医医院在诊治中没有很好地运用辨证论治，尤其是中医病房中医特色很少。教育和科研也有类似情况，对中医药事业的发展十分不利。"

中医如何进入 21 世纪？我认为在发挥中医特色的前提下要解决人才和

学术两大问题。

（1）重视中医人才的培养、提高：我在"江南中医学家的成就及其盛衰之探索"一文中指出中医成大才的应做到：①立志坚定；②基础扎实；③"明师"指点；④本人勤奋；⑤知识广博；⑥实践锻炼；⑦勇于创新；⑧著书立说；⑨良好医德；⑩成才机遇等 10 个方面。这都是指中医的自身条件。要进入 21 世纪作为人才培养的外部条件，主要是"保持和发扬中医特色"，培养大批高级中医人才，对中医院校进行教育改革，同时开展带徒。

自卫生部衡阳会议提出"保持和发扬中医的特色"以来，关于中医特色的讨论一直持续不断，但至今尚未形成统一的看法。这可能与中医学特色的多方面性有关。把整体观看作是中医学的特色确是一个方面。辨证论治无疑是中医学的另一特色。它是中医临证治疗的指导性原则，是理论联系实际的桥梁。重要的是中医学的特色在于它有独特的理论体系。当然这是它的主要特色。世界各国都有传统医学，但大多都渐次消亡，唯有中医医学至今尚存，其原因就是因为中医有一套能指导实践的理论。当然这些理论里也有糟粕需要扬弃。

要培养大批的中医人才，是指培养出来的人是真能掌握中医特色、有理论有实践能力的人才。而不能像有些资料上所说的："中医水平越来越差"，"中医'真'的不多"，"他们对中医药学术问题'一问三不知'"。那样的人（见《第一次中医药发展战略讨论会纪要》）在这个问题上要有战略思考，切不可目光短浅。要培养真正的中医高层次的人才，首先是中医院校的教育改革。改革中医教学内容、课程设置、教学方法等。现在中医学已纳入与其他学科相同的教学体制之中。有限的中医课程又大量引入了西医学的概念和思路。有些蕴藏着深厚的中医学术思想和理论的课程却被作为选修课，看得可有可无，这是不妥当的。一位我院 1958 年第 1 期西学中班毕业的老学员，现已 60 岁的老专家见到我说："老院长！听说现在中医学院本科生已不学中医经典著作?! 我们当时 3 年学制，却整整学了中医四大经典 2 年 8 个月……中医学院是中医最高学府，怎么能不学经典？"这些问题确实要认真地细细思考。

再说中医临床。在中医门诊纯粹用中药治疗，总的说还是不错的。但中医医院的病房，中医治疗率如何？据说不是逐渐提高，而是逐渐下降（当然不是所有的中医病房）。是中医药无用？抑或不会用？或不想用？这些情况如不能扭转，不认真解决，那么中医病房的设置成了可有可无了。前几年，曾有人说："中医要进病房，如果不会用西医治疗方法，我们认为不合格。"诚然，中医，特别是中青年中医既会用中医药方法治疗住院病人，又懂得使用西医的各种技能和操作管理病房，是一件很好的事情。反之，如果中医院校的毕业生，只会用简单的西医方法、知识、技能管理病房，而不懂得用中医四诊八纲、辨证施治诊治疾病，那么中医院校和中医院也没有必要办了。

总的来看，办好中医院校，不可以简单草率。培养目标，课程设置，实验实习，特别是教材内容，一定要符合培养中医这一基本原则。万不可简单草率。必须严格遵照党中央指出的原则"稳步发展高等教育"。真正领会精神实质。

中医带徒，是传统的中医培养人才的好办法。传统带徒的最好经验，是老师指定一些中医必读之书，由徒弟先学习，同时随师应诊抄方。严格的老师，还指出徒弟必须要背熟指定的医书内容，背得越熟越好。我认为这是一种很有用的基本训练。比如药性、四诊、辨证等这类基本功，往往是通过背诵而由浅到深的记入脑中。"拳不离手，曲不离口"。这如同从小背诵古诗文一样，初起不一定都理解，但背得啷啷上口了，从"不求甚解"到理解、到融会贯通。这种"先背诵、再理解"的方法，再加老师指点，自身不断习读，实践中不知培养了多多少少的文人、医生、大学问家。因为背熟的东西，到老也忘不了。我们耄耋之年的老医生，"脉诀"、"汤头歌"、"医学三字经"乃至"内经"、"伤寒论"、"金匮要略"原文都可以随口背诵出一些，确是终身受益匪浅。1990年人事部、卫生部、国家中医管理局，举办500名全国名中医带高徒700多名，这个高明的重大决策，造就的人才，弥补了中医院校学生不能学到老一辈的学术理论、治疗经验不足等情况。

（2）认真做中医学术的提高、发展工作：在现代科学迅猛发展的今天，中医学不能停滞不前，而是要与时俱进地积极发展自身的辨证思维，博采众长，百家争鸣，不断前进。同时要吸收先进的科学技术和现代化手段，为我所用，丰富自己。中医学需要发展和创新，但必须坚定不移地走自己的路，保持和发扬中医的特色。十五大报告说："我国文化的发展，不能离开人类文明的共同成果，要坚持以我为主，为我所用的原则，开展多形式的对外文化交流，博采各国文化之长，向世界展示中国文化建设的成就。坚持抵制各种腐朽思想文化的侵蚀。"

要求中医学术的发展，从长远看，提高中医理论的研究是首要任务。以日本为例，日本从隋唐起，到鉴真东渡传播中国医学，对日本医学起了很大的促进作用。一千多年来中医药学为其正统医学。当时中医药书籍传入日本的有 167 种之多，但日本汉方医学始终处于重实用、重方药、轻基础理论。也就是他们只看到了中医学的枝和叶，忽视了甚至放弃了它的根和本。以后虽出现了很多学派，但到明治维新前后，西方文化与科学（包括医学）传入日本。与世界其他国家一样，日本也出现了轻视、排斥传统文化的强烈倾向，仅管当时懂汉医的人远远多于西医，但"灭汉兴洋"的序幕从此拉开。对汉方医学的种种限制、改造，终于丧失了"正统医学"的地位，到了难以生存的地步。这在客观上是西方医学的优秀地位，而主观方面主要是汉方医学不重视，甚至排斥中医基础理论的结果。无根之木，无源之水，当然易倒易涸，这种教训值得我们借鉴。

我们面前最艰巨、最紧迫的任务首先要系统学习中国传统文化，学习当代系统科学、方法的前提下，对中医药学进行正本清源的深入研究；然后在此基础上，从基础理论的每一个概念入手，用现代语言和以系统方法为代表的现代科学方法对中医基础理论加以整理，使之规范化，系统化。这项工作搞不好，中医基础理论将面临被解体、被改造的危险。

对浩如烟海的中国医药书籍，由主要到次要的逐步整理、校注、解释，这是发展文化遗产不可缺少的工作。上面提到的宋代医学大发展，当时的"校正医书局"起了很大的作用。很多文化遗产包括医学书籍从内容到形式都发展和提高了。宋版书到目前还是被后人重视的，是对文化遗产的贡献。80 年代以后，卫生部组织全国专家点校注释占医籍，从 12 部重要中医经典到历代各家 500 种医籍都得到了一次认真的整理。不了解情况的人还认为是多余的事。殊不知校勘中医古籍就是系统整理研究中医学的一项奠基工作。凡是做学问、搞科研的人都知道古籍文献资料的重要性。中医古籍数量大，版本多，每有错漏。好的珍本，一般不易看到。校勘者从珍本、孤本等各种版本中反复校勘，得出相对正确的内容。这种实际工作踏踏实实做好了，对日后研究人员、教学人员贡献是巨大的。

对祖国医学的继承和发展，首先是继承。必须先把已有的成果搜集整理，继承下来，才能谈得上开拓和创新。同时也要收集现时全国各地名医专家的宝贵经验，加以整理、分析。如此在具备了多方面资料的基础上，经过比较、研究，我们就有可能站在前人的上面，也立于今人的前列。这就不断地有所发现，有所发明，有所创造，有所前进。这就是首先要继承，然后才可能发展提高的道理。

3 结语

中医药正在走向世界。据报道："世界上有四大传统医药体系：中国、埃及、罗马、印度。随着历史的变迁、后三个传统医药体系均已消亡，唯有我国的中医药体系经受住了时间的考验，不仅以其简、便、廉、验的特点为繁衍不息的中华民族提供了健康的保障，而且正在大步走向世界。甚至有人这样说，在科学领域，我国在世界上最有实力、最有后劲的，就是中医药。"现在"德国 85% 的人认为草药有效，且毒性低"，"英国政府拨款在大学开设中医专业"，"美国针灸疗法进入国民健康保险体系"，"日本汉方制剂的品种已有 2 万多种"。

社会向前发展，新世纪已经来临，一个崇尚自然、"回归自然"的大潮已影响全人类。随着世界各国有关法制的建立健全，中医药进入世界医疗主流体系已成为不可逆转的趋势。机不可失，时不我待，我们必须把握机遇，开拓前进。

抚今思昔话名医

历史上所习称的"名医"，是指理论深湛、经验丰富、有显著诊治效果、著述成果多、医德好、医风正、深得群众信任的好医生。

积极推崇我国历代的名医大家，并认真学习总结他们的经验，对发展中医中药事业，造就中医中药人才，肯定有现实意义。

1 历代名医所具有的特点

（1）**济世救人，仁爱为怀** 从有文字记载开始，就能发现医学名家差不多都具有宽阔、仁慈的胸怀。《内经·天元纪大论》说："上以治民，下以治身，使百姓昭著，上下和亲，德泽下流，子孙无忧，传之后世，无有终时。"张仲景《伤寒论·自序》中说："上以疗君亲之疾，下以救贫贱之厄，中以保身长全，以养其生。"这是以一片爱心对上下一切人疾病都要关注，作为医生的服务目的而加以遵守、教导后人。这样的医生不图名、不图利。三国时的华佗，这位大名医，不慕名利，拒绝为曹操做侍医。而将他精通的方药，用治一般百姓的小儿病、传染病、妇产科病、呼吸道病和皮肤病等。隋唐时的孙思邈谢绝了当时帝王请他做官而专于医道，认为"人命至重，有贵千金，一方济之，德逾于此"（见《千金要方·自序》）。在他的名著《大医习业》、《大医精诚》两文中，强调医生对病人"皆如至亲"，治病"必当安定神志，无欲无求。"陈实功在《外科正宗》里说："凡病家大小贫富人等，请观者便可往之，勿得退延厌弃。"龚廷贤《万病回春·医家十要》说"一存仁民，乃是良箴，博施济众，惠泽斯深"，"十勿重利，当存仁义，贫富虽殊，药施无二"。历代名医对仁心仁术的要求是很重视的。

（2）**读书临床，学验俱丰** 历代中医名家，不但医德好，而且医学理论深透，又有丰富的临床经验。张仲景这位汉代著名临床家，他既有一片赤心"感往昔之沦丧，伤横夭之莫救"，而且"勤求古训，博采众方"，通过实践著成《伤寒杂病论》，书中方组配严密，在因证立法、以法统方、随证加减等方面积累了丰富的经验，包含了许多组方原则，被后世尊为"众方之祖"。皇甫谧在《甲乙经》序里说："若不精通医道，虽有忠孝之心，仁慈之性，君父危困，赤子涂地，无以济之。"葛洪在《抱朴子外篇》中说："孜孜而勤之，夙夜以勉之，命昼日中而不释，饥寒危困而不废，岂以有求于当世哉，诚乐之自然也。"《诸病源候论》作者隋太医令巢元方是医学理论造诣很深的临床家，他是我医学史上第一个系统论述病因、证候的名家，他读书多，实践多，医疗经验丰富。中医名家中这样读书、临床，学验俱丰的非常之多。隋唐以后乃至金、元、明、清，更是不胜枚举。

（3）**博学多才，乐于创新** 历代大名医，不仅是医学理论博深、临床经验丰富，更有一点是都具有渊博的多方面知识。因为中医学术是包含在中华民族优秀文化范畴之中的，历代中医大名家，都是有很好的中国文化基础和修养。《素问·著至教论篇》说："而道上知天文，下知地理，中知人事，可以长久，以教众庶，亦不疑殆。"明确地指出医道应该上通天文，下通地理，中通人事。这样的学术，才可以长久存在，以它来教传后世，亦不致有什么疑惑。晋王叔和"博通经史"；陶弘景"明阴阳五行，风角星算，山川地理，方图产物，医术本草"；庞安时"凡经传百家之涉其道者，靡不贯通"。至于李时珍，更是"读书十年，不出户庭，博学无所不睨。"张介宾"博学，于医学之外，象数、星纬、堪舆、律吕，皆能究其底蕴"。《清史稿·叶桂传》载叶天士认为："医可为而不可为。必天资敏悟，读万卷书，而后可以济世。"这些都是指出一个医生必须具有渊博的知识，做到博学才能有做医生的条件。

博学多才，方更能创新。《素问·移精变气论篇》说："去故就新，乃得真人。"可见在当时的医学思想上，并不故步自封，而是主张"就新"的。张景岳解释这句话说："去故者，去其旧习之陋。就新者，进其日新之功。新而又新，则圣贤可以学至，而得其人之道也。"张仲景创六经辨证与脏腑辨证，创立了自成体系的临床辨证施治之后，经晋唐名医的搜采旧论、整理编次；宋金之校正、定型；到明清名医学派竞起，学术上创新而精进。从汉至清，由于名家创新说，各方面学术争鸣，使伤寒学术达到了鼎盛。另一方面的创新，可以从金元四大家、温病学派与时方派的创新立意和发展看出，名医刘完素创立火热学说；名医张从正创攻下学说；名医李杲创脾胃学说；名医朱丹溪创滋阴学说等。刘完素的学说实为温病学说的萌芽。到明代名医吴有性以《瘟疫论》突破，成为一个新学说；名医戴天章进一步从辨证诊断上创新；到清代中叶，叶天士、薛生白、吴鞠通、王孟英的学说与著述，已成为温病四大名家。更有创新价值的是清王清任亲自观察尸体脏腑，创造"血瘀"学说，自创多种补气方、逐瘀方，对后世贡献甚大。以上只是历代名医创新的若干大项。

从近百余年来的名医情况看，他们不仅具有济世的仁心，而且都是读书多，临床经验丰富，博学多才和乐于创新的。中华大地名医何止千万。现仅举江南部分名医。孟河费伯雄是晚清独树一帜、颇享盛名的地方医学流派大名医。《清史稿》说："清末江南诸医，以伯雄为最著。"他技术高明，疗效卓显，声望很大。所谓："煊赫一时，舳舻衔接数十里，有声震寰宇，为名公巨卿倾覆者。"可见当时盛况。费伯雄两次进宫为道光帝之母和道光帝治病。孟河医派影响从晚清、民国，直至新中国成立以后，源远流长。孟河除费氏外，清乾嘉年间之马省三以外科成名。其孙马培之内外兼长，名重医坛，曾为慈禧诊病。其他如丁甘仁，由常州迁居孟河，游于马培之门下。这些名医，不仅临床上创造业绩，而且在发展中医事业上也作过可贵的贡献。费伯雄之孙费绳甫，费兰泉之学生余听鸿，被人们尊称为余仙人。丁甘仁之门人如朱治安、许半龙、程门雪、秦伯未、章次公、黄文东等都是一代大名家，望重全国。孟河学派有一好的学风，它是费伯雄提倡的"醇"字，认为医要"醇正不驳"，要"存真"。务求"在义理上之的当，而不在药味上之新奇"。著作《医醇賸义》。治病戒偏戒杂，采取"和法"、"缓治"，认为"只有平淡之极乃为神奇"。嘉定张山雷，精于医，任浙江兰溪中医学校教务主任，著述丰富，主张参考现代医学，以取长补短，在近代中医教育事业上做出了贡献。绍兴何廉臣，先儒后医，在医理上推崇叶天士之说，编著、重订医书甚多。被当地推为"越州翘楚"，并与裘吉生、曹炳章被称为"越州三绝"。多数名中医在医德、医风、理论、临床上继承了前人优秀品质，也多有创新贡献。

2 继承发扬 力争成为名医

历代名医，以其德行嘉美、医术通达、多有贡献而取信于百姓。我们应该学习名医之长，继承发扬名医之学术，力争成为名医。

新中国成立以来，我党三代领导人对中医中药十分重视。毛泽东主席题词："中国医药学是一个伟大的宝库，应当努力发掘，加以提高。"邓小平同志题词："要为中医创造良好的发展与提高的物质条件。"江泽民同志题词："弘扬民族优秀文化，振兴中医中药事业。"在如此大好形势、大好机遇的盛世下，中华大地青年中医日益增多，水平不断提高。抚今思昔，我没有黯然，没有怅惘。相反，我看到后继有人，看到我中医队伍不断壮大，前途无限光明。我们不要辜负党重视中医药事业这一事实，应在学习发扬中医药事业上作贡献，力争成为一个理论功底厚实，临床经验丰富的医生。要深切领会"三折肱始为良医"的艰辛，长时间不断积累学识，在长期的医疗实践中有所发现、有所发明、有所创造、有所前进。名医者，实际上是临床上有较高境界的出色的实践家。

我特别希望青年中医同道，你们也许现在并不出名，但你们对继承发扬中医中药事业肯定有勇气，能够迎接各种挑战，不畏艰难，承受所走道路上可能出现的障碍乃至风险。青年同志们，你们有时间，有精力，不怕挫折。即使一时不很顺当、不很如意，但可以从挫折中吸取有益的教训。事业有成功，有失败。失败不是人生的污点，要创新只能付出代价。失败也不是不能接受的。随着时光的流逝，老一代中医，曾走过艰辛甚至坎坷的道路。目前我国健在的老中医寥若晨星，至于医术精湛、经验宏富、著作等身的中医学家，更是屈指可数。后继乏术的问题仍未完全解决。整理继承名老中医学术经验虽然紧迫，但更重要的是青年同道要有坚定的学好中医的信念，坚定而务实的思维，积极参与弘扬中医学术，推动中医事业发展。

中医未来的希望之光，就在前头。

再论加深中医功底，提高临床疗效

"知我者，谓我心忧；不知我者，谓我何求？"

我在六七年前写过一篇"加深中医功底，提高临床疗效的文章"，为什么再说这个问题呢？因为从实际观察中，觉得我们培养造就中医人才，应不断注意中医功底的加深和临床疗效的提高。这是我对目前中医学术的忧患意识，也是文章首先写两句话的缘由。

中医药学是中华民族宝贵文化遗产的重要组成部分。数千年来，中医药以其系统的理论体系，显著的临床疗效，浓郁的民族特色，成为人类医药宝库的巨大财富，为中华民族的繁衍昌盛作出了巨大贡献，也对人类健康事业和世界文明产生了积极的影响。回顾中医几千年的发展史，它走过了一条曲折的道路。尤其是在西医西药传入我国以后，由于晚清和国民党政府采取抑制、排斥甚至取缔中医的政策，使中医药事业受到极大冲击，处境十分艰难。新中国成立后，在党和国家三代领导人的高度重视和亲切关怀下，中医中药事业得到迅速恢复和发展。中央及各级政府把发展中医药事业纳入社会经济发展规划，制定了一系列继承和发展中医药的方针政策。我国《宪法》规定了"发展现代医学和我国传统医药"，从而确立了中医药的法律地位，为中医药的发展提供了法律依据。目前我国已经有几千所中医医院，几百所民族医学院，几十所中西医结合医院。全国现有高等中医药院校和民族医学院 30 余所，及大量的中医药科研机构，及大量的中医本科毕业生、研究生、进修生正在不断充实中医队伍。

在如此大好的形势之下，新世纪的中医药学，既面对难得的历史机遇，又面临巨大的挑战。我们该如何抓住机遇，提高中医队伍素质，开拓进取，如何把广阔前景发展得更好？

人们常说发扬中医的特色。什么是特色？中医学是一门古老的传统医学科学，它对疾病的认识、诊断、治疗手段，离不开传统的中医理论体系和诊断技术。中医的经典论著，至今仍然具有指导中医临床的实际价值。在现代科学技术日新月异发展的今天，中医学虽然几经沧桑，仍始终屹然卓立，为人民所信任，为世界医学家所重视。这是为什么？显然，这是因为中医有疗效。现代医学发展快，理论探讨也很深，但对许多疾病的治疗仍未能完全解决。中医学确实能解决现代医学所不能解决的某些疾病的治疗问题。目前中医之所以越来越被国际国内科技界所重视，关键即在于它的疗效确切。而中医临床疗效的好，是在中医理论指导下采取的诊断和治疗方法下取得的。对中医的理、法、方、药进行系统学习，全面掌握、发扬中医辨证论治的特长和优势，提高中医中药人员的业务素质和医疗水平基础，努力提高临床疗效，这样就能保持中医特色，发扬中医特色。

今年 5 月我应邀出席在天津召开的中国首届中医药文化节。在会上有医学家和老中医纷纷强调："中医药是具有中国特色的、包含丰厚文化底蕴的一门医学科学。中国文化作为科学的载体，对学科的发展起着重要的促进作用。探讨、研究中医药文化的内涵，有利于激发爱国热情，推动中医药现代化。""中医中药中有许多是世界上没有的，只有我们有"，"中医药研究要注意文化的研究，方法论、思维方式在中医学研究中十分重要"，"对目前高等中医教育过分强调实验的问题感到担忧。认为一个中国文化底蕴不足的人，是不会成为高水平的中医的"。以上这些卓见，深为与会者所赞同。

只有加强中医功底，才能提高中医临床疗效。而中医功底的加深，当然离不开对中国文化的一定领会和掌握。掌握得越深刻，对中医理论的领会就越透彻。

我曾说过中医学易学而难精。"易学"者，是指知之一般，背记些汤头、药性，记诵些脉诀，亦可为人治病。这样的医生从古到今，并不乏人，其临床疗效可以想见。至于"精"，确实是难。因为学无止境，天外有天，山外有山。"做到老，学到老；学到老，学不了。"学不了的，就是这门中医学。就我来说，医学得自家传，垂髫即开始接触中医中药。后就读于中医学院，当时"三更灯火五更鸡"，十分用功，毫不松懈。毕业以后，即涉足于临床，所见重病、大症、麻、痘、温、热、鼠疫、霍乱、伤寒、喉痧、痨瘵、臌、膈，数十年来接触病人，当以千万计。见识不谓不多，读书不算很少。但对中医典籍之浩瀚，学说之众，门类之广，道理之深，至今不敢说自己已"精"。所谓"精"者，对一切重症、大病能"挽狂澜于既倒"。我用二三十剂、五六十剂能治之难病，他只用三五剂立起沉疴。技术到"精"，是经过"深"的钻研探索，长年累月的充实、提高、再充实、再提高，并不是一蹴即就的。归根到底，是基本功要扎实。所谓基本功，不是学校考卷反映的成绩优秀就是基本功已过关了，而是要在离开学校之后，乃至一辈子都在温习基本功，使用基本功。

有一位医生问我，说是"做了几年医生，治病不大见效，病人也少，这是为什么?!"我说治病不见效的原因不止一端。但基本功不扎实，所见无多，所知不深，遇到病分析不清，头脑里模糊一片，这样必然动手就错，处方用药临时凑合，没有针对性，效果必然不良。这都是平时学得不深，理解不透，记忆不熟，心下若存若亡所致。基本功像似建筑物的基础，基础扎实巩固，再加上不断的添砌，就能形成像模像样的大厦了。我一再说的加深中医功底，就是这个意思。

要提高临床疗效，主要一点是要将临床疗效和中医理论结合起来。如果你在临床诊治中丢弃了"望、问、闻、切"四诊，离开了"八纲"分析，你即使掌握了完整的检测、化验资料（当然目前中医对这些也是应该掌握的）。试问，你将凭什么来用中医方法诊治疾病？反之，如果你以"四诊"、"八纲"诊治疾病，就胸有成竹，然后进一步鉴别所作辨证论治有否舛误，进而推敲方药用量，这样就不离其宗了，治疗效果可以期得的。

再说，加深中医功底，提高临床治效，说到底，还是一个不断充实提高自己的问题。在当前"文理渗透"、"边缘学科"、"交叉学科"已被人们越来越重视，并正在大力发展。我们在作这方面用功的同时，要下功夫从我中国文化本质上的提高作为着眼点。万万不可放松了甚至丢弃了所掌握的中医专业学术知识。而是对中国文化、中医理论作进一步的钻深钻透。

我一贯主张"读书"、"再读书"、"好书万卷读非多"，时至今日，也可能会遭到嘲笑，视为"迂腐"。但我却认为做什么事，书里都可以找到答案。做医生，要提高临床疗效，重新去认真读书，在书廊里可以取材，为我所用，肯定不会毫无所得的。

重温中医典籍认真继承创新（之一）

中医药是中华民族的传统优秀文化，是我国卫生事业的重要组成部分，要继承创新，要树立科学发展观，切实继承和发扬中医药的科学内涵、学术本质和特色优势。同时，运用现代科学技术丰富和发展中医药理论及技术。

近些时候在一些医学报刊、教育报刊上对中医工作、中医学术等有关评论不少，有的还是系统报道，是对中医药的继承、发扬等提出的看法。同时，全国部分耄耋老中医还接受了有关报刊的采访，我也被采访了。之所以有这些评论，主要是人们观察到现在学习中医的人虽不少，其中有些人临床水平相对偏低，有的人虽已取得了学历资格，有了一定的学位、职称，甚至是荣誉称号等，但他们的临床技能却与传统老中医相去较远。我对这个问题，认为这些同志可能对中医药基础继承不够、了解不深、知识不广。久而久之，遇到病人，首先思考的不是中医的四诊八纲、治疗法则等中医药的学术理论，当然谈不上疗效了。为什么有这种现象出现，我想，他们对学习中医药缺乏信心。他们对中医药的科学性是否得到真正的确认是一个关键的问题。他们对一些用现代科学无法解释清楚的很多中医有关问题持怀疑乃至否定的看法（很多中医学的问题，是在几千年来经过千千万万人身体上治疗实践得出的结果。有些问题也可能是用现代科学认识水平尚难以说明、破译的），对中医学信心的危机是关键。不解决这个问题，如何去积极的继承、探索研究、创新呢？长此以往，有些人疏远了中医药重要典籍的钻研学习，认为可有可无，不去重温它、重读它。不善于用中医方法辨证施治地对待病人是临床疗效不好的根本原因。回顾 50 多年前，党和政府为了挽救被旧中国扼杀的中医事业，贯彻党的中医政策，在全国开办中医进修学校，设立中医医院，培养中医师资和中医后继人才。招收全国各地的中青年及部分年龄较大的社会上中医让他们系统学习中医经典医著，一面学习，一面试教，编辑各种重要中医经典的参考资料。经过几年时间，在全国造就了相当一批有真才实学的中医人才。如已故北京中医药大学的董老等就是从当年南京中医进修学校毕业的。就浙江而言，我当时是浙江中医学院前身浙江中医进修学校副校长，于 1955 年前后陆续开办了多期的中医师资进修班，主要课程是中医经典和名家专著，一面学习，一面结合学员原来的临床实践探索钻研。几期办下来，为我省各地培养了熟谙中医学理论与临床的中医教学和临床骨干力量。有些留校的师资班学生，也成为浙江中医学院的主要中医教学力量。现在已成为名老中医。再从浙江中医学院首届 65 届和 66 届毕业学生来说，当时学制是 6 年，三分之二以上的时间是学习中医专业内容，几门中医经典均为必修课，教学学习和毕业实习都以中医内容为主。由于中医基础扎实，他们大多已成为我省的中医专家、教授、硕士、博士研究生导师、各级名中医。可见要成为名副其实的中医，都离不开扎扎实实多读中医药书籍，特别是中医经典著作。同时，还要不断随中医前辈临诊抄方、侍诊。从理论到实践先入为主地将中医药根基打好，扎扎实实继承下来。当然，还要不断充实自己的中华民族文化的修养。先父公旦先生曾说过，"做一个医生，不仅要把医学学好，还要把中文、经、史等学好。"这样文与医能相互促进。历代大名医都是有扎实古文根基的。要成为真正的名医家，不仅要有精深的专业理论，还要有广博的人文知识，举凡文、史、哲……都在涉猎之列。我在上学之前，五、六岁时的家庭教师除要我背诵诗词外，五经中的《诗经》，四书中的《论语》、《孟子》就有些能够背诵。到读小学、中学时，《古文观止》中的选篇，也能熟读背出一些。如《出师表》、《赤壁赋》、《桃花源记》都能朗朗上口了。以后的一路学医上大学，又年年月月不断地读一些背一些。诸如《葬花诗》、《长恨歌》、《琵琶行》，乃至《圆圆曲》等，这样从古文诗词至医学典籍中要背的内容，如《内经》的篇段、《内经知要》、《伤寒论》条文、《金匮要略》条文、《药性赋》、《汤头歌诀》等等，日积月累，不断增多加深。我深深体会这对我的中医临床水平也与日俱增地向前迈进。当然也包括得暇就读诸家医书、诗文集。久而久之，不仅对专业水平有所充实，文学水平有所提高，即便是人的修养、气质，也在不知不觉中完善着。《清代名医医案精华》序文中有句话说"医非学养深者不足以鸣世"，确是至理名言。医术精，修养深，医得名，医风必正，医德必厚重。可见重温中医典籍，必然会提高临床疗效。如能同时注意提高对人文修养的水平更为有益，因为中医学这门学科与中华民族传统文化不可分的，它们相辅相成的。

重温中医典籍，是继承创新的基本功。如果没有很好的继承，无根之木，无源之水，就不能很好的创新。中医典籍，浩如烟海，择其善者而从之。既包含历代有用的中医书籍，又有学校教材中学过的要重温，特别是原书原文。学校里没有学过的，也要浏览、涉猎、选读或精读。一般称的中医经典，是指的《黄帝内经》、《伤寒论》、《金匮要略》、《神农本草经》及温病学说名著等。经典著作以外的历代医家著作也要温习。我体会：温习重读，每读一次，肯定有一次的收获。一面工作，一面温故知新，不要多久，不仅临床水平有所提高，创新的思维也会与时俱进。

中医典籍非常浩瀚，《黄帝内经》是最为重要的经典之一。它以我国古代朴素唯物论和辩证法为指导思想，以阴阳五行学说和藏象经络学说为理论核心，在全面总结汉代以前的医学成就，充分汲取当时自然科学和自然哲学成果的基础上，揭示了人体生命科学中诸如解剖、生理、病理的奥秘，创立了中医学特有的诊断、治疗、预防、摄生等方法。它不仅被后人视为中医学的经典，且为后来中医学的发展奠定了基础。历代对《内经》的注释、阐解等甚多，都从《素问》、《灵枢》原文着手。而传统学中医者，每以原书原文为主，但亦有根据各自的师承。近来中医院校多从《内经选读》学起。这对诊务忙碌的医生、学徒、教师、学生来说，也是无可厚非的。这样先得《内经》准则于胸中，然后视实际情况而争取通读《素问》、《灵枢》原著，得其深义精髓，逐渐融通。重要经典之二，就是张仲景的《伤寒杂病论》，即现在的《伤寒论》和《金匮要略》两种。张仲景的《伤寒论》是据古《汤液经法》所撰成的。他在著作里按照"勤求古训，博采众方"的精神，其中的为病、为证、为方、为药虽不全是张氏的个人创作，但一经张仲景之手定，也反映了他的学术思想。张氏创制的六经赅阴阳、表里、寒热、虚实，使得病变万千，都可以执简驭繁，方便后人。中医学的辨证论治精神，即是出于《伤寒杂病论》，它是对中医诊治方法的创造性贡献。《伤寒论》、《金匮要略》虽成书于一千七八百年之前，但它对中医临床的指导意义深厚，至今仍有极大的研究价值，成为中医重要经典著作。《神农本草经》是一部重要的中医典籍，它是我国最早的一部药学专著，它奠定了我国本草学的基础，是学习和研究本草的重要文献。

温病学中的《温疫论》、《温热论》、《温病条辨》、《温热经纬》等都对临床，特别是诊治时病，有不同于前人的确切价值。比如对时行病的病原，从前人的"风寒中人"明确指出"病从口鼻而入"，用药亦有新方。这种创造性的发现，对病人诊治时病，提出了更有效的手段。除了上面提到的重要著述之外，历代各种类书、通论，如《千金方》、《外台秘要》、《巢氏病源》、《儒门事亲》、《东垣十书》、《丹溪心法》、《韩氏医通》、《医宗必读》、《医门法律》、《张氏医通》、《医学心悟》、《类证治裁》、《医林改错》等及本草类专书，均可选择阅读或重读。有的可以对照参阅。经过一段时间的充实、积累，我们在继承方面即提高了一步，也为创新具备了更有益的条件。例子很多，如抗疟中药双氢青蒿素及片剂被评为当年的全国十大科技成果。而青蒿治疟，见于《外台秘要》卷5中。它说"肘后疗诸疟方，取青蒿一把，一味以水一升渍，绞取汁，尽服之。备急张文仲方"。可见，只要我们去继承、去探索、去研究发掘类似的线索，尽管记载是原始的、初步的，但经过科学探索、艰辛研究，必有所得，取得创新，为祖国，为人类提供服务。

重温中医典籍认真继承创新（之二）

"半亩方塘一鉴开，天光云影共徘徊。问渠哪得清如许，为有源头活水来。"宋代朱熹这首《观书有感》里，对如何读书、温习说得很真实，很形象。池塘里因为常有活水流来，没有死水积滞，像明镜一样，清澈见底，映照着天光云影。诗题是《观书有感》，明显是朱熹把难懂的书忽然领悟了、读通了的时候，才生出这种感觉的。我们对中医药学要继承创新，完全可以从中得到启示。

本刊上期谈的重温中医典籍和认真继承创新，是讲缘起及其重要性的第一篇。现在将中医重要典籍，逐一作些介绍、提挈，以便重温这些典籍时，能起到参考的作用，本篇先讲《黄帝内经》。

《黄帝内经》又称《内经》，是中国医学最早的一部经典著作，它以简练而精辟的文字和深沉广博的内容是为两千多年来中国医药界所必须了解的医学典籍。它不仅是一部浩瀚的中医典籍，而且更是中华民族文化遗产的重要宝典。因为远古历史上最惨烈的涿鹿之战中，黄帝战胜了蚩尤，中华民族第一次实现了统一。面对着饱受战乱之苦的民众，在统一中国后的黄帝思考最多的，就是民众的生存和健康。因为这关系到中华民族的兴衰与存亡。黄帝经常与他的医臣们如岐伯、雷公、俞跗、鬼臾区、桐君老人等探讨民众的健康和医药事宜。这些探索的内容被不断的记载积累，用为对民众诊治疾病的原则与方法，并流传下来。一般考证，《内经》成书于春秋战国时期。当时的医家，把黄帝和医臣们的这些内容，口耳相传的医药经验及各地方各民族长期与疾病作斗争的片段资料记录收集下来，加以整理、综合，结合当时的学术思想，编辑成书。这一推论是符合历史发展规律的。根据现存的《黄帝内经》内容来说，除了主要方面在很大程度上还保存着古代的本来面目之外，其中有一部分可能是后人增补的。这是因为在《内经》成书以后，曾经经过了若干次的战乱。如战国七雄吞并、楚汉相争、汉末的纷扰以及永嘉之乱、晋室东渡等。在战乱频繁、社会动荡之际，散失残损，都是不可避免的。后人及时补充，亦是意中之事。可见这部巨大著作，绝不是出自一人之手，也不是一个时代、一个地方、一个民族的医学成就，而是有历史的、各地方的医疗实践、可靠的总结性的巨著。

《内经》的具体内容，实际上关系到中医学整个体系的问题。因此，为了正确理解中医学的理论观点，正确掌握中医的医疗规律，学习和钻研《内经》这一经典巨著，具有深刻的意义和非凡的价值。

《内经》认为人的生命离不开气，气的生活含义十分重要。《内经》的阴阳思想，形成了最完整、最系统、最深刻的生命科学学说。被称为"量子之父"的著名物理学家波尔，当丹麦为感谢他的科学成就，要封他为爵士，要波尔选择一种图案作为纹章时，波尔选的是中国的阴阳太极图。他在纹章上刻下了几个字："对立即互补。"阴阳的流变，五行的奥秘，贯穿《内经》的全书。藏象学说是离不开五行、阴阳的。从《内经》里还看到了心理疗法。一整套的如"以情胜情"的"恐胜喜"，"悲胜怒"，"喜胜忧"，"思胜恐"，这些都是中国医学贤圣们超人的智慧结晶。至于经络学说，几千年来，按《内经》所展示的手足三阴三阳、奇经八脉治病，经两千多年的临床验证，极其准确有效。《内经》的预防医学思想更是十分出色，它说："圣人不治已病治未病，不治已乱治未乱。夫病已成而后药之，乱已成而后治之，譬犹渴而掘井，斗而铸锤，不亦晚乎！"至于防病养身，认为"恬淡虚无，真气从之；精神内守，病安从来"，主张保养"精、气、神"；平衡体内阴阳，做到"起居有常"等等。内容非常丰富，足见《内经》的历史价值及其医学理论成就非凡。所以自秦、汉以来，一直受历代医家的高度重视。人们发现21世纪现代医学提出的生态医学等观点，竟然与两千多年前的《内经》相同。《黄帝内经》成书于两千多年前，这部神奇的秘籍，经唐代鉴真大师东渡日本时带到日本，至今还供奉在日本的皇家寺院中，奉为国宝。北宋时高丽国进《黄帝内经·灵枢》要求交换中国历代史等书，当时朝廷以《册府元龟》等书换回《黄帝内经》。

《黄帝内经》有两大部分，即现存的《素问》及《灵枢》二书。主要内容是：

《素问》第1～2篇，论述人身发育的规律，养生的原则与方法，以及"不治已病治未病"的预防医学思想；3～7篇论述阴阳五行学说在自然界、人体各部机能以及疾病治疗等方面的联系；8～11篇论述脏腑生理与其主病；12～14篇论述针、砭、灸法、按摩、汤剂、药酒、温熨等治疗方法；15～21篇论述以脉为主，包括色诊、问诊的诊断学说，以及疾病归转、死亡征兆；22～30篇论述有关脏腑、经络等病证的临床辨证规律；31～48篇论述若干主要病类（包括热病、疟、厥病、腹中病、风病、痹病、奇病等）的病候及其诊治方法；49～65篇论述周身孔穴（气穴、气府、骨空）的名称、部位和针刺的手法、补泻和禁忌，以及有关经脉病候的解释、疾病演变过程；66～71篇及74篇（72、73两篇仅存篇目，原文佚，仅遗篇）共7篇，篇目均有"大论"字样，系唐·王冰据古佚医书补入者，主要阐述运气学说在医学上的应用；75～81篇杂论有关医理及诊法中的一些问题。

《灵枢》第1～9篇论述九针的形制、十二原穴、五腧穴（井、荥、腧、经、合）、根结穴、针刺方法（九变刺、十二节刺、三刺、五刺等）、针法补泻，烫法、脏腑病候及与情志的关系；10～18篇论述人体经络系统（经脉、经别、经水、经筋）、体表测量（骨度、脉度）及营、卫、气、血、三焦所主等；19～30篇论述四时杂病、五藏病、寒热病、癫狂、厥病、周痹及其他杂病的病候及刺法；31～41篇论述脏腑解剖、色诊，不同体质刺法，泻血，有关四海、五乱、阴阳清浊、阴阳应十二月之理论及胀病、癃病等；42～46篇论述五行与五腧、针刺之道，疾病传变，梦与疾病、五变病；47～55篇论述脏腑类型，脉诊（人迎、寸口）望诊，疼痛病机，灸法补泻，人体发育、要穴（标本、气街）及禁刺；56～66篇，论述二十五种人体类型、百病始生、病之顺逆、卫气失常、贼风、水胀病、五行与五味等；67～81篇论述人与自然、五行所主，五人，尺肤诊法，卫气行，九宫八风，九针论、行针之法、刺有五节，以及多种杂病（上膈、无言、寒热、目不瞑、疟病、风病、眼目诸病、痈疽等）。

《黄帝内经》阐述了中医的基本理论，它涉及的范围甚广。由于历史价值及其学术成就，一直被历代医家高度重视，从而产生了和《内经》有关的大量注释、节要，甚至语译等医学著作。对《黄帝内经》这样一部重要著述，内容又如此博大精深，作为医生必须要熟读精思，温故知新。当然现在的中医工作者，医生、教师、医学生要学的东西确实不少，时间确实也不够支配，但可以科学的发展观，做到"有所为有所不为"，匀出时间来加深中医典籍的重温重读，不仅对提高临床疗效有较大的收获，即使对中医的创新，也定有充足的活力，发现新思路。

重温中医典籍认真继承创新（之三）

在全国中医药工作会议上，吴仪副总理讲话提到中医药是中华民族的传统优秀文化，是我国卫生事业的重要组成部分，要抓好继承创新，加大支持力度；强调要树立科学发展观，切实继承和发扬中医学的科学内涵、学术本质和特色优势，同时运用现代科学技术丰富和发展中医药理论及技术，要不懈地推动中医药理论创新和中医药的现代化、市场化、国际化。

国家领导人对中医药事业如此重视，我们不能辜负这股切期望。继承也好，创新也好，都要以人为本来积极响应。本文前两篇提到重温中医典籍的缘由和内容，这里讲对重温张仲景《伤寒论》、《金匮要略》的有关方面。

《伤寒论》为后汉张机（仲景）所撰，自汉、唐、宋至今，它吸引历代医家的重大兴趣，中外学者学习研究或从事注释者不下四五百家。这一事实本身，说明这部书既经得起医家从不同角度去推敲，又经得起不同时期的实践检验。日本汉方学者和田正系说：汉方医学的经典著作，为《内经》、《伤寒论》、《金匮要略》等，但最有价值者，惟伤寒论也……是项著作，虽系古代文献，但是数千年间医疗实践之真实记录。"真实记录"四个字说得非常确切。它记载了疾病真实的原本情况和诊断、处方、用药的状况、效果，而找出的规律和经验，作出了辨证论治的样板和楷模。按它的理论、规律、特定的处方去辨析，去诊治，因而造福于千千万万的病人，至今沿用不衰。

《伤寒论》将伤寒病变过程中的各种症状，根据病邪侵袭部位，综合人体正气强弱，病势进展缓急等情况，分析综合，分为太阳病、阳明病、少阳病、太阴病、少阴病、厥阴病，综称为伤寒六经病。此种分析疾病的六经辨证，说明先须识别经络。不识经络，触途冥行，不知邪之所在。六经是包括手足阴阳十二经。如邪袭太阳、阳明、少阳致病，此三阳病者，患者多正气未衰，其病多为邪实。由于病邪所犯部位不同，三阳各有经证、腑证之分。如太阳经证，太阳腑证；阳明经证，阳明腑证；少阳经证，少阳腑证。若邪犯太阴、少阴、厥阴三经致病，此三阴证者，病人正气多虚，其病多见虚证。如太阴病多见太阴里虚寒证，少阴病多见少阴虚寒或虚热证，厥阴病多见寒热错杂、厥热胜复之证。此外，若病邪侵袭两经或三经，以致同病者，称合病，如太阳阳明合病，太阳少阳合病，阳明少阳合病，三阳合病等。若一经证候未罢，复见另一经证者，称为并病，如太阳阳明并病，太阳少阳并病等。若病邪侵袭互为表里的阴阳两经俱病者，称两感伤寒，如太阳少阴俱病，阳明太阴俱病，少阳厥阴俱病。至于伤寒兼夹他邪为病称伤寒兼证，如伤寒兼风，伤寒兼温，伤寒兼疟等。如伤寒误治、失治，或因脏腑盛衰致变所出现的诸多病证，称伤寒变证。六经病各有变证，其中以太阳为多，如衄血、吐血、蓄血、热入血室、痞、结胸、下利、发黄、发斑等均属变证之列。如伤寒病因于房劳或肾亏复感寒邪以致病势加剧，称夹阴伤寒。若病邪不经三阳经而直中三阴经，称阴证伤寒，其证有寒中太阴、寒中少阴、寒中厥阴之分，亦即伤寒直中三阴阴寒证。若外感疫毒之邪，犯于咽喉，侵入血分而猝发的急重病证，称阴阳毒。按阴分发病、阳分发病之异，分为阴毒伤寒、阳毒伤寒。

伤寒的病因、病机，总为邪袭致病、经络脏腑功能失常，伤寒本身之传变等。伤寒传变有循经传、越经传、表里传、过经、再经等。伤寒的辨证治疗是：伤寒病证，首先应分辨阴阳，其治疗为祛除病邪、扶助正气。调整阴阳是治疗伤寒的总则，临床通过汗、吐、下、和、温、清、消、补等具体运用。三阳病多属阳证、热证、实证，治则以祛邪为主，邪去则正安；三阴病多属阴证、寒证、虚证，治则以扶正为主，正盛则邪去。以上为《伤寒论》内容总的概貌。

我于早年曾写过"《伤寒论》的博涉知病、多诊识脉、屡用达药"一文，以阐述其价值。所谓"博涉知病"，知病的前提在于博涉，博涉才能见病知源。《伤寒论》是辨证论治的典范，六经是辨证施治与辨病施治相结合的楷模。《伤寒论》全部条文中，三阳病、三阴病及其合病、并病，都说明要辨识病证、病因、病机等，辨识病情的传变。如辨识病证的大要，在于知六经病、知合病、并病，知伤寒、中风、湿病、温病和风湿病。这些都通过辨证以定病的。张仲景辨识病证巨细毕现，小而至于辨燥屎可参的旁参证，也细致入微地从有关病情上多方推究。这类条文，书中不下十数条。如辨识病因病机，见病知源，是知病的重要一环。如条文"病常自汗出者"之因"卫气不共荣气谐知"，"发汗及恶寒者"之因于"虚"，"不恶寒，但热者"之因于"实"，茵陈蒿汤证、麻黄连翘赤小豆汤证之因于"瘀热在里"，甘草附子汤之因于"风湿相搏"，"结胸"之因于"下之太早"，以及"表未解而医反下之"等等。这些审证求因的条文，论中所占比例不小。有明指、有暗示而已。如辨识病的传变方面：伤寒传经，有此经之邪延及彼经者，有前经之邪延及后经者，合病、并病皆邪气实至其经等等。其引而不发之意即在于此。按仲景所述，伤寒之传与不传，主要与正气之强弱、病邪之轻重及是否药误有关。《伤寒论》所涉条文，如："伤寒一日，太阳受之，脉若静者，为不传。颇欲吐，若躁烦，脉数急者，为传也。"所谓"多诊识脉"者，《伤寒论》从篇目到条文，对脉的重视仅次于病，且其位置在证与治之上。如"辨某病脉证并治"诸篇名，就是例证（《金匮要略》同样如此）。在条文中脉证并列的，几乎占全书的三分之一。成无己本卷一还列有"辨脉法"、"平脉法"。张仲景对脉诊与脉法有丰富的理论根据和实践经验。《内经》言三部九候，《伤寒论》则仅言三部，不提九候。"三部"即指人迎、寸口、趺阳，较《内经》直截了当。而三部中又着重诊寸口与趺阳。其脉法主旨，在"辨脉法"、"平脉法"两篇，能传仲景脉法之真，综《伤寒论》脉诊之要。平脉以辨证，直接关系辨证论治。仲景论脉，重在浮、沉、迟、数，而浮、数、动、大、滑、沉、迟、涩、弱、弦、微则以类相从。它是在《内经》的基础上加以临证实践的总结得来。特别在微弱与洪大间，别阴阳病机；从结代脉审因施治，这为《伤寒论》所独到，是《内经》中所没有的。其有病同脉异治和病异脉同治之分，关键在于辨证，识脉更是关键中的关键。所谓"屡用达药"，是指通晓药的性味功效并不断施用。方之取效，一半在辨证精确，一半在于熟悉药性，结合辨证遣方用药。若仅能辨病证而用药不当，非但不效，且多贻害。正确地遣方用药，是为治病取效的重要一环。《伤寒论》方，配伍谨严而灵活。一味药不只在一类方中使用，在另一类方中通过配伍也可入选。甚至补药可用于泻剂，寒药可用于温剂，加减应用，尤见微妙。以六经病大方的加减为例：如治太阳中风用桂枝汤，见项背强者则用桂枝加葛根汤，喘者则用桂枝加厚朴杏子汤；太阳病下后脉促胸满者用桂枝去芍药汤，微恶寒者用桂枝去芍药加附子汤等等。下面试将桂枝、人参、黄连为例在《伤寒论》、《金匮要略》中的应用略作探索。

（1）桂枝。仲景于桂枝之用可谓出神入化，药量亦变动不居。其法度有六，一曰和营（实为和营卫）举桂枝汤、桂枝麻黄各半汤等43方；二曰通阳，举桂枝甘草汤、桂枝甘草龙骨牡蛎汤等8方；三曰利水，举苓桂草枣汤、五苓散等11方；四曰下气，举桂枝生姜枳实汤、桃仁承气汤等12方；五曰行瘀，举桂枝茯苓丸、鳖甲煎丸等4方；六曰补中，举小建中汤、黄连汤等5方。仲景用桂枝补中，桂枝所治之虚，非参、术、芪、草所补虚，而是土为木困，因气弱而血滞，而气愈弱者之虚。至于桂枝用量，从一、二、三分到一至六两，轻重之差，为它方所未见，各具其理。

（2）人参。仲景之用参，不仅得参之性，实能扬其长而尽其用。人参功用，第一在于补。补脾如理中丸，补肺、胃如竹叶石膏汤，补肝如乌梅丸、吴茱萸汤，补心复脉如炙甘草汤。人参第二功用在于和。一般认为小柴胡汤为少阳和解之剂，实则柴、芩专解邪，用参和解调停之；胸痹诸方不用参，而胁下逆抢心则用参；一般痞满忌参，但以参佐旋覆、姜、夏，则参又用于治虚痞；腹胀忌参，但以参佐朴、姜、夏，则参又可用于除胀等。仲景对参之运用自如，于他书中少见。

（3）黄连。仲景用黄连于心、胃、肝、肠等部位病证，如黄连阿胶汤治心，五个泻心汤、黄连汤、干姜黄芩黄连汤治胃，乌梅丸治肝，白头翁汤、葛根芩连汤治肠。其配伍之法，或配阿胶、鸡子黄之濡，或配大黄、芍药之泄，或配半夏、瓜蒌实之宣，或配干姜附子之温，或配人参、甘草之补，因证制宜，所以能收苦燥之益，而无苦燥之弊。屡用达药在仲景方中最能体验，于此可见一斑。

重温《伤寒论》具体内容上面作了大体阐述。最近出版的"新世纪全国高等中医药院校规划教材"《伤寒论》（现名曰《伤寒学》）附录中有背诵条文共98条，这是好的安排。

《金匮要略方论》简称《金匮要略》，是张仲景《伤寒杂病论》中杂病部分的专著。系北宋治平2年翰林学士王洙在馆阁中发现的蠹简。此书迭经汉后医家整理。全书共25篇（后三篇为杂疗方、禽兽鱼虫禁忌并治、果实菜谷禁忌并治），所述内科、外伤等方面有痉（痓）、湿、暍、百合病、狐惑病、阴阳毒、疟病、中风、历节、血痹、虚劳、肺痈、咳嗽上气、奔豚气、胸痹、心痛、短气、腹满、寒疝、宿食、风寒积聚、痰饮、消渴、小便不利、淋病、水气、黄疸、惊悸、吐血、下血、胸满、瘀血、呕吐、哕、下利、痈肿、肠痈、浸淫疮、趺蹶、手指臂肿、转筋、狐疝、蛔虫等，女科方面有妊娠病、产后病、妇人杂病等。总的是以脏腑经络病证的治法，突出了三因病因学说、整体观，"上工治未病"的预防思想，以及"同病异治"、"异病同治"。其重视脉证与《伤寒论》完全相同。《金匮要略》列方262首（包括后人整理所入），其方用药精炼、配伍严谨、主治明确，为后世誉为"群方之祖"。临床沿用至今，疗效甚显。此书不但是中医重要必修经典，且是临床医家的案头必习书。

重温中医典籍认真继承创新（之四）

本文在前三篇里，简要的阐述中医传统经典《内经》、《伤寒杂病论》（《伤寒论》与《金匮要略》），现在叙述《神农本草经》、温病等有关重要著述。

《神农本草经》简称《本经》，是我国医药史上最早的药学专著。成书于东汉末期，托名神农所撰。书三卷，载药365种，是汉以前药学知识和经验的总结。它详载每一味药的性味、主治等内容，还在《序录》中提出药性理论、用药原则、配伍方法、药物采集的时间、方法、真伪等。《序录》言上药120种为君、中药120种为臣、下药125种为佐使等。《本经》原本早佚，现存的为明、清以来医家从各种古书中辑复而成，约有7种辑本。《本经》所记载的药物功效，大多是正确的。如用下药大黄、芒硝、巴豆等，解热药葛根、黄芩、知母、柴胡等，以麻黄平喘，杏仁止咳，茯苓、泽泻、葶苈利水，治痢以白头翁、黄连等，抗疟用蜀漆等等，一直为现代医药所应用。新中国成立以来出版较多的有校勘、标点、注释、评价等的《神农本草经》，颇合临床实际应用。《本经》奠定了我国本草学的基础，明·李时珍《本草纲目》就是编采从《神农本草经》及以下诸家本草历时30多年荟萃而成的。此外，其他的中药书籍，如清·汪昂的《本草备要》，吴仪洛的《本草从新》，也久为中医临床常备的简要读物。现在中医药高等院校的《中药学》教材，选药精炼，内容较合现代应用，当时时查阅。使用中药必须要遵从中医中药的基本理论为指导，应根据患者不同的症状，选择相应的中药。中医认为"有是证用是药"和"同病异治"、"异病同治"的理论。"有是证用是药"，即是以正确的治疗法则合理使用中药的关键。中药讲究四气五味，四气是性质，五味是特点。四气是寒、热、温、凉，五味是辛、甘、酸、苦、咸，《内经》有"辛甘发散为阳，酸苦涌泄为阴"。这些都要在应用中药时考虑到。

温病学说初创于明清时代，其重要著作是重温中医书的重要部分。明·吴有性（字又可）的《温疫论》内容明确指出温疫与伤寒之不同，认为温疫是由感染异气所致，"温疫之为病，非风非寒，非暑非湿，乃天地间另有一种异气（又称疠气、戾气）所感"。书中阐明"异气"为病，病邪不由皮毛，而由口鼻而入；不依六经传变，而是伏于膜原表里分传。诊断上重视舌苔的变化，以测病邪之轻重及发展趋势。治疗上提出温疫先里后表，里通表和的治疗总原则，以驱邪为第一要义。他创制疏通膜原的达原饮、表里分消的三消饮、升散温毒的举斑汤等，不但疗效明确，且开后世治疗温疫的一大法门，并为温病学史上起了划时代的作用。吴氏的疠气学说，他智慧的创见，难能可贵，使温疫之治，有绳墨可守，确是有功于世。他的学说对后世温病学家产生重大影响。

清·叶桂（天士），相传《温热论》1卷，是他讲授，由门人顾景文、华岫云等记录而成。此书重点揭示温热病的一般传变规律，"温邪上受，首先犯肺，逆传心包"。它在阴阳、寒热、表里、虚实以外，又辟出了辨治外感温热病的卫、气、营、血之纲，发前人所未发。叶天士认为"卫之后方言气，营之后方言血"，指出"卫汗之可也，到气方可清气。入营方可透热转气，如犀角、玄参、羚羊角等物。入血就恐耗血动血，直须凉血散血，如生地、丹皮、阿胶、赤芍等物",制定了汗、清、透、凉四法。在此基础上，又提出兼证的治疗方法。这种以卫气营血构成温热病的辨治纲领，补《内经》、《难经》、《伤寒杂病论》之未备。在辨舌、验齿及辨斑疹、白㾦等方面，亦多有发挥。书中还谈到湿热为病"湿胜阴微"及"阳盛之躯，胃湿恒多；阴盛之躯，脾湿亦不少"，提出"通阳不在湿，而在利小便"的治湿热原则，对后世医家影响很大。

《温病条辨》为清·吴瑭（字鞠通）所著，它首引《内经》经文，以溯温病学说之源。吴氏首创温病三焦辨证和治法，认为温病顺传规律是"上焦病不治，则传中焦胃与脾也；中焦病不治，即传下焦肝与肾也；始上焦，终下焦"，"由上及下，亦由浅入深，须竖看"。提出三焦温病的治则是："治上焦如羽，非轻不举；治中焦如衡，非平不安；治下焦如权，非重不沉。"吴氏将叶天士散存于医案中的清热养阴诸法，通过自己的临诊实践，加以提高，列出了清络、清营、育阴等各种治法。对温病用方也卓有贡献，如将银翘散作辛凉平剂、桑菊饮作辛凉轻剂等，使气分病变用方层次清晰。另如清营汤、定风珠、加减复脉汤等著名方剂，疗效确切，至今仍为广大医生所乐用。吴氏又总结出辛凉保津、急下存阴、甘寒生津、咸寒滋阴诸法，丰富了清热养阴法在治疗温病中的应用，有别于伤寒之扶阳保阳。吴氏集伏气、新感、戾气学说于一书，重视气候、环境、体质诸方面对疾病的影响，立论明确，治法简洁，使温病治疗有较完整之章法可循。吴氏三焦辨治说，完善了温病学说的理论体系。新中国成立以后，中医界有人将《温病条辨》列为中医四大经典之一，可见被重视程度。当然有关温病的专著还很多，如清·王孟英的《温热经纬》，既博采诸家，又能钻研理论，颇多新意。这里不多介绍了。

中医其他书籍浩如烟海，经典、通论、丛书、全书、类书等等。医经类的《难经》一度曾被列为"四大经典"之一，各类医经的诸家注疏本、解释本，有关本草的方药书从汉至清为数不少。诊断方面，从《脉经》至舌诊，亦为数甚多。至于各科的专著，针灸、推拿、内、外、妇、儿、骨伤、五官、外治更是指不胜屈。此外，历代的医案、医话同样也说不尽言。虽然我们搞中医学专业一辈子，也不可能完全读遍所有的典籍。当然，要视个人需要，选择对自己最需要温习的来读。

除了专业学术上的继承外，古人在医德、医风方面，也有很多可以借鉴的。孙思邈在《千金要方》中的《大医习业》、《大医精诚》，专论医生的业务钻研及道德修养。孙氏的高尚医德、情操为后人树立了光辉的典范，更是历代医生学习的榜样。

继承中医经典的重要性，不仅是被有我国知识界卓见的人士重视，而且吸引了越来越多的域外科学家步入这一古老的知识殿堂，探索其中科学奥秘，寻求人类文明的源头，探求古代东方中华民族智慧的底蕴。

中医药学的发展是经历了相当历史时期积淀的中华民族优秀文化的产物，若从今天的自然科学发展水平衡量学科的系统性来看，也不能以此为满足。主要的问题在于中医药学内容博大精深，其阐述医理的同时，也包括了很多医理难以包孕的寓意深刻的哲理。而现在人们对它的发掘、整理、总结、升华，并不能视为已很完善，比如高等中医院校中医药基础教材有一定的局限性等。在全国中医工作会议上国务院副总理吴仪强调：要不懈地推动中医药理论的创新和中医药的现代化、市场化、国际化。确是如此，中医药理论上升的空间很大。继承是首先要做好的。市场需求刺激了应运而生的中医院校的新兴专业，而对中医经典、医古文、各家学说、医学史等课程的重视却不断下降。这是不是在处理市场需求和临床应用型关系时忽略了对中医基础理论的切实奠定？这些是应该认真思考的。中医药队伍的基础理论知识水平的高低，已经成为中医药队伍素质水平发展的障碍与否的重大问题。继承和创新都要以人为本。如何去继承、发扬、升华，是每一个中医不可推卸的责任。

说到创新，有幸，《人民日报》6月3日发表了胡锦涛同志在两院院士大会上讲话《坚持以人为本，充分发挥广大科技人员的创造性》，这是我们创新的指导思想。"人才是科技创新的关键。要坚持贯彻尊重劳动、尊重知识、尊重人才、尊重创造的方针，全面贯彻人才强国战略，完善适合我国科技发展需要的人才结构，不断发展壮大我国科技人才队伍。要坚持在创新实践中识别人才，在创新活动中培育人才，在创新事业中凝聚人才。努力造就一批德才兼备，国际一流的科技创新人才，建设一支高素质的科技创新队伍。特别是要为年轻人才脱颖而出，施展才干提供更大的舞台和更多的机会。要大力加强科技创新文化建设，形成能够极大提高创新能力和创新效率的体制机制，最大限度地激发科技人员的创新激情和活力。要在全社会培育创新意识，倡导创新精神，完善创新机制，充分营造鼓励科技人员积极创新，支持科技人员实现创新的社会氛围。广大科技人员要始终把祖国和人民放在心中，坚持推动国家发展和创造人民幸福生活的需要出发，确定科研方向，开展科研工作，不断在为祖国和人民的奉献中实现自己的理想和价值。"

我们要以党和政府指明的方向为目标，增强我中医药学继承发扬创新和责任感、使命感，与时俱进，发愤图强，锐意创新，不断贡献我们的一切力量。

认真学好中医，成为新一代名中医

1 中医学术与中医文化是不可分割的

大家都知道，中国医药学是一个伟大的宝库。中医药文化是中华民族优秀传统文化中体现中医药本质与特色的精神文明和物质文明的总和。大体说来：中医药文化是以中国的文学、史学、哲学为基础，以中医古典医籍、中医历代名家、中医的文物、中医的历史及其遗迹形成中医药文化。可见中医药文化与整个中医学理论、学派、医德、医风是一体的，也是不可分割的。其具体内容是中医理论、中医临床经验、中医各家的学术思想、伦理、医德、中医药各方面的知识等。

2 坚定信心，要勤、要苦

陶渊明《杂诗八首》中有一首说："盛年不重来，一日难再晨。及时当勉励，岁月不待人。"大意是人生年富力强的盛况是不会再次到来的，正如一天之中也不会有两个早晨。趁年轻的好时光努力学习，努力工作。岁月是不等人的，生命是有限的，要珍惜时间，不要等到老了，那时再后悔自己的碌碌无所成就就来不及了。

学习的信心是做学问的根本。你学中医，踏进了中医大学校门，首先是对中医这门学科要有信心，先打好中医的根底，把中医学深学透，再去学你所准备学的其他。"先入为主"地把中医根基打扎实，再学其他，就不会动摇根底。有些人说是学中医，而只是中医学之皮毛，不深不透，一听其他学科，就先摇摆起来，像树木一样，根不深，枝叶抖动，久而久之，根就松动了，最后树也倒掉了。所以我主张"先入为主"把中医根子打实，学深学透。

学习方法，总的说离不开"勤""苦"二字。"书山有路勤为径，学海无涯苦作舟"。这两句老话，鼓励了千千万万有识之士去认真读书。也正是这两句老话教育和造就了千千万万个成大事业、大学问的人才。说到成大事业大学问，我国清末民初的大学者王国维在他的《人间词话》里说过："成大事业、大学问者要经过三个境界。"第一个境界是"昨夜西风凋碧树，独上高楼，望尽天涯路。"第二个境界是"衣带渐宽终不悔，为伊消得人憔悴"。是说明为了探索真理，已经忘我。虽然是人瘦了，憔悴了，还要深入钻研下去，不后悔、不退缩。第三个境界是"众里寻他千百度，蓦然回首，那人正在灯火阑珊处"。这说明历尽艰辛，一旦开朗，终于抓住了事物的本质。我们读书，研究学问，正是要采取这种坚韧不拔、刻苦钻研、踏踏实实、勤勤恳恳的科学态度。任何怕苦、怕难、退缩、急躁、简单或不切实际的好高骛远的人都不会治理好学问的。

治学的方法，治学的态度，密切相关，不可分割。我曾经专门探讨治学的方法是：一是坚实基础。所谓坚实基础，就是指对所学专业的重要书籍内容，有较深刻的理解。如中医专业的《内经》、《伤寒论》《金匮要略》、温病、中药及各家学说等。做到"凡书理有未贯彻者，则宜昼夜追思。恍惚有悟而援笔识之"（清·程国彭语），要钻研、理解、融会贯通。万不可浅薄浮躁，华而不实。二要博采精思。张仲景的治学方法是"勤求古训、博采众方"。他既博采，又精思，所以有所创造。他的《伤寒杂病论》是最早的理论联系实际的临床诊疗专书。确立了伤寒六经分类的辨证论治原则。清代大考据家戴东原也是以精思的治学态度闻名于世的。三要熟读背诵。我国传统的学习方法叫做"三到"。这是根据朱熹所说的"读书有三到，心到、眼到、口到"而来的。学文、学医、学艺等，无不以此为收效速、易记忆的好方法。心到是专心注意，眼到是直接观赏，口到是要达到熟读背诵的程度。能做到这一前人从实践中得来的经验，将会终身受益无穷。四要兼及他学。对一个中医学术问题，往往要从中医理论、临床实践，甚至从历代的文、集、经、史或其他自然科学、哲学等方面去收集资料，加以精研探讨，才能说明问题。当然这是指研究探讨的必要手段，并不是说所有专业学业都得为此。再说，医生能学习一点医学以外的有益学识，不仅有利于治学，还能提高本身素质。五是珍惜光阴。"岁月不待人"，这是搞任何一门学科的人都要注意的问题。凡是读过徐灵胎《徊溪道情》的人，都知道那首《题山庄耕读图》说："终日惶惶，总没有一时闲荡。严冬雪夜，拥被驼棉，直读到鸡声三唱；到夏日蚊多，还要隔帐傍灯映末光。只今日，目暗神衰，还不肯将笔而轻放。"就是这种精神才使他对医学作出了巨大贡献。"韶光易逝，青春不再"，"似水流年"，"磋跎莫遣韶光老，人生唯有读书好"。这些都是历代名人对认真读书，珍惜时间，抓住时间的教导。

上面提到的做学问的几点，并不都指在书斋里，课堂上，也包括在实践中应该做到的。讲勤学，讲苦练，并不是只对中青年人说的。像我们老年人也仍然要"做到老，学到老"，不断充实新知识，新信息，跟上时代。一方面"温故知新"，不能靠吃老本。

3 "中国中医名医战略"要义

在第三届国际传统医药大会上，大会主题演讲的第一篇，是国家中医药管理局领导人的讲演，题目是《中国中医名医战略》。其要义略述为下：

新时代呼唤新一代名医文章说：历史的发展需要新一代名医……科学的进步，社会的需求，历史发展需要一批又一批新一代名医……全面建设小康社会需要优秀中医临床人才。众所周知，由于化学药物毒副作用大，容易产生抗药性；尤其是化学药物对一些疑难病，慢性病缺乏有效的治疗。于是人们越来越寄希望于天然药物和独具特色与优势的中医药学，希望涌现出更多的中医临床人才……中医临床水平的提高需要优秀中医临床人才。最重要的是要有一批高水平优秀临床人才。他们以中医理论为指导，坚持临床实践，针对临床迫切需要解决的问题，广泛吸纳现代科学技术，进行研究与探索，在汲取中创新，并逐步完善。这也可说明中医学是否与时俱进的标准。

中医临床疗效是个大问题。假如中医没有临床疗效，中医药也就失去了存在的价值。中医既不会到今天，也不可能到后来。临床疗效是受多种因素影响的。在各种因素中起主导作用的是人才。尤其是临床优秀人才。假如没有临床优秀人才，所谓医疗质量将成为无源之水，无本之木。综上所述，无论是社会发展的需求，人类健康的保证，还是中医药事业的自身发展，都迫切需要大量优秀的中医临床人才，时代呼唤一代名医。

　　培养中医临床人才，必须抓好两个必要环节和两个重要环节：即熟读经典和临床实践；两个重要环节即名师指导和研修提高。熟读经典是对优秀中医临床人才最基本的要求，中医学经典著作是中医药学的根基，是对中医药学创立和发展产生巨大影响的中医各家实践经验的总结，是对中医药学基础理论、临床实践、用药规律的高度概括。它融入了自然科学、人文科学、社会科学的丰富内涵。不同年代的经典，通过历代医家之充实丰富而发展。通过熟读经典，可以掌握中医药学的思维方式、理论体系、遣方用药。中国的历代名医，没有一个不是熟读经典的。临床实践是培养优秀临床人才必不可少的环节。中医理论的内涵只有在临床实践中才能深刻领悟；临床水平、辨证论治能力的提高，只有在解决临床难题中才能得到锻炼；处方用药是否合理，只有通过临床实践才能得到经验；名医之所以成名，也必须通过临床实践，得到患者和社会的广泛认同。实践出真知，临床实践是培养人才的沃土与源泉。实践－认识－再实践－再认识是中医理论创立与发展的基本形式。熟读经典与临床实践是最基础、最关键的两个环节，二者相辅相成，缺一不可。重要环节：名师指导是培养中医临床人才的成功经验。把老师的经验变成自己的经验。研修提高是培养中医临床优秀人才的高级阶段，是名医成才的重要环节。

　　这里提出的两个必要环节和重要环节的观点，不是说可以忽视其他环节，而是从政府政策层面强调其重要性，必须把握关键，提出措施，把培养中医临床人才的工作落到实处，希望有志于献身中医药事业的年青一代，从踏进中医药殿堂的那一天起，就应把成为新一代名医作为自己的奋斗目标，情及医源，精勤不倦，再新世纪新阶段，为振兴中华民族的优秀文化作出自己的贡献。

4 精于临床，争取成为新一代名医

中医治病如果疗效不高，将会影响该医生的声誉，也会影响中医学术本身的声誉。要提高疗效，做到"上工十全其九"，这有一个过程，是一个长远的历程，不会一蹴而就，要提高本身的诊治能力，在医疗实践中，不断充实自己，提高自己，完善自己，为此持之以恒，临床疗效必定日益提高，也就能达到精于临床的目标。另外，假如一般医生临床用二三十剂才能治好的病，你能以三五剂立起沉病的，也就是"精"了，归根到底，还是基本功要扎实。历代老一辈名家留给我们的"经方""时方"千千万万，很多是效果显著的"精品"，这是前人给我们的一笔丰富的遗产，只要记熟背诵了，临床上辨证准确，疗效就显著。要成为新一代名医，除了善于治学，精于临床外，还有重视医德，要排除社会上不良风气的干扰。医生要以高尚职业的"心诚行正"来塑造自己的形象，这也是在提高临床疗效的同时铸造的。一种以诚相交、以信相守的温文尔雅的神韵和认真的诊治，确切的疗效，这就是一位业务精、气质好的名医。

名医成长之路

名医成长之路这个题目看起来只是对医学专业讲的，其实，各项学科专业，都离不开中华文化。中华文化可以极大地涵盖各个学科。名医成长之路，不仅对医学专业，对其他专业也同样有参考价值。

1 时代召唤新一代名医

几年前，吴仪副总理根据中医药学科的基本特点，提出了在全国中医药界积极开展"六名战略"活动，得到了国家中医管理局、中华中医药学会和全国中医药行业的积极响应，经过全国上下方方面面的不懈努力，业已取得了显著的成就，而且也使"学习名医、研究名医，崇尚名医、争当名医"的活动蔚然成风。

在第三届国际传统医学大会上，国家中医药管理局的领导讲话的题目是"中国中医名医战略"。内容是：新时代呼唤新一代名医；历史的发展需要新一代名医；科学进步，社会需要一批又一批新一代名医。全面建设小康社

会，需要优秀中医临床人才。人们越来越寄希望于天然药物和独具特色优势的中医药学。中医临床水平的提高，需要优秀中医临床人才。中医临床疗效是个大问题。临床优秀人才是关键。无论是社会发展的需要，人类健康的保证，还是中医药自身的发展，都迫切需要有大量优秀的中医临床人才。时代呼唤新一代名医。

我认为所谓名医是：优秀临床人才中的佼佼者。是指那些在一定时期和范围内，为行业内外公认的医学理论功底深厚，医术精湛，医德高尚，有相当社会影响和知名度的临床专家。同样，历史上所习称的"名医"，是指理论精湛，经验丰富，有显著诊治效果，著述成果多，医德好、医风正，深得群众信任的好医生。

2　昔年的"名老中医之路"

28 年之前，在我 60 岁时，《山东中医学院学报》创立"名老中医之路"栏目，我被邀请写如何成才。我所撰的"医林四十年"刊出后，收到很多读者来信。这栏目共介绍全国著名名老中医 26 位，按期刊出各自的成长之路文章。刊出以后深受读者欢迎，学报发行量大增。到 1981 年他们将这些文章集印成专书出版，称为"名老中医之路"第一辑。出版以后，一版再版，供不应求，对社会产生极大影响。这第一辑中的 26 位名老中医们，现在还健在的，不过三、四位了。

从这些名老中医自己总结出的成才之方法，包括思想、行动等。这里选出几个文章题目，就可以看出大概了。例如岳美中的"无恒难以作医生"；李聪甫的"业精于勤，荒于嬉"；彭履祥的"学无捷径，贵在有心"；赵金铎的"精在明理，知在成行"；王伯岳的"往事重提，温故知新"；董庭瑶的"能定能应为之成"；朱良春的"刻苦勤奋，自强不息"等等。从这些题目就可以看出名医成才之路。成为名医不是一蹴而就的。总离不开坚定信心，刻苦学习，增强悟性，不断实践提高。这些是每位争做名医的人都要做到的。

3　学习历代名医的特点与贡献

历代名医所具有的特点是：

（1）济世救人，仁爱为怀。从有文字记载开始，就能发现医学名家都具有宽阔、仁慈的胸怀。《素问·天元纪大论》说"上以治民，下以治身。使百姓昭著，上下和亲，德泽下流，子孙无忧，传之后世，无有终时"。张仲景《伤寒论·自序》中说："上以疗君亲之疾，下以救贫贱之厄，中以保身长全，以养其生。"这是以一片爱心对上下一切人的疾病都要关注，作为医生的服务目的，加以遵守，教导后人。另如《千金要方》中的名著《大医习业》、《大医精诚》；陈实功《外科正宗》；龚廷贤《万病回春·医家十要》等等。说明历史名医都对仁心仁术的重视。

（2）读书临诊，学验俱丰。历代中医名家，不但医德好，而且医学理论深厚，又有丰富的临床经验。张仲景既有一片赤心"感往昔之沦丧，伤横夭之莫救"，而且做到"勤求古训，博采众方"。通过实践著成《伤寒杂病论》被后世称为"群方之祖"。皇甫谧在《甲乙经》序说"若不精通医道，虽有忠孝之心，仁慈之性，君父危困，赤子涂地，无以济之。"葛洪《抱朴子外篇》，巢元方《诸病源候论》等名家都是读书多，实践多，学验俱丰的，到隋唐以后乃至金、元、明、清到近代学验俱丰的名医更是不胜枚举。

（3）博学多才，乐于创新。历代大名医，不仅是医学理论博深，临床经验丰富，更是都具有渊博的多方面的知识。由于中医学术是包含在中华民族优秀文化范畴之中的，历代中医大名家都有很好的中国文化基础和修养。《素问·著至教论篇》说："而道上知天文，下知地理，中知人事，可以长久，以教众庶，亦不疑殆。"晋·王叔和是"博通经史"的。陶弘景是"明阴阳五行风角星算，山川地理、方图产物，医术本草"，庞安时"凡经传百家之涉其道者，靡不贯通"。至于李时珍，更是"读书十年，不出户庭，博学无所不窥"。以后如叶天士，认为："医可为而不可为，必天资敏悟，读万卷书，而后可以济世。"这些说明医生必须有渊博的知识，做到博学，才能有做名医的条件。

博学多才，方能创新。《素问·移精变气论篇》说："去故就新，乃得真人。"说明当时的医学思想上，并不故步自封，而是主张"就新"的。张仲景《伤寒论》创六经辨证施治。经晋、唐名医的整理编次；宋金之校正、定型；到明清的学术创新，使伤寒论学术达到了鼎盛。另一方面的创新，可以举金元四大家、温病学派与时方派的创新立意和发展看：名医刘完素创立火热学说；名医张从正创攻下学说；名医李杲创脾胃学说；名医朱丹溪创滋阴学说等。而刘完素学说的创新，又为后世的温病学说播下了种子，到明代名医吴有性《瘟疫论》指出了温病原因是"戾气"从口鼻而入，病机是居于膜原，以及治法的创新。这是一个突破，形成了一个新学说；创新至清代，叶天士、薛生白、吴鞠通、王孟英学说与著述，已成为温病四大名家。更有创新价值的是清·王清任的亲自观察尸体脏腑，创造"血瘀"学说，自创多种逐瘀方，益气方。对后世贡献甚大。近百年来医家创新亦甚多。名医不但本人精勤不倦，博及医源之外，在医德、医风上也是极重视的。

4 成长之路

有志于献身中医药事业的年青一代，从踏进中医药殿堂的那一天起，就应当把成为名医作为自己的奋斗目标。精勤不倦，为振兴中医药事业，弘扬中华民族优秀文化，作出自己的贡献。成长之路如何走，我认为：

要关心中医事业的兴衰。中医药事业走到今天，特别是近一二百年来，道路并不平坦，磨难多，经历一条被抹杀，被取缔，被改造的坎坷道路。在中医几代人的斗争中，在中国共产党的指引下才有今天的兴盛。网络上所谓"取缔中医"的闹剧，中医界奋起驳斥。政府有明确态度，那些别有用心的人，才萎缩退却。

"文革"浩劫以后中医学院七年不招生，中医院大都萎缩。为此，1984年我联络了全国十位老名医，恳切上书中央，希望建立独立的中医管理系统，成立国家中医管理局。中央采纳了十老建议，成立国家中医药管理局。此即中医界称"十老上书"。1990年获知有关部门准备精简国家中医局，在这关键时刻，我和邓铁涛等八位名老上书党的总书记，恳切呼吁加强国家中医局，并建立各省市中医药管理机构。中央采纳后，国家中医局保留了，各省市也成立了中医管理局等。此即中医界所谓"八老上书"。这些往事，说明我们凭着自身名声，关心中医事业。如果我们对中医事业不关心，冷漠对待，也可能今天是另一个局面了。足见我们每个中医工作者特别是名医，要关心集体的兴衰，要做到尽力而为。

专业水平，临床疗效的提高。政府号召培养中医临床人才，必须做到熟读经典和临床实践。中医经典著作是中医药的根基，也是中医实践的总结，是对中医药学基础理论、临床实践、用药规律的高度概括。熟读经典可以掌握中医学的思维方式，理论体系，辨证论治的方法，用以指导临床，遣方用药。中医的历代名医，没有一个不是熟读经典的。

临床实践是培养优秀人才必不可少的环节。

中医理论的内涵，只有在临床实践中才能深刻领悟；临床水平，辨证论治能力的提高，只有在解决临床难题中才能得到锻炼。处方用药是否合理，也只有通过临床实践才能取得经验。

名医之所以成为名医，必须通过临床实践，得到病家和社会的广泛认同。中医治病，如果疗效不高，不仅会影响医生的声誉，也会影响中医学术本身的声誉。要做到"上工十全其九"确实要有一个过程。归根到底，还是基本功要扎实。历来的老一辈给我们的"经方"、"时方"等很多是疗效确切的"精品"。我们要认识它，掌握它，一直去实践，用它。

传统的师带徒形式，容易造就名医，因为学生在随师就诊时，实践与理论结合比较自然，容易"悟"。这是一个传统的好形式。去年 11 月 22 日《中国中医药报》报道山东中医药大学以强化中医经典学习为契机，创办七年制传统班，淡化英语、计算机、西医等课程，探索中医传统的师带徒形式人才培养的新路子。很为广大医界所首肯。此法培养出来的医生不错。再是已经取得执业医生资格的已成才的医师也还有一个"学，然后知不足"的不断提高过程。要充实新知，并温故知新，成为名副其实的名医。最近看到一篇介绍上海中医药大学基础医学院办杏苑读书会的报道。对学校中医药教师的相互促进，共同提高是有益的。

认真重视医德、医风、医德，这是一个医生，名医不可或缺的大事。何况我们国家正在提倡建设和谐社会，尤其应该十分重视。《史记·管仲列传》说："仓廪实而知礼节，衣食足而知荣辱。"国家富强，太平盛世，提倡礼貌，注意道德。作为一个衣食无虑的医生，处此盛世，更要注意医德，行为举止，谈吐应对，乃至仪表气度都要恰当。我常说做人要"心诚行正"。大而言之，对病人要"为他治好病是第一要务"，小而言之，言谈举止要注意以诚相交，以信相守。温文尔雅和认真的诊治，确切的疗效。这就是业务精，气质好的名医。

说到底，要成为一个真正的名医，先要做一个真正的人。

熟读经典，继承创新

党的十七大高瞻远瞩地提出"中西医并重"的伟大决策，国家中医药管理局亦在全力倡导"中医人要用中医思维"的发展理念，可以说，现在中医药事业正面临着前所未有的大好机遇。理所应当，我们中医人完全应该紧抓机遇，发奋努力，锐意进取，为中医药事业的发展贡献自己的一份力量。

如何贡献自己的力量？医学的意义不在于所谓的明明白白的理论，而在于自我独特理论指导下真真切切的疗效。中医人要想贡献自己的力量，加强中医理论学习，不断提升自己的临床效果是最重要的方法。以我个人观点，要想提升临床效果，熟读经典、继承创新应是必经之路。一段时间以来，社会上常有这样的认识，现在有些中医师虽已取得了学历资格，有了一定的学位、职称，甚至是荣誉称号等，但他们的临床技能却与传统老中医相去较远。对这个问题，我认为这些同志可能对中医药基础继承不够、了解不深、知识不广，对中医药真实的临床疗效这一精华所在放松了追求。久而久之，遇到病人，首先思考的不是中医的四诊八纲、治疗法则等中医药的学术理论，这样当然谈不上疗效。出现这种现象，我想，他们对学习中医药缺乏信心，他们对中医药的科学性是否得到真正的确认是一个关键的问题。他们对一些用现代科学无法解释清楚的中医有关问题，始终持有怀疑乃至否定的看法（很多中医学的问题，是在几千年来经过千千万万人身体上治疗实践得出的结果。有些问题也可能是凭借现代科学认识水平尚难以说明、破译的）。不解决这个问题，如何去积极的继承、探索、研究、创新呢？长此以往，有些人就疏远了中医药重要典籍的钻研学习，认为可有可无，不去重温它、重读它。回顾50多年前，党和政府为了挽救被旧中国扼杀的中医事业，贯彻党的中医政策，在全国开办中医进修学校，招收全国各地的中青年及部分年龄较大的社会上中医让他们系统学习中医经典医著，一面学习，一面试教，编辑各种重要中医经典的参考资料。经过几年，在全国造就了相当一批有真才实学的中医人才。如已故北京中医药大学的董老等就是从当年南京中医进修学校毕业的。就浙江而言，我当时是浙江中医学院前身浙江中医进修学校副校长，于 1955 年前后陆续办了多期的中医师资进修班，主要课程是中医经典和名家专著，一面学习，一面结合学员原来的临床实践探索钻研。几期办下来，为我省各地培养了熟谙中医学理论与临床的中医教学和临床骨干力量。有些留校的师资班学生，也成为浙江中医学院的主要中医教学力量，现在已成为名老中医。再从浙江中医学院首届 65 届和 66 届毕业学生来说，当时学制是 6 年，三分之二以上的时间是学习中医专业内容，几门中医经典均为必修课，教学学习和毕业实习都以中医内容为主。由于中医基础扎实，他们大多已成为我省的中医专家、教授、硕士、博士研究生导师、各级名中医。可见要成为名副其实的中医，都离不开扎扎实实多读中医药书籍，特别是中医经典著作。重温中医典籍，是继承创新的基本功。一般称的中医经典，是指《黄帝内经》、《伤寒论》、《金匮要略》、《神农本草经》及温病学说名著等。我体会：温习重读，每读一次，肯定有一次的收获。一面工作，一面温故知新，不要多久，不仅临床水平有所提高，创新的思维也会与时俱进。

中医药理论上升的空间很大，继承是首先要做好的。市场需求刺激了应运而生的中医院校的新兴专业，而对中医经典、医古文、各家学说、医学史等课程的重视却不断下降，这是不是在处理市场需求和临床应用关系时忽略了对中医基础理论的切实奠定？这些是应该认真思考的。中医药队伍的基础理论知识水平的高低，已经成为影响中医药学术发展的重大问题。继承和创新都要以人为本，如何去继承、发扬、升华，是每一个中医不可推卸的责任。

梅香竹韵说改进

旧的一年过去，新的一岁来临。天增岁月，春满乾坤。竹韵梅香，时序更新。新年开始，如何与时俱进？我试以目前情况下，切实易行的改进措施若干，用以自勉。并供有关同志参考、指教。

1 中医临床工作

如何加快造就真正的像历代大名医一样的，即：医德佳美、医术精湛，多有贡献而能取信于病人的名医。报纸杂志上常见到有人担心中医学术、人才有断层现象。原因是40年前（1966～1976）十年动乱，把人们的思想、品德、作风、学术理念都搞乱了，才有所谓断层的后果。这个后果使得后继乏术，大批名医后继乏人。至于像我们这一代人80～90上下的，行医60～70年的耄耋老人，都经历过艰难、坎坷道路的。正是由于"艰难险阻、至汝于成"才使这一代人自觉抓住中医药学这一门学术不放。这一代人已将医德、医风、医术溶化渗入到肌腠血脉中。督促鞭策后辈、学生临床上要求"十全其九"达到"上工"的水平。对自己无私无畏，力争达到"大医精诚"的要求。除此别无所求。但还是必须多读书，多诊病。运用中医"验、便、廉"的特色为病人服务。最近学习党的十七大文件，在文件"建立基本医疗卫生制度、提高全民健康水平"中指出"为群众提供安全、有效、方便、价廉的医疗卫生服务"。这一指出既概括了我们医生的工作方向，更比我们习惯上说的"验、便、廉"更深一层，加上了"安全"二字。这就是我们中国共产党领导的高瞻远瞩，一心一意为人民的伟大。我们医生应该认真遵循这一指示去兢兢业业工作。

2 中医教学工作

历年来的中医高等教育是有成绩的，培养了无数的中医药各科、各级专业人才。但是，在报纸杂志上也常有一些建设性的意见，认为现在中医院校的教学安排对中医学的内容相对还不够，因而培养出来的学生中医理论基础还不够扎实，实际诊病能力则比师带徒出身的弱一些等等。是否真是如此，我未作广泛深入调查，但是我直觉上感到我早年读中医学院时，具体教学中有两件事是目前中医高等院校中医教学中所没有的。70年前的中医学校中有督促学生学习和检查学生水平的具体措施，即重视学生的"医论习作"和"方案模拟"。几乎每门中医主课都有"医论习作"；临床各课都有"方案模拟"。这种"医论习作"和"方案模拟"都有老师的批语。这样既对学生理论学习老师能及时掌握其程度水平；对临床证治的思想、诊断、分析、处方、用药的能力等都有真正的不断了解。师生一直互相通气，老师对学生有所了解，反过来对教师也有知识水平的促进与提高，教学工作能力也起到促进作用。在目前教学计划等照旧的情况下，这是一种切实可行的提高中医教育，使学生学好中医本领的方法。这是不妨一试的。下面记录了 70 年前上海新中国医学院学生的"医论习作"和"方案模拟"录作参考：

"医论习作"每门中医理论主课都有，作文题目甚多，由学生自由选。题目如：《作文亦如处方说》、《六经下利、病同治异说》、《疟可用柴胡、柴胡不尽治疟论》、《心病难医解》、《岁阑读医有感》、《试论对于仲景伤寒论认识与怀疑》、《伤寒病分六经、不外虚实寒热、试举例以演述之》、《试论中风与血痹病的不同》、《阳明居中土也、万物所归、无所复传篇》、《春三月天地发陈说》、《温凉不可有偏论》、《桂枝甘草汤与茯苓甘草汤各论》、《肥人多痰、瘦人多火说》、《圣人不治已病治未病论》、《寒伤营、风伤卫说》、《病痰饮者当以温药和之说》、《太阳阳明治法相同说》、《诊断难于治疗说》、《邪气盛则实，正气夺则虚说》、《痰饮咳嗽合论》等等。这些题目并不墨守泥古，很有启发式或对古人论说的质疑。也有让学生自我发挥的，如《岁阑读医有感》。由于当时学生的论文已不可得，今从一项珍贵的资料中见到某校友历经"浩劫"而仅存的习作一篇，录供参考：

疟可用柴胡，柴胡不尽治疟论。

夫疟之病，《经》云"无痰不成疟"。又云"疟不离少阳"，故国医治疟，或用和解少阳，或用祛湿化痰，各随其宜以与之。盖疟之来临，因夹受外感而湿痰积滞者不在少数，寻常用解表化湿痰等剂以治之，但今时医之治疟有用大小柴胡汤者，二汤各有抎治。若服大柴胡者，能使其邪由里而达表，一升一降，一上一下，服后治愈也。柴胡为泻火之品，行血行气之方也。故柴胡能治疟也。但柴胡不尽治疟，亦能治他疾；如肝经邪由表转里，脏腑相连而作痛；因其邪气内降之故。若邪入于胃而为呕吐，或伤寒十数日不解者，其胸胁满而呕，日晡所发潮热而微利，或伤寒中风等症，皆可予柴胡酌用之。

这篇习作的教师评语是"明白，流利"。至于"模拟方案"的选题，是教师或据实际病人，或按所学内容拟题，使学生在未经实际临诊即得到临诊一般的锻炼。教师如凭病人脉证："乍寒乍热，骨节酸楚，鼻鸣咽燥，胸闷便闭，苔白滑，脉弦涩带滑，试拟方案。"或是"秋燥夹食、试拟方案"、"急惊风试拟方案"、"妇人肝厥试拟方案"、"太阴伤寒试拟方案"、"试拟春温症的主治方案"。

这里举一例"伤寒夹食",学生的试拟方案:恶寒发热,旬日不愈,以致周身诸恙,头目昏眩,咳呛胸闷,痰咯不爽,舌苔薄垢而黄,四肢酸楚,脉浮滑,大便五日未行,腹中阵阵作痛,此为伤风夹食滞之症,治宜疏达风邪而导食滞。银柴胡1钱半,菊花3钱,川桂枝8分,嫩前胡1钱半,金瓜蒌4钱,牛蒡子4钱,郁金半钱,神曲3钱,荆芥穗3钱,夏枯草3钱,青陈皮各2钱。

教师评语曰:"大便五日未行,苔呈黄垢、脉形浮滑,脉证俱有可议处。要知便闭而见苔黄者,邪传阳明,桂枝即不中与也。案未叙明往来寒热,安得妄主柴胡!况桂枝、牛蒡、荆芥、菊花合主一方,则究系风寒乎?抑风热乎?令难索解。"这是一则学生拟案不高明,教师不满意,予以指出错误及不当处的模拟案。

从这些十分珍贵的,几乎已成为历史文物的70年前上海几所中医院校的学生习作和教师评语,既可大致看出当时中医教学的一些具体措施,也反映出当时中医学生的水平和教师对学生的督促检验情况。对目前中医教学或可借鉴。

3 中医科研工作

我对目前的中医科研工作,接触甚少,所知无多。只是在看到不多的研究论文中,很少有对中医学理论或临床工作方面用中医药学的理论作较深入的科学研究、探索的。而看到的多是中医什么方、什么药经过动物试验出在动物身上产生某种作用之类。当然为了要开发一个产品,有关规定要求要一些实验室数据,这是无可非议的。但作为科研成果,总得站在中医药学的基础上,才可体现这是中医科研吧。

中医科研,应该多一点务实精神。新年来临之际,国家中医药管理局王国强副部长寄语全国广大中医药工作者:"我们将在党的十七大精神指引下,深入贯彻落实科学发展观,坚持和落实中西医并重的方针……以中医药在重大、疑难、传染性疾病以及常见病、多发病、慢性病防治和与西医相比具有优势的病种、专科、专病为突破口……努力使广大人民群众享受到安全、有效、方便、价廉的中医药服务。"如何响应这一号召,忠实做些调查研究工作。选准"与西医相比具有优势"的突破口。我们必须保持清醒的头脑，正确对待中医药的特长和不足，既不妄自菲薄，更不能夜郎自大，择其善者而后之，其不善者而改之。正确看待中西医各自的特长，取长补短，共同发展。

最近首届"治未病"高峰论坛即"治未病"健康工程开启发动。"治未病"健康工作是为了努力构建中医特色预防保健服务体系。我想我校范围内人才、设备、医院、药厂都很齐全，可以认真设想为这一工作开发些产品，为人民保健作贡献。

19 世纪是中华民族饱经屈辱的世纪，20 世纪是中华民族觉醒奋起的世纪，21 世纪将是中华民族奔向辉煌的世纪。中华民族的兴旺，中医药事业的兴旺，是我中医工作者百余年来梦寐以求的目标。新岁之始，改进我们的工作，一步一步，踏踏实实地，作自身医术、医德、医风的提高，对教学、科研等作改进，作贡献。

三论提高中医临床疗效

1997 年，应稿约，我曾写文《加深中医功底，提高中医疗效》，主要讲的是"有人担心中医治病如果疗效不高，将会影响中医学术的声誉。这一点，多数人有同感。至于如何提高疗效，众说纷纭……主要是要加深中医本身学术功底的力度；提高中医本身的诊治能力；而且还需经实践不断充实自己，完善自己。如此持之以恒，中医临床疗效，必定会日益提高。"文章分"一、加深中医功底，力争达到精深的水平。二、不断实践，不断完善，不断创新。三、重视医德，提高中医疗效"等三个方面来论述。其后，过了四、五年，我又写了"再论加深中医功底，提高临床疗效"（见《何任医学经验集》第 392 页）。主要是从当时中医临床实践的观察中，觉得我们培养的中医人才，应不断注意中医基本功的培养，才能使中医临床疗效提高，并提到要发扬中医特色，又着重介绍了当时首届中医药文化节上老一辈中医纷纷强调的"中医药是具有中医特色的，是包含深厚文化底蕴的一门医学科学……探讨、研究中医药文化的内涵，有利于激发爱国热情，推动中医药现代化……对目前高等中医教育过分强调实验的问题，感到担忧。认为一个中国文化底蕴不足的人，是不会成为高水平的中医的"。

转眼，又七、八年过去了。前些日子，我读了《人民日报》陈竺部长撰写的"打破中西医壁垒"的文章。其中写道：事实上，中医的基本概念与现代生命科学有很多相似之处；中医强调"阴阳平衡"与现代系统生物学有异曲同工之妙；中医强调"天人合一"与现代西方科学讲的健康环境因素十分相似；中医强调"辨证施治"，类似西方医学通过药物遗传学为每一个病人找到最适合的药；中医的复方理论，实际上就是现在的西方治疗学越来越强调的各种疗法的综合使用。

近日，我又读了《中国中医药报》2008 年 8 月 18 日视点，作者吴勇的"中医诊疗思维西医化"的近忧远虑。文章在"近忧"中提到"中医学科，事实上已经发生了被边缘化的危机"。中医行业的市场，事实上已经发生了被"挤压"与"压缩"的危机。文章在"远虑"中说"中医诊疗思维西医化"的"远虑"将是不可避免地导致学科结构"崩解"，最终沦落为某种"民间技艺"。文章又说："思维，是人的智力活动，具有规定和约束人们从事一切体力劳动和脑力劳动的作用。而具体某个学科的从业者，是该学科生存和发展的唯一载体。因此，当其已经偏离甚或放弃了自身学科的方法学与思维路径来从业时，那么，这个学科的根基就已经不保了，支撑其存在与发展的'学术支柱'也就'坍塌'了。"该文所述，使人颇有启发。

要提高中医临床疗效，除了加强我们中医本身的基本功之外，还要不断充实新知，为我所用。而在临诊时，首先是以中医学术的思维来诊视病人，用中医学术的方法来观察病人。以"四诊""八纲"来辨证，得出中医对这个病人所患疾病的认识，然后用中医学术思维来制定治疗法则，处方用药。当然，这是主要的。在现实的医疗活动中，不可避免地，一个病人求医过程会有中医的诊治，也可能有西医的诊治过程。我们在用中医思维过程中，不能排斥或否定其他诊治方法，而把它作为补我中医之不足的手段。在现实医疗活动中的全面思考，在诊断上、治疗上，有参考，有主论。这将是提高疗效所必须做到的。目的是一切为了病人。

举个例子来说明用中医思维诊治病人。有一位男性患者，41 岁。初诊时，他住在医院里已很久，因为头颅顶部畸胎瘤。瘤在颅外皮下，头巅部。手术将瘤摘去后10余天后，即头眩发作，昏蒙不已，甚则屋宇旋转，胸脘泛泛然，口苦，咽干，目眩，小便色深黄为时已久。经CT、MRI及血管造影等检查均无异常发现，大便正常，舌苔微黄，脉弦细。住院至今头眩未痊愈。根据病人病情，诊为肝经湿热、足厥阴实火。处方：龙胆草、焦山栀、黄芩、柴胡、车前子、泽泻、当归、生甘草、知母、白术、天麻各10g，生地黄20g。七剂。本方服后，头眩渐止，再复诊数次，其症痊愈。由于诊治全过程都用中医思维，分析有如下考虑：一是从其人起病由于颅巅畸胎瘤手术所引发。按足厥阴肝经布胁肋与督脉会于巅，络阴器。所见眩晕、小溲深黄，首先考虑是肝经疾病，辨证为肝经实热。于是以龙胆泻肝汤为最适应之方。本方以龙胆草泻肝胆实火，除下焦湿热；黄芩清热利湿；栀子降三焦火，利尿除湿；泽泻、车前子清热利湿，使邪浊经下而出。生地滋阴，甘草补中，免苦寒之剂损伤肝阴，和胃气。二是除肝经湿热外，此病人还感到脘中泛泛如有水样时，则其头眩即作。《金匮要略·痰饮》有"心下有支饮，其人苦冒眩，泽泻汤主之"。按泽泻汤为泽泻、白术两味。故于龙胆泻肝汤中加入白术，以解其饮。天麻为中医治眩之常用药，故每用之。当然，除此以外，当时也还听了病人所述医院对此病的治疗情况，都将它结合参考。因为，我们中医主要以中医思维来诊治疾病，但也必须参照了解并尊重西医之诊断治疗。无论中医、西医，目标一致，都是为了治好病。尤于学术内容不同，异途同归而已，决不可相互排斥，这是我中医从业者必须十分注意和遵守的。

现在中医教育，中医高等教育，中医大学，是培养中医的源头。必须先入为主地将中医基础理论、基础知识等中医基本功打扎实。在临床工作中，忠诚的、自觉的运用中医思维去诊治病人。社会上的各种中医培训班，提高班也不能忘记"温故而知新"这一教导。使大批正从事临床工作的中医，重温中医基础，结合临床运用。找出临床疗效提不高的关键，加以改进。将中医思维的各种有价值的文案、医案，收集作为教学内容，培训资料，作模拟及强化训练，应该视为提高中医临床疗效的具体措施。只有把中医队伍的根底打好，建设好，才能发挥预期效果。

中医学能够延续到今天，本身就说明了社会对其需求的客观存在。问题是怎样才能在科学技术越来越发达的时代背景下，切实能够提高社会的价值认同。最根本的，就是提高中医的临床疗效，这是最最实际的。

当然，中医工作者本身，要与时俱进，不断充实自己，完善自己。有继承、有发展、有创新，不能故步自封，也不能说中医学就是完满无缺的，发现有不足之处也要改进，要创新。不能一提到中医思维就否定其他科学。

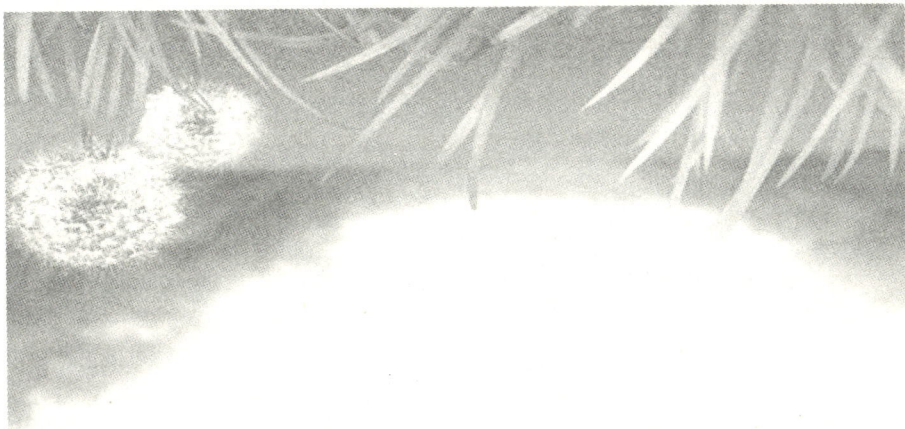

名家名作评述

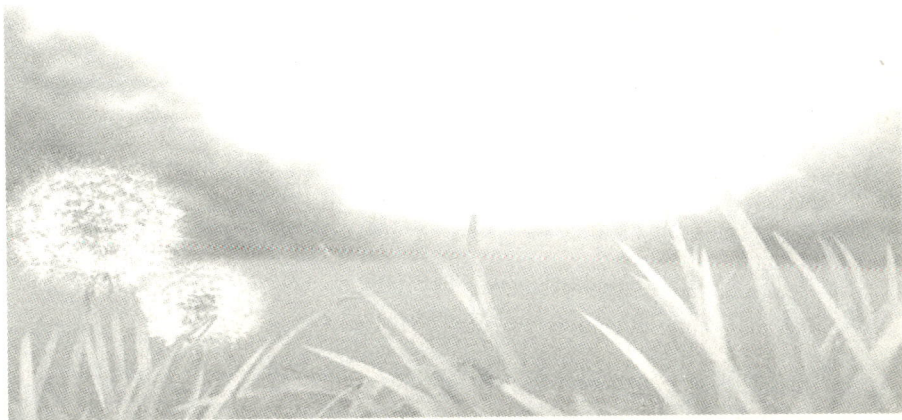

温故知新说《内经》

苏东坡说："故书不厌百回读，熟读深思子自知。"读书，不是读过就算，就丢开。重要的书，百读不厌。要认真地读，深刻的思考，每读一次，就有一次的体会、心得。我常喜欢将已读过的书，得暇再读几次。像《内经》这样的中医经典著作，除了平时临诊、教学、作科研写资料时经常去查找翻阅外，如果精力可以，时间允许，完整的一读再读，将是有极大好处的。

同任何其他传统文化遗产一样，《内经》毕竟是两千多年前的古代作品，限于当时历史条件和人们的认识水平，不可避免地会渗入一些形而上学的内容，以及封建时代的思想影响。当然要以历史唯物主义和一分为二的观点，既不要无批判地兼收并蓄，也不能轻率地否定和抛弃。应当取其精华，去其糟粕，古为今用。

《论语·为政》说："温故而知新，可以为师矣。"温习旧知识，得到新体会。

1 《内经》的由来与书名的问题

《黄帝内经》经历代学者多方考证，认为该书是战国至秦汉间的作品，但确切的著者和成书年代仍无定论。大多数学者认为，该书非成于一人一时，而是从战国至西汉期间，由不同医家、学者，经过漫长时间编纂、汇集、编次、整理而成。约创作于战国时期，定型于西汉末年。与《淮南子》成书时期大体相近。成书后为取重于世，托名于上古人文始祖黄帝，以"黄帝"冠其书名，故曰《黄帝内经》。

《黄帝内经》分为《素问》、《灵枢》两部分。《素问》即《黄帝内经素问》或称《黄帝素问》。《灵枢》古称《九卷》，晋以后称《针经》、《九灵》，唐以后方称《灵枢》或《灵枢经》。《素问》、《灵枢》各九卷八十一篇。

《素问》这一书篇的名称，应如何理解。历来有多种解释：一说以林亿所说"问太素"。据伊尹从汤言素王及九主之事，《素问》即太素之问答。

二说是全元起"黄帝问岐伯五行之本"。素，是本也。黄帝问岐伯性情之原，五行之本，故曰《素问》。三说是平素讲求问答。四说《素问》以素书黄帝之问，犹言素书，素指精白之绢。五说为天降素女，以治人疾。黄帝问之而作《素问》。六说为取阴阳家泰素之素，而名《素问》。七说为黄帝岐伯问答之书，故曰《素问》。从以上各种说法比较，总是以黄帝岐伯平素问答医学内容之书，之说易通。

《灵枢》，李濂《医史》引元·吕夏《群经古方论》谓王冰更《九灵》之名为《灵枢》。灵枢者，以枢为门户，阖闭所系，而灵乃至神至玄之称，是以神化之为书名。

2 《内经》的价值

它以我国古代朴素唯物论和自发辩证法为指导思想，以阴阳五行学说和藏象经络学说为理论核心，在全面总结汉代以前的医学成就，充分汲取当时自然科学和自然哲学成果的基础上，揭示了人体生命科学中诸如解剖、生理、病理的奥秘，创立了中医学特有的诊断、治疗、预防、摄生等方法，形成了一个完整理论体系和思想的学科，它不仅被后人视为中医学的经典，且为后来中医学的发展奠定了基础。

《内经》的基本内容归结为"阴阳五行学说"、"藏象学说"、"经络针刺学说"、"精气神学说"、"病因学说"、"病机学说"、"病证学说"、"诊法学说"、"论治学说"、"摄生学说"、"五运六气学说"与"医学相关的边缘学科"等十二个部分。《内经》的成篇，其内容博大，旨意精深，是一部具有中华传统文化特色的医学宝典，综观其学术思想，主要有：人体生命观；天人一体观；恒动观。而《内经》体现的这些观点，与阴阳、五行、藏象、经络、病因、病机、诊治、治疗、养生等学说紧密结合，构成了完备的中医学理论体系。

如在《内经》理论中，根据当时人们对人体生理、病理活动规律的认识，确立了上面的各种学说，而这些理论内容，成为中医理论体系的重要组成部分，反映出中医学理论体系的学术观点和理论原则。正如唐·王太仆所说："其文简，其意博，其理奥，其趣深"。近代人亦誉之为"东方传统生命科学"。因而两千多年来，一直有效地指导着临床实践，其价值至今不衰。

3 复习《内经》温故知新

历代对《内经》的注释及阐解，有释义、反句、校勘、校义、臆断、研究、校正、正义等等，真可比拟百家注批。而传统学中医者，往往不一定都从学习《素问》、《灵枢》着手。某些从师或自习亦往往从《医经原旨》、《内经知要》或《内经选读》学起。这当然是无可厚非的。比如《内经知要》只有上下两卷，至简至要，《医经原旨》亦不过六卷，方便诊务忙碌之师生之不及用功于鸡声灯影者，亦能稍得《内经》准则于胸中。然欲及《内经》通义之精髓，则力争通读《内经》特别是《素问》、《灵枢》原著。融通以后不仅理论得到广博精深且能发挥于临床实践之中。

举例说来：《素问·阴阳应象大论》说，"冬伤于寒，春必病温；春伤于风，夏生飧泄；夏伤于暑，秋必痎疟；秋伤于湿，冬生咳嗽。"像这一节文字，有些选本并不引用。这是因为视这条文比较机械，难以理解。如果各家的注释理论上可以解说，但实践中不一定如此，可是经过了多次复习这原文。进一步了解其精神，就会得出原则上新认识，即：①伤于四时的外邪，都能得病。②疾病的发生，并不一定是得于发病之当时。③受外邪的侵袭，本元衰弱，则表现出到一定的时候就发生病患。④对保护本元是十分重要的等。所以复习《内经》，像这样的原文，就能提高一步。不一定斤斤于"春伤于风，邪气留连，乃生洞泄"《生气通天论》这样的局限解释了。

就《内经》指导临床实践而言，举例说，《素问·阴阳别论》谓："二阳结谓之消。"这样的文字，探索起来，应该就本篇总的内容来体会，《阴阳别论》从脉象的阴阳，从来源上说明来自真藏之气的属阴，主凶；来自胃脉之阳的属阳，主吉。故诊脉时必须注意有无胃气的存在，以推断预后的良恶。本篇还广泛地说明十二经脉致离以后所交错发生的各种症候和传变，以及脉搏的形象，这是总的概念。本条"二阳结谓之消"二阳是指胃与大肠。阳邪留结于肠胃，则喜消水谷。所谓消渴善饥，形体消瘦，据此则临床上遇此类证，多以清热生津，此如人参白虎汤，增液汤辨治，此原则对消渴糖尿病之肠胃有热者，多有确效。一般消渴不算是凶险症，故说"主吉"。

又比如《素问·刺热篇》虽是讲以针刺治疗热病的方法，而先从五脏热病的症状及将热病初起、发展、极期症状分别阐述，对于五脏热病的早期诊断，可予望诊上获得先兆等内容。开头它说："肝热病者，小便先黄，腹痛多卧身热，热争则狂言及惊（任按：热争是指邪正相搏热邪盛《太平圣惠方》引作'热盛'宜从），胁满痛，手足躁，不得安卧。"肝热的病，肝主疏展，小便先黄是肝有郁热的发黄征兆，身热，手足躁扰，是肝热动风，进而热盛为狂言及惊，肝气横逆而腹胁满痛，肝为"罢极之本"故多卧。而又不得安卧者是热邪干扰所致。我们在临床上对急性暴发性黄疸性肝炎，据此而抓住"肝热"这一根本，用清热利胆除黄的甘露消毒丹合茵陈蒿汤辨证加减作汤剂颇见效验。倘神志不清和狂躁者，往往再加神犀丹救治，多能挽救重症。

另外就总体来说，比如可以就《内经》的阴阳、脏腑病因等与免疫学的关系进行探索；阴阳学说可以用来说明细胞内物质的平衡调节和用以做免疫功能对立统一的原理。可认为阴平阳秘则免疫功能正常，否则就失调。临床上与免疫有关的感染、过敏、自身免疫、肿瘤等疾病，也可在阴阳学说的理论指导下进行辨证论治。在临床上用中医脏腑辨证对免疫性疾病的治疗有一定的指导意义。对免疫性疾病可结合《内经》病因学说进行辨证治疗。

当然，在临床上对《内经》的治疗法则的熟习也是极有益处的。比如"治未病"，在医生思想上就要重视预防。再如"三因制宜"、"标本缓急"，辨证立法上先要分清阴阳盛衰，方能对证施治，协调平衡乃至掌握补泻原则等。

当然，《内经》错简多，也难以完全读懂，有误之处不宜强解。

炎黄子孙说《内经》

《黄帝内经》又称《内经》，是中国医学最早的一部经典巨著，它以简练而精辟的文字和深沉广博的内容（内容文字及注疏共约450万字）为两千多年来中国医药界所必读的医学典籍。它不仅是一部浩瀚的中医学古籍，而且是中华民族文化遗产的重要宝典。因为远古历史在最惨烈的逐鹿之战中，黄帝战胜了蚩尤，中华民族第一次实现了统一。面对着饱经战乱之苦的百姓，在统一中国后的黄帝思考最多的，就是百姓的生存和健康，因为这关系到中华民族的兴衰和存亡。黄帝经常和他的医臣们：岐伯、雷公、俞跗、鬼臾区、桐君老人等一批医学大师探讨民众的健康和医疗事宜。这些探索的内容被不断的记载下来并用为对民众诊治疾病的原则与方法，并流传下来。一般考证，《内经》成书于春秋战国时期，当时的医家把黄帝和医臣谈论的内容，"口耳相传"、"识识相因"的医药经验，及各地方各民族长期与疾病作斗争的片段资料，收集记录下来，加以整理和综合，结合当时的学术思想，编辑成书。这种推论是符合历史发展规律的。

根据现存的《黄帝内经》的内容来说，除了主要方面在很大程度上还保存着古代的本来面目之外，其中有一部分可能是后人增补的。这是因为在《内经》成书以后，曾经经过了若干次大的战乱，为战国七雄吞并，楚汉相争，汉末的纷扰以及永嘉之乱、晋室东渡等。在战乱频繁、社会动荡之际，散失残缺，都是不可避免的。后人及时充实，亦是意中之事。可见这部巨大著作，绝不是出自一人之手，也不是一个时代、一个地方、一个民族的医学成就，而是有历史的、各地方的医疗实践，可靠的总结性的巨著。

《黄帝内经》的具体内容实际上关系到中医学整个体系的问题。因此，为了正确理解中医学的理论观点，正确掌握中医的医疗规律，学习和钻研《内经》具有深刻的意义和非凡的价值。

《黄帝内经》认为人的生命离不开气，气的生活含义十分重要。《内经》的阴阳思想，形成了最完整、最系统、最深刻的生命科学学说。被称为"量子之父"的著名物理学家波尔，当丹麦为感谢他的科学成就要封他为爵士，要波尔选择一种图案作为纹章时，波尔选的是中国的阴阳太极图。他在纹章上刻下了几个字："对立即互补"。阴阳的流变、五行的奥秘，贯穿《内经》的全书。中医的藏象学说是离不开五行、阴阳的。从《内经》里还看到了心理疗法：如"以情胜情"的"恐胜喜、悲胜怒、喜胜忧、思胜恐"等，这些都是中国医学圣贤们超人的智慧结晶。至于《内经》的经络学说，几千年来，按《内经》所展示的手足三阴三阳，奇经八脉，据以治病，经两千多年的临床验证，极为准确有效。《内经》的预防医学思想更是十分出色。它说"圣人不治已病治未病，不治已乱治未乱。夫病已成而药之，乱已成而治之，譬犹渴而掘井，斗而铸锤，不亦晚乎。"至于防病养身，《内经》认为"恬淡虚无，真气从之，精神内守，病安从来"。主张重视保养"精、气、神"，平衡体内阴阳，做到"起居有常"等等，内容异常丰富，总之《黄帝内经》的历史价值及其医学理论等的学术成就是非凡的。所以自秦、汉以来一直受历代医家的高度重视。

史籍记载有：黄帝轩辕氏、炎帝神农氏、伏羲氏、燧人氏、有巢氏等古代贤圣。他们使百姓在衣、食、住等各方面不断发现和不断提高。比如：衣方面，从"古之时……能覆前而不能覆后"到"衣皮韦"（《白虎通·号》）。住方面，从"上古穴居而野处，后世圣人易之以宫室，上栋下宇，以待风雨"（《周易·系辞》）。食方面：伏羲教民佃渔畜牧、庖厨、画八卦。而从饮食到药物，记载了"神农氏乃教人播种五谷……尝百草之滋味，水泉之甘苦，令民知所避就。当此之时，一日而遇七十毒"（《淮南子·修务训》）。又说"神农……始尝百草，始有医药"（《史记·三皇本纪》）。人们常说的"炎黄子孙"，就是指以炎帝神农氏和黄帝轩辕氏为代表的我国古代贤圣的子孙、后代。他们这些为民造福的圣贤之人是我中华民族的祖先。

《黄帝内经》这部成书于两千多年前的神奇秘籍，经唐代鉴真大师东渡日本时带到日本，至今还供奉在日本的皇家寺院中，奉为国宝。北宋时高丽国进《黄帝内经·灵枢》，要求交换中国历代史书，当时朝廷以《册府元龟》等书换回《黄帝内经》，足见当时国际国内对此书的重视。再说，21世纪现代医学提出的生态医学等观点，竟然与2千多年前的《黄帝内经》相同……可见像《黄帝内经》这样一部重大著述，内容又如此博大精深，不仅是做医生的应该"故书不厌百回读，熟读深思子自知"。不断的温故知新外，作为我中华儿女、炎黄子孙在当今衣食无虑的盛世，也应该了解一些这部伟大著作的内容，否则也太可惜了。苏东坡在《李氏山房藏书记》里说："使来者知，昔之君子，见书之难，而今之学者，有书而不读，为可惜也。"因此，我想，如有机会各种媒体是否可以充分地将这一伟大巨著适当介绍给广大人民、炎黄子孙，从而介绍给世界，为整个人类作贡献。

俞曲园《内经》解辩

俞曲园先生，名樾，生于 1821 年，殁于 1906 年。清代浙江德清人。字荫甫，曲园为其号。道光三十年进士，官编修。后任河南学政，因出题不谨而罢官。研究经学，旁及各书，以高邮王念孙、引之父子为宗。曾主讲苏州紫阳、上海求志各书院，主讲杭州诂经精舍三十余年。著有《春在堂全集》，其《群经平议》、《诸子平议》、《古书疑义举例》等三书尤为著。

俞曲园是一位清代负有盛名，以"研究经学"、"著书自娱"的学者。清人评价他说"俞氏文名震烁寰宇，著作甚富"。著作中凡关于医药卫生者计三种，为《康医论》、《枕上三字诀》及《内经辩言》。《内经辩言》为他所著《读书余录》之一，即其《全集》第一楼丛书之第七种。辨研《内经》有四十余条，考据精辟，引证确切，关于《内经》之字、句，无不探赜索隐，辨讹正误。此书收集于裘吉生先生《三三医书》第一集中。

这里举出俞氏对《内经》前面几篇的辩解：

《内经辩言》一开始，就对《素问·上古天真论》中黄帝"成而登天"的"登天"二字，指出是登帝位，并认为王冰注"白日升天"说之非。理由是根据《易明夷传》所说的"初登于天照四国"，可证明《素问》"登天"的文义。又指出该篇中"食饮有节，起居有常"的"常"字是误入正文，而脱去一"度"字。正确的文字应是"食饮有节，起居有度"，所以全元起注解说"饮食有常节，起居有常度"。若用现在本子则全注不合拍了。对照上面文字"法于阴阳，和于术数"，下文应是"食饮有节，起居有度"。"度"与"数"方为合韵，今作"常"则失韵了。再是本论中"以欲竭其精，以耗散其真"的"耗"字，应是"好"字，这样才与"欲"文义相近。他举出了《甲乙经》、《孟子》、《荀子》、《韩诗外传》加以论证，指出"以欲竭其精，以好散其真"两句文异而义同，并说王冰注解之非，因为王冰所根据的版本本身有误，注解跟着错了。又指出本篇中"太冲脉盛"的"太"字，汉时作"伏，即大字"。然而全元起本及《太素》、《甲乙经》当作"伏冲"，即"太冲"。后人不识"伏"字，加上一点作"伏"，成了异字。他还举了汉太尉公墓中画像、碑文有尉公等根据来证明此说。

俞氏对《素问·四气调神大论》"使气亟夺"句，认为"夺"即现之"脱"字。王冰注为"迫夺"之说，不对。又"不施则名木多死"句中"名木"，据《礼记·礼器篇》犹"大木"之意。王冰将它作名果珍木解说，没有明白"名"字的含义。又对"逆秋气则太阴不收，肺气焦满"句，认为王冰注"焦"为上焦，是臆测的。《礼记·问丧篇》说"乾肝焦肺"，"焦"是焦灼的意思。又对"逆冬气则少阴不藏，肾气独沉"句中"独"，当是"浊"字之误。肾气称浊，譬如上文肺气称焦是一样的。

俞氏对《素问·生气通天论》"其气九州、九窍、五藏、十二节，皆通乎天气"句，认为"九窍"即"九州"。根据《尔雅·释兽篇》等分析，古时文中"州"与"窍"有误讹处，王冰所注谓"外布九州，内应九窍，故云九州九窍"说有误。后面《六节藏象论》和这有同样的错误。又认为本论"故圣人传精神"之"传"字，应读为"抟"，是聚的意思。抟聚其精神，即《上古天真论》所说的"精神不散"之意。原文作"传"，是古字通用。又对本论中"阳气者，烦劳则张，精绝"句，认为"张"字上脱一"筋"字。筋张精绝，文字相对，若照原文则文义不明。王冰注解说的"筋脉胀张，精气竭绝"是他所据的原本，没有脱字。再是本论中"高粱之变，足生大丁"句，王冰说的"所以丁生于足者，四支为诸阳之本"是错误的。倘是照王冰所说，那么手也可以生丁，何必一定是足？认为"足"字可能是"是"字之误。因为上文说"乃生痤痱"，接着说"是生大丁"语意一律。将"是"误为"足"字，这样将语词加以实义解释，就造成曲解。又对本论中"故阳气者，一日而主外"句，俞氏根据上文所说的"是故阳因而上，卫外者也"，下面又提到"阳者，卫外而为固也"，认为阳气原是主外的。这里又说"阳气者，一日而主外"，其义不能使人理解。所以"主外"两字，疑是"生死"两字之误。从紧接的下文所说"平旦人气生；日中阳气隆；日西阳气已虚，气门乃闭"来看，文句中虽然只讲生，未曾讲死，然而既有生，就有死，阳气生于平旦是有生气的，日西气虚之后，已为死气，所以说阳气者一日而生死。由于"生"字与"主"字，"死"字与"外"字，在字形上近似，所以传抄时易生差误。

以上所举俞曲园先生对《素问》之《上古天真论》、《四气调神大论》、《生气通天论》等三篇的部分辩释内容。他对《内经》其他各篇，也有非常精辟的分析辨别，足供医家探讨。从中可以看出俞氏学识之渊博，为学之不苟，钻研之深湛。根据 1923 年（"民国"十二年）上虞俞潜所写《俞曲园内经辨言序》（俞序"辩"作"辨"）中谈到对《内经辨言》的评价，他认为学医的，必须博学通才，平时要读诸书，凡是有关医学而在其他家著集中的也当涉猎。而俞曲园先生的《内经辨言》，是一本"淹通百家，好古敏求"的书，是"《内经》之羽翼，医界之明星"，"医者读其书，更触类引申之，将数千年之古学，愈阐愈显"。至于为什么要将俞曲园的《读书余录》更名为《内经辨言》，他说：一是为了钦佩曲园先生的慎思明辨，一是便于医家可以看到这个书名而去读它。

我不谙诂经考证之学，对晚清文字、汉学各方面也所知无多。俞曲园是一代名学者，他的其他著作，我亦不曾专门去学习。这里举的他辨析《内经》，也是为了引起医家注意。当然，他对《内经》的解释，是以经释经为多，但作为读书笔记学习它，并无碍处。

读古籍，在标点、校勘、注释上都要求精确理解。因为古人著作，逻辑性不强，有时段落不清，有时分段、断句颇费斟酌。至于异文错简，更是常有争议。有些学人对古籍并无真知灼见的抉择，对于前人立意，未必了了。即使有，亦常依违其间，无所可否。我谈俞氏之书，深感其匠心独具，学风深堪钦仰。

唐人李济翁在《资暇集》里说："学识何如观点书。"这正是有心人的深刻感受。

应发掘探索唐代的两部医方巨著——
谈《千金方》与《外台秘要》

《备急千金方》为唐·孙思邈著，成书于公元 652 年。本书简称《千金要方》、《千金方》；孙思邈认为"人命至重，贵在千金，一方济之，德踰于此。"故名为《千金方》。据《旧唐书》载"孙思邈京兆华原人"（今陕西省耀县人），"自云开皇辛酉岁生"，"永淳元年卒"。按孙思邈生于隋开皇元年（公元 581 年），卒于唐永淳元年（公元 682 年），享年应为 101 岁。他是一位著名的医学家，尤以医德崇高成为后世师表。他强调：不问病人贵贱贫富，普同一等，医生应不避艰辛疲劳，一心赴救。可见他医疗思想、道德品质之高。他的著作颇多，遗失的亦不少。《千金方》对祖国医学有重大贡献。他的内容多采前人之说，林亿等认为："经掇扁鹊之难，方采仓公之禁；仲景《黄素》，元化《绿帙》，葛仙翁之《必效》，胡居士之《经验》，张苗之《药对》，叔和之《脉法》，皇甫谧之《三部》，陶隐居之《百一》，自郭玉、范汪、僧垣、阮炳，上极文字之初，下讫有隋之世，或经或方，无不采撷。集诸家之秘要，去众说之未至。成书一部总三十卷。"说明《千金方》的成书是搜集了唐以前他能看到的所有医药治方的资料。经过编著取舍而成。此外孙氏继《千金方》之后又三十年，编著《千金翼方》（成书于公元 682 年）亦 30 卷，此书为《千金方》的补充。备方丰富，取材广博，做到了"至纤至悉，无不该备"。

《外台秘要》唐·王焘编著，成书于公元 752 年。亦是中医著名方书之一，与《千金方》齐名。它汇集了唐与唐以前数十种医学著作，分类选编而成。全书 40 卷，论述各科病症及采药、制药、服石、腧穴、灸法等。《新唐书·王珪传》，王焘"为王珪之孙，性至孝。为徐州司马。母疾，弥年不废带，视絮汤剂。数从高医游，遂穷其术，因以所作为书，号《外台秘要》。讨绎精明，世宝焉。历给事中邺部太守，诒闻于时。"据王焘《自序》说："金幼多疾病，长好医术。"王焘约生于公元 670～755 年，为整理医药文献的大家。唐·郿人（今陕西郿县）出身于官宦家庭，对医术常请教于高明的医药学家，学习医理和技术。曾于弘文馆任职，其时沉醉于馆藏数千卷医药书籍之中。经阅读参考，并逐个鉴别摘录，去粗存精，凡经摘录者，都注明出自某书某卷。认真严肃，一丝不苟。经过了 20 年，积累了大量资料。其后又历贬守房陵的曲折，在艰难的环境下，仍坚定不移地进行医学文献的整理工作，又 10 年，终于在公元 752 年将大量资料分类编辑整理成《外治秘要》。他不但为后世提供了极其丰富的医学资料，而且为后人创造了整理医学文献详注出处的范例。

1 《千金方》

《千金方》其内容：卷1为医学总编，包括医学伦理学、本草、制药等，其余卷2~4为妇科病，卷5为儿科病，卷6为七窍病，卷7~8为诸风脚气，卷9~10为伤寒，卷11~20为脏腑病论（五脏六腑各1卷），卷21为消渴淋闭诸症，卷22为疔肿痈疽，卷23为痔漏，卷24为解毒并杂治，卷25为备急诸术，卷26~27为食治及养性，卷28为平脉，卷29~30为针灸孔穴主治。总计233门，合方论5000首。书中所论医论医方，都比较系统地总结了自《内经》以至唐初的医学成就。特别是总论里，提出《大医精诚》、《大医习业》是祖国医学伦理学的基础。其内容反映作者孙思邈对医德的极端重视。书内对一些疾病的病源都有较明确的认识。例如将飞尸鬼疰（类似肺结核病）归入肺脏疾病，又例如提出霍乱皆因饮食所致，非关鬼神；又如用谷白皮粥、赤小豆汤预防脚气病的发生，是世界医学史上最早的记载。再如阐明"针灸孔穴主对法"实际上是针灸治疗的临床手册等等。《千金翼方》是《千金方》的补充。以药录纂要、本草、妇人、伤寒、小儿、自养、养性、辟谷、退居、补益、中风、杂病及诸病等等。有"羽翼交飞"之意，作为《千金方》相辅相成之作。

2 《外台秘要》

《外台秘要》又名《外台秘要方》，共40卷。王焘将医学文献进行大量整理工作，"凡古方纂得五、六十家，新撰者间数千百卷"。取《魏志》"兰台"（即宫内藏书处）为"外台"之谓，一说因出守于外，命名为《外台秘要》，使前人的理论研究与治疗方剂全面系统地结合起来。卷1~2为伤寒，卷3~6为天行、温病、疟疾、霍乱等，卷7~20为心痛、痰饮、咳嗽等内科杂病，卷21~22为眼、耳、鼻、齿诸病，卷23~24为瘿瘤、痈疽等，卷25~27为痢、痔诸病，卷28~30为中恶、金疮、恶疾等，卷31~32为采药、丸散、面部诸病，卷33~34为妇人病，卷35~36为小儿病，卷37~38为乳石，卷39~40为明堂灸法。全书共1104门，均先论后方，载医方6千余首。凡书中引用书籍都详细注明出处，对保存唐及唐以前医学文献方面其功甚巨。如《范汪方》、《许仁则方》、《张文仲方》、《近效方》、《古今录验方》、《肘后方》、《删繁方》、《深师方》、《小品方》、《骨蒸病灸方》等都赖

《外台秘要》得以保存，才使得我们今天尚能探其大略。

3 应当积极发掘这两部方书

在祖国医学发展的历史长河中，出现了不少理论系统完备、医术精湛的著作。唐代的《千金方》和《外台秘要》两部较早的方书，是集唐及以前医学之大成，对后世医药学术的发展产生了深远的影响。不仅如此，这两部方书是蕴藏了医林上下两千多年的名医攻克各种疾病的医方医术。若干年来，国内外医学界对它们有过探讨，但是对如此庞大的方书还存在更深更广的研究开发价值。我们可以从各科的不同内容，包括其理论，主要是方药、方法的实践，以现代科学的思路、方法、手段仔细研究发掘。

《千金方》一开始，开宗明义有《大医精诚》的文章。首先反映孙思邈以"精"、"诚"作为医生的学术和道德准绳。至于他在选方用药方面，孙氏说："吾见诸方部帙浩博，忽遇包卒，求检至难。"主张"务在简易"。例如它记载"风着人"方，主治口眼歪斜，舌不能语等症，用生地汁、竹沥、独活三味，可谓简而有效。这类例子很多。当然《千金方》中除各科外，对防病、养生、针灸等的记载都是极有价值的。《千金方》中既有立法平正、配伍妥贴之方甚多外，最使后世医家治病的就是许多庞杂繁乱的处方，这些方子有三十几味乃至六七十味药。寒、热、温、凉、表、里、补、泻诸药合在一起用。这类方为何如此组合，解释困难。但是在临诊实践中我们常用的一些组合繁多的，如紫雪丹、鳖甲煎丸、辟瘟丹等都有明显的效果。有些还是急诊中常用方。《千金方》中的庞杂方似乎也是很好的科研课题。

《外台秘要》由于引证众多学说，对疾病病源是深探和精究的。他用病源理论来采用方药。书中所收集的资料，阐记出处是它的极大功绩。但是书中也选取了一些神、鬼、符咒等迷信内容，为后人所非议。我们应取其精华弃其糟粕，就能正确地得到它许多有价值的东西。《人民日报》2000年4月21日"新中国中医药大事记"里有一段说"1992年12月，抗疟中药双氢青蒿素及片剂被评为当年全国十大科技成果之一"。这是我国医药界突出的重要成果。而青蒿治疟，见于《外台秘要》卷5中。它说："时后疗诸疟方取青蒿一把，一味以水一升渍，绞取汁，尽服之。备急张文仲方。"可见只要我们去发掘类似的线索，尽管记载是原始的、初步的，但经过科学探索，艰辛研究，必有所得。我们应该充分利用中医药防治疾病的优势，积极为祖国为人类提供服务。

近年来中医中药科研捷报频传。我们还积极与世界卫生组织（WHO）在传统医药方面进行合作，拓宽了我国与WHO各成员国的合作领域和范围。我国也即将加入WTO，为中医药与世界的交流合作创造更好的条件与环境。在这样有利形势下，我们可以从中医文献、临床经验、治疗方法、药物探索中，对常见病、多发病的治疗，比如心血管病、脑血管病、肿瘤、肝炎、糖尿病、骨关节疾病、皮肤病等方面深入探索发掘。《千金方》和《外台秘要》的内容丰富，通过从各个角度发掘，完全有可能为中医中药走向世界架起桥梁。

《元和纪用经》约言

《元和纪用经》，唐·启玄子王冰撰。《中国医籍考》："叶氏长文启玄子《元和纪用经》宋志一卷，存。"并金文刊许寂序及程永培跋。按曰："乾隆中程永培刊《六醴斋丛书》收有是书，无叶长文序。题云唐启玄子王冰著。又有许寂序，所言虚夸难信。然检其文，决非宋以后物。且与陈氏《三因方》所引相合，则要为古书无疑矣。"

余于20世纪30年代见《元和纪用经》于上海千顷堂书局（1925年）孟夏印行之石印本《六醴斋医书》中，未检考其他版本。读全书，深感该书颇多可取之处。

概约其书如下：

（1）探索该书源渊，检阅《四部总录医药编》，谓"《元和纪用经》一卷（六醴斋医书本）……吴郡程瘦樵永培，好古医书，得而为之重刊。凡分三章，上章论五运六气用药之法，中章为服饵方药，下章为治疗方药。中间多称其师为元珠，与所传《元珠密语》合。其论多四言为句，亦与所注《素问》文辞不类。殆亦如《元珠密语》之附讬。宋志既有叶长文名，岂即长文所述欤……"。

《元和纪用经》为宋以前古籍，当无疑问。然考"辞书"、"目录书"作者何人，未能肯定。余以为书之作者真伪，固当考核清楚，若确属伪托之作，只要其内容有价值，即使作者待查，亦不可否定其书。如《中藏经》为华佗所撰，至今亦未能确定，但其内容甚有价值，即是1例。《元和纪用经》为后世医家所罕见，即李时珍《本草纲目》亦未有此书，惟王肯堂《证治准绳》曾引其说，足见少有流传。

（2）《元和纪用经》系根据《素问·六元正气大论》司天在泉，五运六气及辛、酸、甘、苦、咸之法，而以当时用药配合之。所论偏胜偏绝之说，于理可参。中章戒服金石燥烈之药，能独正当时时弊，亦属可贵。

内容中"六气用药增损上章六法"是据运气淡药之运用。"五味俱备服饵中章九法"是以天、地、人、时、音律等谈上丹、中丹、小丹。以植物类药进补，以代金石燥烈之品。所列补益药均和平之品，且多采丸剂缓进。有采仲景方，如肾气丸。又六气经纬丸实即治妊娠腹痛之《金匮要略》当归芍药散原方，只用量作过更动。

下章所载多有良方。许寂序中云"施药治人，多获康愈"；"得药起死，不可胜数"。程永培跋中云："执方疗疡，辄应手愈。"故其刊传此书，用心可嘉。又谓："获是书者，当消息施行。可以上章处用，运气了然。中章补益，洞明偏胜。后章疗治，利众资功。然后保气因固形，安神延寿。"

（3）所列81方：多年来余曾选择试用若干方。极多为疗效颇佳之良剂。①鸡舌香散（用丁香、甘草、良姜、白芍研末）：以治心腹痛、泄泻。就方之配伍而言，以芍药甘草汤缓急止痛，合丁香、高良姜温中止痛，用之颇有效。②如大诃黎勒丸（用诃黎勒皮、羲香、肉豆蔻为末蜜丸，为粟大）：治老人小儿吐泻、胃逆、心腹胀满、霍乱恐迫。每服1丸。余将本丸作煎剂，试之亦验。③如余治乡间某妇女，因感冒，自购不知药名之感冒片，1次吞服3片而汗大出，头眩体乏。乃用治发汗过多之外用方阳粉散（用麻黄连节、藁本、白芷、米粉研末）扑身止汗，内服牡蛎术散（白术、炒黄牡蛎粉，防风等份）而止。④"疗小儿三岁不能行"、"腰脊脚膝盘筋软躄"。以真五加皮为末，调一粟壳，在粥饮中滴酒少许，日3服。五加皮原治痿躄，痛痹，风弱，五缓，能坚筋骨，故试之亦效。以上举例可见本书处方，多符实用。如能审证确合，投之自应手见愈。

综观《元和纪用经》卷帙简朴，文字短略（全书不过 15000 字）。为述本书价值，程氏跋文中曰："余偶得之，如获至宝。是夜虚室生白，乃此书之光也。"言词虚夸，自不足取。

《永乐大典》医药内容述略

《永乐大典》是一部明代的大型类书。但自从明永乐成书到清代末年，能读到这部书的人却是寥寥无几。

1 《永乐大典》溯源

明成祖永乐元年（1403 年），朝廷令解缙、姚广孝等人主持，组织了两千余人参加该书的编纂工作。初时名为《文献大成》，以后更广泛地采集各类图书约七八千种，历时 5 年，于永乐六年（1408 年）重辑成书，改称《永乐大典》。《永乐大典》全书正文共 22 877 卷，装订成 11 095 册，共有 3 亿 7 千万字左右。全书按《洪武正韵》韵目分列单字，依次辑入用该字起名的文史资料。全书内容收集浩繁，所谓"凡书契以来"的所有经、史、子、集、天文、地理、阴阳、医卜、僧道、技艺各方面辑备于一书之中。《永乐大典》凡例说："凡天文、地理、人伦、国统、道德、政治、制度、名物，以至奇闻异见，庚辟逸事，悉皆随字收载。"可见其内容之广泛。

《永乐大典》原是为了帝王和朝廷少数仕人阅读而编辑的，所以对收集到的朝野大量书籍，绝少删改。书成以后，于明嘉靖、隆庆年间，又另摹写副本一份。正本存于文渊阁，副本藏于皇史宬（明大内藏书之室）。明亡以后，正本被毁，副本至清咸丰年间亦渐散失。光绪二十六年（1900 年），八国联军侵入北京，副本绝大部分被焚毁劫掠，亦散失殆尽。成书五百多年，劫余者不过百分之三四而已。新中国成立以来，经多方搜集，共得 700 余卷。1960 年中华书局曾影印出版 730 卷本。其内容广泛已如上述。就其医药内容而论，1986 年人民卫生出版社出版了《永乐大典医药集》。《永乐大典》辑录了我国宋、元以前很多医籍，如医经、著名医籍、临诊各科证治资料、法医学、中药、养生、保健、医药官阶、医疗掌故等等。因而明以前一些散佚的医籍，赖以保存下来。《永乐大典》所取的医籍，多为当时善本，故其价值甚高。所取资料，散编于书中的韵字之下，各卷之中。或以全文，或以散篇，或以零碎简句，夹杂叙述。清代乾隆年间编纂《四库全书》时，曾由《永乐大典》中辑出《博济方》、《苏沈良方》、《太医局程文》等医籍 21 种，计 71 卷。这些辑本虽亦不尽完整，但对后世之贡献极大。据专家考证，《永乐大典》引用医书的依据是《文渊阁书目》所载医书，为《普济方》和《医方类聚》所引医书的总和，实际上还不止这些。

2 《永乐大典》医药内容略例

由于《永乐大典》的内容按韵目编排，与医药书籍习惯编排方法不同，这里就按原卷次、韵目顺序举些例子，以见一斑。

（1） 药物举例：《永乐大典·一东韵》（五百四十卷）论述肉苁蓉：除引用《神农本草经》、《名医别录》、《抱朴子》等来说明肉苁蓉的性味功用外，还引用《博闻录》辨认肉苁蓉的方法是"惟咀之即化无滓者真，以刀切肉有细煤沙而无滓者亦真也"。并且绘有一幅清晰的肉苁蓉图。还引《图经》说明产地、采集、加工、阴干的时令和方法。引《药性论》、《日华子》详论主治及服法，引《政和本草》、《乾宁记》、《雷公》、《衍义》等的加工、服用法。对肉苁蓉的别名，引《宝庆本草折衷》说："验方用者，名马足。"引《续说》说："又号马芝。"同时又指出假品，说："薄俗亦以芭蕉根、鸡冠花梗等伪之……多是金莲根用盐罨而为之。"并且引《是齐方》指出肉苁蓉的代用品："如无苁蓉则鹿茸可代。"引《本草衍义补遗》说："锁阳代苁蓉用味甘可食，煮粥尤佳。"不仅如此，在辨伪方面，也作了详细考证，指出旧说苁蓉是马之余沥所生之非等。除了上面引用的书籍外，还引用了《事类全书》、《绍兴本草》、《汤液本草》、《保命集》、《山居备用》、《食经》等，甚至还引用了《太原志》、《太平寰宇记》、《甘肃志》、《一统志》、《郡县志》等志书。

以肉苁蓉这样一味普通药，引用了数十种医籍及其他著作，从各个方面加以阐述，可以看出当时收集资料的浩繁，编辑工作的认真和细致。其他药物亦多如此。

（2）疾病举例：《永乐大典·十寒韵》（三千六百十四与三千六百十五卷）论述寒：寒字下面注"诸寒证治九"、"十"，共计两卷。这两卷内容主要引用了"张仲景《伤寒论》辨太阳病脉证并治"，共收集一百多条《伤寒论》条文。从"太阳之为病，脉浮，头项强痛而恶寒"开始，各条都有详简不一的各家阐释。主要用成无己的注解，此外采用《伤寒新书》、《兰室宝鉴类纂》、《诸病源候论》、《伤寒总病论》、《伤寒活人书》、《伤寒微旨论》、《外台秘要》等大量注释及参考资料，说明甚为深透。例如对"太阳中风，阳浮而阴弱，阳浮者热自发，阴弱者汗自出，啬啬恶寒，淅淅恶风，翕翕发热，鼻鸣干呕者，桂枝汤主之"（按即《伤寒论》第12条）这一条文，光是各家注解就有8 000字。除了阐述文义外，还以大量内容对桂枝汤的方药进行详尽论述，辨桂枝抑是肉桂，辨芍药是白芍抑是赤芍，都从张仲景有关桂枝汤证等方面引用诸说论证，其收集之广博，探索之认真，实堪后世师法。

（3）妇女美容举例：《永乐大典·十八阳韵》（六千五百二十三卷）论述妆、闺妆：妆，以闺妆为内容，引用《事林广记》。从汉史张敞画眉事起，列举了妇女化妆等用品：宫制蔷薇油（香发），茉莉素馨油（百脂），香发木犀油（香发，面脂），洁鬉威仙油（洁发），玉女桃花粉（润肌，驻容），唐宫迎蝶粉（媚悦精神），内宣黄芪膏（御风寒，悦颜色），太真红玉膏（敷面），孙仙少女膏（洗面，洗浴），钱王红白散（敷面），画眉集香丸（画眉），熏衣笑兰香（熏衣及佩带），惜发神梳散（去屑，除垢），牢牙橄香散（除口气），透肌五香圆（香口），太乙灵应膏（妇人臁疮），西施脱骨汤（浸足），金莲稳步膏（治阗甲痛等），玉屑飞云散（治脚趾烂），削刺金刀散（贴脚肉刺）等。各药都有配制法和用法，很多方药是其他著作中从未记载的，是探索明以前美容法的极好资料。

（4）抗衰老法举例：《永乐大典·十四巧韵》（一万一千六百一十八卷）论述老：抗衰老主要收集《寿亲养老书》内容，凡老人"食治之方，医药之法，摄养之道"都有所包括。对"保养"，提出"安乐之道，惟善保养者得之"。又指出"服药"、"贮药"、"温阁"、"集方"等保健用药及环境防湿的方法，并有老年适用的各种方剂数十则，如"秘传六和元（丸）"、"神仙不老丸"等都是较有功效的"平和之剂"。此外，还引"东坡治脾节饮水说"等理论，并"饮食用暖"、"戒夜饮"等多种防病抗老方法。各方之外的各种酒粥、羹、煎资料亦很丰富。

（5）其他：除以上各例外，还对"痈"、"验尸"、"儿"、"妇"、"眼"等多方面的内容，阐述精辟。在收集取材的选择上也有重点，如"痹"的内容，其"论"多选自《灵枢》、《素问》、《中藏经》、《圣济总录》，而方则各家均选；又如"妇"字部分，则很少用张仲景方；如"疾"字一节自《中藏经》至《医说》均采收之。

3 从《永乐大典》医药内容得到的启示

《永乐大典》医药内容，虽不足以反映全书面貌，但从现存仅仅百分之几的《永乐大典》中看到的医药内容，就可以想象完整的二万多卷《永乐大典》成书时医药内容之浩瀚。当然，就现存内容上说，有摘撮重复等编辑上的缺憾，但瑕不掩瑜。更多的是它保留了明以前大量医药文献资料，而取材又是非常严谨的，这可能与监修和编修人多为当时大儒和名医有关。故《永乐大典》对中医药学的研究有很高的文献价值。

科学是有继承性的，任何一门科学，都是在前人成就与知识累积的基础上向前发展的。不掌握前人的成就，就很难谈发展，没有达到前人的水平，怎么谈得上超过前人呢？科学史上没有这种凭空越过的事例。中国医药学是通过口授心传和图书文字两种形式继承下来的，图书文字更是前人知识贮存的渊薮。阅读理解书文内容的多寡，往往可据以衡量掌握中医学术知识的深度和广度。读得多些深些，继承得也会好些。强调继承重要的同时，也要不断吸收现代科学技术，也要多些、深些，掌握它为我所用。包含了中医药学的继承和发扬两方面，那么中医现代化的内涵就比较完整了。

《赤水玄珠》述评

我曾于1952年购得明版《孙氏医书》3种，即《赤水玄珠》一套，全函共计线装本数十本，内容包括《赤水玄珠》、《医旨绪余》、《孙氏医案》3种，常作阅读参考之用，惜于1966年浩劫中遗失。1986年复得到人民卫生出版社出版的《赤水玄珠全集》一部，乃系点校者凌天翼研究员所携赠。全书按明·万历二十四年刻本为主本并参其他原本作底本。此书点校认真细致，对保存中医古籍原书、原貌，推动中医学术发展多有贡献。

1 孙一奎生平简介

孙一奎为明代医家（1522～1619年），字文垣，号东宿，别号生生子，休宁（今安徽休宁）人，因父病而立志学医。先师从汪机之弟子黄古潭，并诵读经书、研究医学典籍，数年后又复经历江、浙等地求师。历时有年，乃于医甚精，治病每多良效，闻名遐迩。于1584年著成《赤水玄珠》30卷。书中采集古时名医言论，辨述古今病证。此外《医旨绪余》4卷，论太极、阴阳五行，评议古医家所言医理，持论平正。《孙氏医案》（亦即《孙文垣医案》）5卷，为其子泰来、明来及门人余煌所编辑。

2 《赤水玄珠》的内容

这是一部约有138.5万字的著作，从它前面所采书目，列出了："采用群书目"中可以看到从《河图》、《洛书》、《周易》到《参同契》，约共有近百种书名；在"采用历代医家书目"中可以看到从《神农本草经》、《素问》、《灵枢经》、《雷公炮炙》、《颅囟经》、《伤寒论》、《金匮要略》到《保赤全书》，约有近200种。从这些引用的书目中，有些是各历史时期的名著，但有些书已遗佚失传。在当时条件下能见到如此众多各种书籍的医生，确也并不多见。书的内容，共30卷，分为76门。论述内、外、妇、儿各科病证，每门又条分缕析，分因、证、方，并附诸家治验。本书以明"证"为主，引录历代文献，结合孙氏经验，对寒热、虚实、表里、气血八者，辨析详细。对于古今病名相混之处，论辨亦细密，多为后世医家所推崇。《医旨绪余》2卷，共78篇论文，主要以脏腑、气血、经络、腧穴推阴阳五行之理，并对前代诸家学说作了较为公正的评述。《孙氏医案》5卷，又名《孙文垣医案》，由孙氏之子泰来、明来等所编。医案以地名汇集，计三吴验案2卷，新都验案2卷，宜兴验案1卷，总共398案，各案少叙医理，主要阐发证治，总结了孙氏临床辨证的经验。

3 《孙氏医案》举例

《孙文垣医案》5卷，按地域而分3处验案，这里举"妇女转脬"案："一妇女不生子，多思多郁，小便闭而不通，胀闷不安者2日，歙医汪氏，以备急丸进之，谓大便行，小水自利也。讵意大便行后而小便点滴不通，胀闷迫急，时刻不能存，将欲自尽。家人急予为治。予询之。曰：近来经水行否？答曰：行过十日矣。小腹肿大如一大西瓜之硬，自大便泻后，疲困不足以息，势若燃眉。"予曰："此转脬病也，不急治则危矣。以补中益气汤，临服入韭菜汁一小酒杯，服讫，选有力妇人进房，令患者横卧床间，力妇以患者两脚膝弯加于肩上，将患者下身虚空提起，摇摆数回，俾尿脬倒上，徐徐下放，患者去衣不及，小便箭射而出，热如汤，黑如墨，顷刻盈盆，小腹立消而愈。后遇数人，不拘男妇，皆以此法治之而安。"

按"转脬"为《证治汇补》之病名，亦即《金匮要略》所谓"转胞"，亦称"胞转"。"转脬"是指脐下急痛为主症的小便不通，多由强忍小便、暴怒忧郁、水气上逆、膀胱屈戾不舒所致。一般患者可用滑利疏导。若系孕妇则用肾气丸，或令孕妇平卧床榻，脚端抬高，使胎不压脬，小便自通。而本案妇人并非孕妇而原于"多思多郁"极度情志抑郁，又"自大便泻后，疲困不足以息。"故孙氏用补中益气汤，加入韭菜汁，是取其益阳、补虚、充肺气、调脏腑、行气消血。再使有力气妇人为之提脚膝，摇摆三四次，以改变患者的膀胱屈戾，舒正了脬的位置和扭曲处，使管道通畅。所以"小便箭射而出"。这一医案正如评价他的人所说的"巧发而奇中"了。可见孙氏读书多、思路清、分析精到。确实做到了"圭匕之投，得心应手，而又随诊定方，缘方立案"。

4 《赤水玄珠》评价和学术特色

（1）评价：孙氏3书是孙一奎数十年治学所得和临证经验的总结。医理有阐发，论证有独见，治病有特色。确可承受"出独见而著《医绪》，辑试方而成《玄珠》"的称誉。《孙氏医案》虽由他2个儿子和门人集编，实是孙一奎本身临床经验的随时辑录积成。不少病例，疗效卓著，且叙述色脉病形，历历如绘。三书合集，可以相互羽翼参证。从该书诸家书目近300种左右来看，孙氏读书之广博可以想见。后人对3书的评价说："融三教之说荟萃于医"、"融《素》、《难》于方寸，辨众论归于中"，《四库全书提要》说："于寒热虚实表里气血八者，谆谆致意。其辨古今病证名称相混之处，尤为明晰。"这些总的评价是基本不错的。

（2）学术特色：一是博采各家众说，不存偏见，而是择善而从，取其长

218

而舍其偏。他对各家:"谓仲景不徒以伤寒擅名,守真不独以治火要誉,戴人不当以攻击蒙讥,东垣不专以内伤奏绩,阳有余阴不足之论,不可以訾丹溪,而撄宁生(滑寿)之技,亦可永垂不朽。"这种评论,是公正平允的。由于孙氏对《内经》并以下诸家学说所持态度比较客观,所以他说"因古人之法而审其用法之时,斯得古人立法之心",不能"窥其一斑而议其偏长"。

二是他对命门的看法,是在继承《难经》到金、元和明代各种学说的基础上,提出了自己的意见:认为命门即"先天之太极,实即两肾间的动气,以其禀生于有生之初,故又称作'原气',为生生不息之机。此'原气'者,即太极之本体也。名动气者,盖动则生,亦阳之动也"(《医旨绪余上·命门图说》)。由于动静无间,阳变阴合,五行由此而生,脏腑以继而成。为"造化之枢纽,阴阳之根蒂",故称作命门。他反对左肾右命门之说。认为命门既是原气,则其非水亦非火。因为水火都是有形的,原气则无形质可言;气属阳,故谓之阳则可,谓之火则不可,谓之相火则尤属妄论。命门原气是推动激发诸气流行之动力,生生不息,无时或止,故为生命活动之根本。孙一奎还认为三焦是"原气之使",充沛于上、中、下三部,无所不至。在人体气化功能上居首要地位。他赞同《难经》三焦"有名无形"之说。他对命门、三焦的见解确切而实在。

三是认"证"真切扼要。孙一奎对"证"的分析很重视。他将噎膈、翻胃明确分为两证,澄清了历来含混不清的说法。他辨癫、狂、痫之异治,皆有其特色。他在《赤水玄珠》凡例中明确指出"是书专以明证为主","盖医难以认证,不难于用药。凡证不拘大小轻重,俱有寒、热、虚、实、表、里、气、血八个字。苟能于此八个字认及真切,岂必无古方可循,即于十二经药性中,表里寒热温凉间,摘出治之,自然权变合宜,不失胜算。故古谓审证犹审敌,知己知彼,百战百胜矣。"孙氏辨证之重在于寒、热、虚、实、表、里、气、血八个字。而实际上做到辨证是"认证必合色脉,问动止,聆音声,察饮食。投剂则按寒暑,因虚实,定君臣佐使之宜,协七方十剂之妙",才能达到要求。

四是孙氏重视医生与病家的沟通。从孙氏的著述中可以看出,他重视和病人交流思想。他说"医者精神必须与病者通而能以起病"。耐心细致地开导病人接受治疗。其立意是美好的。

由于孙一奎重视肾、命门和脾胃学说，后人论述孙氏时，往往将之归入温补派。

综观孙一奎统览群书、博采众说、立论平允的治学精神、治学方法；从医学理论到临床实践，从医术到医德，确有许多可学习之处。他的著作在发掘祖国医学宝藏、研究中医学术上颇有参考价值。

当然，由于历史条件、时代不同，孙氏书中也掺杂了一些不当的内容，如《赤水玄珠》第 10 卷虚损劳瘵门附"方外还丹"一节，有专讲以人补人、采炼等文，殊非正道，应该就是该书的糟粕。亦有人指出《孙氏医案》中"旁文多于正论"、"主以标榜医名"等评说，也可以说是孙氏著作中的不足之处。

《伤寒证治准绳》约言

《伤寒证治准绳》是《证治准绳》中一种。《证治准绳》亦称《六科准绳》或《六科证治准绳》，为明·王肯堂所撰。它分为：①《杂病证治准绳》，8 卷；②《杂病证治类方》，8 卷；③《伤寒证治准绳》，8 卷；④《疡科证治准绳》，6 卷；⑤《幼科证治准绳》，9 卷；⑥《女科证治准绳》，5 卷。这 6 种，除第一种《杂病证治准绳》与第二种《杂病证治类方》有它的相互关系外，其余 4 种都是以证治为主，故总称《证治准绳》。本书采录比较丰富，本末俱备，分门别目，条理井然。确有"博而不杂，详而有要"的特点。因证论治，不偏不倚，归于平正，故为历来医家所崇尚。

王肯堂为明代著名医学家，字宇泰，号损庵，又号念西居士。江苏金坛人。万历间进士，曾任福建参政，翰林院检讨等职。颖悟而好学，博览群书，善于著述。于医学尤多研究。传说其母患病，群医议论各殊，于是下决心钻攻医药。后来，其妹又病危，经肯堂亲自诊治而痊愈。因而乡里间知名。有抱沉疴求治者，亦无不立应。他除了著辑《证治准绳》外，另有《灵兰要览》、《医论》、《医辨》、《郁冈斋笔尘》等述作。还校辑了《古今医统正脉全书》。对整理、保存中医古代文献有一定的贡献。

（一）王肯堂作《伤寒证治准绳》

王肯堂在《伤寒证治准绳》自序里说："……医莫不宗本黄岐，今其书具在，然有论而无方。方法之备，自张仲景始。仲景虽独以伤寒著，然两千年以来，其间以医名世为后学所师承者，未有不从仲景之书悟入而能径窥岐黄之堂奥者也！"这说明王氏对张仲景《伤寒论》何等重视。他又感慨地认为："然则《伤寒论》可弗读乎，而世之医有终身目不识者，独执陶氏六书以为枕中鸿宝尔……"他认为要读《伤寒论》原书，作为医生若终身不读《伤寒论》而读其他书，是不恰当的。他回顾自己读《伤寒论》自少年到老年，"尚未窥其堂室"。这固然是王肯堂的虚心和对读《伤寒论》的高要求，但也可见他对《伤寒论》的评价是极高的。

王肯堂作《伤寒证治准绳》这一部 33 万多字的著作，从明万历三十二年八月初一到九月九日重阳节完成，虽然只花了 40 天时间，但是他"酝酿于丹府，而渔猎于书林"的积累资料，准备腹稿的工作，却是长达"30 余年矣"！可见此书的写作和准备全过程是漫长的。他在选集资料时，"……注仲景书，读仲景法者，或见其大全，或窥其一斑，皆可为后学指南，具择而载之"！因此著作中所引的内容是比较丰富的。王氏还以开明的态度，表示他写作愿望说："余所白首不能究者，与天下后世共究之"，可见他的谦逊和恳切。

（二）对各家编纂注解《伤寒论》的评述

王肯堂认为：纂注《伤寒论》的医家很多，有些书将张仲景的原文和纂注人的意见相互杂陈，使人辨别不清。"使世不知孰为仲景者"，惟对娄英（全善）的《医学纲目》颇加赏识。他说："娄氏纲目，列六经正病于前，次而合病、并病、汗、吐、下后诸坏病于后；又次之以四时感异气而变者与妇、婴终焉。而每条之中，备列仲景法，然后以后贤续法附之。既概括百家，又不相淆杂。义例之善，无出其右。"因此，王氏《伤寒准绳》的编撰体例、篇目等大都参考《医学纲目》的形式。

王氏认为解释仲景书的，惟成无己最为详明。虽然成无己是"随文顺释，自相矛盾者时或有之"。但这仅是"白璧微瑕……"而已。

本书以张仲景《伤寒论》文字为主，采用了赵嗣真、张兼善、黄仲理、朱肱、庞安时、许叔微、韩祗和、孙兆、张洁古、云岐子、李东垣、朱丹溪、王海藏、王履、罗天益、戴元礼、娄全善、吴绶、陶华等人著作的有关内容。

（三）对王叔和编次《伤寒论》立三阴三阳篇的见解

王肯堂认为：王叔和编次《伤寒论》，立三阴三阳篇，就是将张仲景原文中凡提到太阳病的，编入太阳篇；提到阳明病的，入阳明病篇；提到少阳病的，入少阳篇；凡提到三阴病的，也按三阳之例，分别入太阴，少阴、厥阴篇。总之是依其名，入其篇。遇有张仲景文中没有称三阴三阳之名，径说是"伤寒某病，某某方主之"而难以分篇的，那么王叔和就以他病属阳证，如发热，结胸，痞气，蓄血，衄血之类，都混同的入于太阳篇。病属阴的，为厥逆，下利，呕吐之类，都混同的入于厥阴篇。惟有燥屎，屎硬，不大便，大便难等证，虽不称名，而将它列入阳明篇。这是因为这类症状属于胃家实，不能列入太阳或厥阴而只能入阳明篇。之所以这样做，是由于太阳为"三阳之首"，凡阳明、少阳病都是太阳传来，故诸阳证不称名的，都归入太阳篇；厥阴为"三阴之尾"。凡是太阴、少阴病，都至厥阴而传极，故诸阴证不称名的，都归入厥阴篇。后人不明白这个道理，就认作太阳篇诸证，不称名的，亦属太阳病，这是"乱太阳病之真"；认为厥阴病诸证，不称名的，亦属厥阴病，这是"乱厥阴病之真"。这样的认识是有失张仲景原意的。在《伤寒证治准绳》中各证、分经的地方很多，仍然按照王叔和的编次。而读它的时候，还是要以上面所说的道理来明白察看的。

（四）对张仲景立法的见解

王肯堂认为：张仲景《伤寒论》的立法，凡是称太阳病的，都是说：脉浮、头项强痛、恶寒；凡是称阳明病的，都是说：胃家实；凡是称少阳病的，都是说：腹满、时痛、吐利；凡是称少阴病的，都是说：脉微细，但欲寐；凡是称厥阴病，都是说：气上冲心、痛、吐蛔。比如说少阴病，不一一逐条说"脉微细，但欲寐"，而是用"少阴病"3字概括了。例如"少阴病得之二三日以上，心烦，不得卧，黄连阿胶汤主之"。这条意思是说脉微细，但欲寐的少阴病，二三日以后，变为心烦，不得卧而用黄连阿胶汤。后人不明了这个道理，对"少阴病"3字本身包含脉微细，若欲寐证不加细察，当见"发热脉沉"使用麻黄附子细辛汤；当见心烦不卧，便用黄连阿胶汤。这就失去张仲景所立法度的原意旨了。

（五）对《伤寒论》方用量的评议

王肯堂认为：张仲景所立各方用量以角力两计；又有以升、合、枚计的。古今度量衡轻重长短不同，难以遵照使用。历代医籍，比照用量，有的失之太小，有的距离太远。本《伤寒证治准绳》方药分量，虽仍按张仲景的原分两，但临时的加减出入，则应当视病情、时令等适当确定药量。这不独对张仲景的《伤寒论》方如此，就是对其他医籍中古方也应该如此，陈无择曾以钱谱推测度量衡法，以应用古方，可以引为参考。总之，世道有古有今，时令有冬有春，地土有南有北，药性有平有烈，人体有强有弱。不可以用一折算方法去引用。比如大陷胸汤，用大黄6两，现今（【按】指明代，下同）用6钱已足够了，若是患者体壮而病邪重的就如此用。如果患者体弱，病邪又较轻，那又当减半，或只用1/4～1/3的用量。又比如芒硝1升，今用二三钱足矣。甘遂2两，只可用1分或半分。总之，应采用灵活变通的方法，若是胶柱鼓瑟地搬用，那一定要出事故，这是必须十分慎重的。王肯堂在《伤寒证治准绳》中，一开始就提出了以上的这些看法。他还引用《内经》所说的"风雨寒暑不得虚，邪不能独伤人"。并且引用朱丹溪所说的伤寒属内伤者十居八九，当以补元气为主的说法为根据，指出了后人治伤寒往往对张仲景的立法不完全了解，又不明白伤寒为病的根本在于内伤虚劳，简单的只是采用汗下等法，这就往往容易坏事。所以在这本《伤寒准绳》里也补充了后世医家的补养治法。王氏认为宁可多考虑多护养元气，不可孟浪地随便汗下，这样就可能少些失误。

总之，王肯堂在《伤寒准绳》里的见解，虽有他局限的一面，但是他对人们的谆谆告诫，希望医生重视患者，对诊治宜持谨慎态度，是有益于后学的。

《傅青主女科》成就说略

傅山（1607～1684 年）字青主，又字公伦，山西阳曲（今太原）人，为明末清初的著名文人。攻书画、医学，为当时著名医学家。初字青竹，后改为青主。又号石道人、朱衣道人。博学而尚气节，少年时聪慧而善记忆，喜花草，性嗜酒，任侠。提学袁继咸被人诬害，青主联络同学诣阙上书，终使冤案得伸，从此名扬天下。明亡入清以后，绝意仕途，奉母隐居崛山围山中，萧然物外，以医为事。康熙中开博学鸿词科召入都、坚不应致，寻以老病归，未几即卒，远近会葬者数千人。著有《十三经字区》、《周易偶释》、《周礼音义》、《辨条春秋》、《人名韵》、《地名韵》、《两汉人名韵》等。傅青主于医道至精，且以儒字义理用于医学研究。不拘学派，应手而效。家有禁方，常资以活人，名重一时。其著医书有《傅青主男科》、《傅青主女科》等。其子傅眉，医术亦精良。

《傅青主女科》专述妇女带、崩、胎、经等，其后附《产后编》。据我所藏清·翰墨园木版本看，其篇前有"道光十一年新正上元同里后学祁尔诚谨序"字样的一篇序文。可见《傅青主女科》应是在清道光十一年以后刊出，与一般《医学史》资料所说的刊于"道光七年"说法不同。

1 《傅青主女科》的成就

据祁尔诚的序文中说"其方专为女科而设，其症则为妇女所同。带下、血崩、调经、种子以及胎前产后。人虽有虚、实、寒、热之分，而方则平易精详之至。故用之当时而效，传之后世而无不效。"又说"谈症不落古人窠臼，制方不失古人准绳，用药纯和，无一竣品，辨证详明。一目了然。"他这些对《傅青主女科》的概括评议，是有一定依据的。

（1）重视带脉，创制效方：傅氏《傅青主女科》首先阐述白带，并提出"带下俱是湿病"，认为以带定名，是因为带脉不能约束而有此病。因为"带脉通于任督"，任脉督脉有病而才始影响带脉为患。带脉是约束"胞胎之系"的，带脉无力，则难以提系，胞胎就不能固，所以带脉弱则胎易坠；带脉受伤则胎也不牢固。带脉因何而伤？傅氏认为"非独跌闪挫气已也，或行房而放纵，或饮酒而癫狂，虽无疼痛之苦，而有暗耗之害，则气不能化经水，反变为带病矣。"并且指出，带脉伤，再加脾气之虚、肝气之郁、湿气之侵、热气之逼，这就成带下病。所以指出治白带"宜大补脾胃之气，稍佐以舒肝之品，使风木不闭塞于地中，则地气自升，腾于天上。脾气健则湿气消，自无白带之患矣。方用完带汤，土炒白术 30g，炒山药 30g，人参 6g，酒炒白芍 15g，酒炒车前子 9g，制苍术 6g，甘草 3g，陈皮 1.5g，黑芥穗 1.5g，柴胡 1.8g。水煎服，2 剂轻，4 剂止，6 剂则白带痊愈"。傅氏认为"脾胃肝三经同治之法，寓补于散之中，寄消于升之内，升提肝木之气，则肝血不燥，何至下克脾土，补益脾土之元，则脾气不湿，何难分消水气……"

傅氏对带下尚有其他方，如：加减逍遥散治青带，易黄汤治黄带，利火汤治黑带，清肝止淋汤治赤带。其中易黄汤（炒山药 30g，炒芡实 30g，盐水炒黄柏 6g，酒炒车前子 3g，白果碎 10 枚）水煎连服 4 剂，无不痊愈。"此方不独治黄带，凡有带病者均可用之"，效果明显，确多为后人所采用。

（2）探讨血崩成因和病机，治重固本补气：傅氏治"血崩昏暗"、"二目黑暗，昏晕在地，不省人事者"，认为乃是虚火。倘此时用止涩品，虽亦能取效于一时，但不用补阴之药，虚火易于冲击，恐随止随发，以致经年累月不能痊愈者有之。认为止崩之药，不可独用，必须于补阴之中，行止崩之法。方用固本止崩汤。酒蒸大熟地 30g，土炒焦白术 30g，生黄芪 9g，酒洗当归 15g，黑姜 6g，人参 9g。水煎服，1 剂崩止，10 剂不再发。傅氏认为本方"妙在全不去止血而惟补血，又不止补血而更补气，非惟补气而更补火。盖血崩而至于黑暗昏晕，则血已尽去，仅存一线之气，以为护持，若不急补其气以生血，而先补其血而遗气，则有形之血，恐不能遽生。而无形之气，必且至尽散……"傅氏又说"黑姜引血归经，是补中又有收敛之妙，所以同补气补血之药并用之"。在本方上面有一段眉批说："若血崩数日，血下数斗（疑有误），六脉俱无，鼻中微微有息，不可遽服此方，恐气将脱不能受峻补也。有力者用辽人参去芦 3 钱（约 9g）煎成，贯众炭 1 钱（约 3g）服之。待气息微旺，然后服此方，仍加贯众炭末 1 钱，无不见效。无力者用无灰黄酒冲贯众炭末 3 钱。服之待其气顺神清，始可服本方。人参以党参代之，临服亦加贯众炭末 1 钱冲入。"这段眉批是傅氏对血崩的一种应急救治方法。止血后再用本方。傅氏治崩漏尚有多种辨证分述及其他方，亦可参考。

（3）经调则无病，不调则百病丛生：傅氏说："女科调经尤难，盖经调则无病，不调则百病丛生，治法宜详察其病原，细审其所以不调之故，然后用药始能见效。"并将本症分为"经水先期"，治用清经散、两地汤；"经水后期"，治用温经摄血汤（熟地黄 30g，白芍 30g，川芎 15g，白术 15g，五味子 0.9g，柴胡 1.5g，肉桂研末 1.5g，续断 3g）；"经水先后无定期"，用定经汤（炒菟丝子 30g，炒白芍 30g，当归 30g，熟地黄 15g，茯苓 9g，炒山药 15g，炒黑介穗 6g，柴胡 1.5g）。傅氏以定经汤舒肝肾之气。认为"气舒而精通，肝肾之精旺而水利。不治之治，正妙于治也。"调经方中治"经水后期"的温经摄血汤，亦是一个较好的经验方。傅氏认为"后期而来，血寒而不足，后期来多，血寒有余。经本于肾，而其流五脏六腑之血皆归之……治宜于补中温散。"温经摄血汤系大补肝肾脾之精与血，加肉桂以祛其寒，柴胡解郁，补中有散，而散不耗气，补中有泄，而泄不损阴。所以补之有益，温之收功……凡经来后期者俱可用。

综观傅青主长于临证，创见良多，而自成一家。且著述简约，文字朴实，分析辨证，思维活跃，绝无偏攻偏补之弊。他的学术思想，上承《灵枢》、《素问》，旁涉诸家，尤受金元四家及景岳学术思想较深。辨证宗肝脾肾立论，治疗重精气血同补。用药纯和平正，很切实用。对东垣学说，心得独到，拓展了甘温除热之法；融丹溪滋阴、景岳温阳之说，主张阴阳共济。他的理带、治崩、调经诸方均从临床出发，改变侧重前人论述而独抒己见。

2 傅青主的几张名方

2.1 傅氏完带汤 自古代至民初医界即广为流传应用。解放建国后较早即被引入《中医中药防治妇女疾病手册》（上海科技出版社 1960 年出版），以治疗子宫颈炎"脾气虚弱……带腥连绵不断……用健脾益气之剂加味六君子汤或完带汤。"据《中成药名方药理与临床》（1998 年人民卫生出版社），介绍完带汤主要有抗炎、镇静、镇痛、强壮作用，并报道有人曾用完带汤加味治疗肾炎蛋白尿及脾虚湿盛眩晕症、慢性胃炎等。当然开拓成方运用范围是好事，可是不能离开中基理论来应用也应重视。

2.2　傅氏固本止崩汤，温经摄血汤　傅青主借重剂熟地黄滋阴养血，伍以参、术、芪益气资化源而固冲任。于"补阴之中行止崩之法"的同时，指出：血崩而昏暗，为血尽气欲散之象，非唯气血双补更宜补。眉批上说明可用贯众炭。对于止崩确实有效。查贯众《本经》有"主腹中邪热气、诸毒、杀三虫。"为苦寒药，故所治出血症，以属热者为宜，有较强收缩子宫的作用，为女科止血常用。但有一种绵马贯众有毒，用之不当会出现呕恶、腹泻、便血，用量过大亦可出现中枢神经系统功能障碍。我治崩带用甘平之蒲黄炭，或陈棕炭，较少用贯众炭。

温经摄血汤是一个治疗经水后期的好方子，傅氏认为"水煎服，三剂而经调矣。"他誉之为"调经之妙药，摄血之仙丹。"对月经不行、证夹寒者均可适用。

《傅青主女科》文字朴质，方药实用。表明傅氏在女科临床方面造诣很深，为后世所推崇。当然，在他的著作里亦有封建迷信如"鬼胎"等内容，这是糟粕。亦有人认为《傅青主女科》系录自陈士铎《辨证录》，也有人考得该书与《医学手稿》基本相同，与《辨证录》不同。后附的《产后编》，有人说是将倪枝维《产宝》误收混编而成。

《寿世秘典》述评

《寿世秘典》是一部有 9 卷内容的中医珍本古籍。约成书于 1660 年（清顺治、康熙年间）。由于传世不广，全国仅几家图书馆作为珍本收藏。三百多年来，鲜为医界所认识，目前医学界见到此书者，可能也不是很多。中医古籍出版社曾将其收入于《中医珍本丛书》中。我承富阳华宝斋主人赠我 1 函 8 册。华宝斋系据中国中医研究院图书馆所藏清颐吉堂刻本影印。为连史纸、磁青封面线装。字迹较大，印刷精美，阅读甚便。

1　本书作者

《寿世秘典》作者丁其誉，字蛰公，如皋（今江苏省如皋县）人。生于明崇祯末年，卒于清康熙年间，享年 63 岁。丁其誉并非专攻医道，乃系一儒生，曾于顺治 5 年中副榜，8 年中举人，12 年中进士，丁氏读书之余，兼修岐黄之术。于担任石楼令时，百姓贫病不能服药者，乃施药济生，使沉疴复起者甚众。

《寿世秘典》是丁其誉纂集历代大量医籍及其他著作，编辑而成。丁其誉为本书的纂辑，大冶余国柱为参阅，同学沈一凤为考订。丁其誉之子丁启运、丁启元校正，丁其誉之孙丁长发、丁长仁正字。由此看来，丁其誉与他的友人、同学和子孙三代人共同完成此书。可见从取材、编辑到刻板、印刷、出书其间经过较长的年月。

2　内容述议

《寿世秘典》共9卷。第1卷为"月览"，包括"岁时通典"、"物华纪丽"、"农家占候"3部分。丁氏的主导思想是"必先岁气、毋伐天和"。所以他"爱采汉唐以来习俗，人情所便"按月记载。按月令的顺序，逐月说明了各种生活习惯活动应与天时相合。如在"岁时通典"中某月某日应作何事，应食什么，应忌什么。例如夏四月午日，应以兰汤洗浴，用菖蒲、艾叶悬挂以辟邪禳毒。六月六日宜洗六畜，去虫却疾病。世俗称"六月六日猫犬洗澡之候"。又例如讲"中秋天色阴晴与外国同"引用了唐玄宗事，苏东坡诗，讲腊月要守岁等。"物华记丽"有"阳春媚景"，提出"海棠含雨"、"梨花夜月"等，"炎夏胜景"提出"午簟清风"、"深院槐影"等。"素秋清致"提出"芙蓉晓露"、"砌畔蛩吟"等。"寒冬幽赏"提出"萧森秋树"、"明月梅花"等。"农家占候"是讲各时节气候、物产之变化与其顺逆之卜占。每月占中，有所谓占风、占雨、占月、占日等。例如正月占日曰："岁旦立春，人民大安。"六月占云"小暑雨，各例黄梅、主水"等。是一种有关天候气象的经验累积之记载。第2卷为调摄，从衣、食、住、行等方面，论述养生的原则与方法。丁氏在这方面的主导思想是："养生之说、自昔言之。然古圣期颐、未闻别有异道。"不过是"慎起居、谨嗜欲、守中实，内长生。"至于"仙术飞丹炼石之奇，事属虚渺，概置不录。"主张"善服药，不如善保养"。故丁氏都选辑"切于日用"的作为调摄方法。卷里有"养生要论"、"保生目录"、"颐真秘韫"、"食治选要"诸节。他说："人生不过寝食二事，日不甘食、夜不安寝，则病矣。"他反对酗酒纵欲。提出调理脾胃之六种"要法"。即"宁少毋多、宁饥毋饱、宁迟毋速、宁热毋冷、宁零毋顿、宁软毋硬。"他认为："若欲却病，宜先减食。"并提出养生要节欲解酒。更指出"金石之丹，皆有大毒"，"皆能杀人"。

第3、4卷为类物。包括水、谷、茶、果、鳞、介、禽、兽等部。叙述日常饮食物的医疗作用。作者以"凡物类之有关日用饮食者，悉为考订，无验不书，非典弗录"。在3、4两卷的"典目"中，分列各部，在每物下面，多引用各种医籍、古书。如引李时珍《本草纲目》，陶弘景《名医别录》，虞搏《医学正传》等资料外，还引用如顾元庆《簷曝偶谈》等书。对每一物名称下，先有总的概括，然后说其气、味，有毒无毒及医疗作用。并有"发明"一节是引证历代医家对此物的特殊见解，颇有参考价值。

卷5至卷9，均为"集方"此5卷均为集方。包括内科诸症、外科诸症、损伤、刀刃伤金镞竹木伤、诸刺入肉、诸骨哽咽、误吞诸物、杖疮、烫伤、人咬伤、诸兽伤、诸虫伤、诸虫入耳、诸毒、蛊毒、五绝、辟禳疫气等部门（其中"内科诸症"中试卷5有：中风、卒厥、外感总论、外感、时疾发黄、内伤、痰饮、噎塞反胃、舌酸、嘈杂、咳逆、注夏、霍乱、泄泻、滞下、水肿、胀满、黄疸、脚气。卷6中有痿、痹、虚劳、咳嗽、肺痿、喘、吐血、衄血、溺血、便血，汗、多眠不眠、身重、惊悸、怔忡、消渴、积聚、癥瘕、面肿痛、疣痣、妇人面上雀斑、颈项强痛、眩晕。卷7中有：耳、目、鼻、口、唇、齿、舌、颊、腮、须、喉痹、心痛、腹痛、胁痛、腰痛、便结、淋、小便频数、小便不禁、赤浊、遗精、诸疝、七疝名状）。卷8有关外科诸症：华佗论痈疽疮肿、破伤风、疠风（癞病）、瘰疬、下疳、杨梅疮、结毒、肠痈、漏、妇人痔瘘、脏毒、脱肛、囊痈、悬痈、足下诸疮。卷9有丹毒、黄水疮、斑疹、瘰疬、癜风、诸癣、乳痈、漆疮、损伤、金镞竹木伤、杖疮、烫伤、诸虫伤、诸毒、蛊毒、五绝、辟禳疫气。各卷各病症都阐述病的原因、病机和治疗处方及用药。它所辑的内容的标准是："取其意于先哲名论及古杂记所载验方，汇为1篇，庶几术不烦而恩施可普为'集方'。"意思是将历代著名的论说、方药收集，以便利百姓。而更重要的是它注意到有些古方"剂重者弗简、品奇者弗易，弗简则仓猝莫办，弗易则贫者艰得。方虽良，力有能、不能，势有及不及，能剂矣，未能普也。"说明他收辑的内容可使读他这部书的百姓，都可以办到。从而可见作者丁其誉人品之正、医德之高。这里举内科病"黄疸"为例：先是叙述"黄疸"总论"色如熏黄，一身尽痛，乃湿病也。色如橘子黄、身不痛，乃疸病也。"接着就说："疸分为五：黄汗、黄疸、谷疸、酒疸、女劳疸。"然没分别引证各疸的症状。再是引朱丹溪的学说"丹溪云：五疸不必分，同是湿热，如酱粬相似。以湿物而当暑月，又加覆盖，湿热相搏，其黄乃成。然湿与热有别。湿家之黄，色暗不明，热家之黄，色光而润。"接下去说疸病预后："疸病渴与腹胀者，难治。""疸毒入腹，喘满者危。"接着说"治疸大法，宜利小便，除退热。"这里虽未说明引自何书，实是根据《金匮要略·黄疸病脉证并治第十五》，指出的黄疸治疗正治法则通利小便而来。接着是阐明治疸"须分新久"及用药情况和注意等并方剂"茵陈五苓散"、"参术健脾汤"和一些治疸"简易方"。它引用了《日华本草》、《本草纲目》、《肘后方》、《寿域神方》、《徐子才家秘方》、《简便方》、《卫生简易方》、《永类方》、《食疗本草》等。这些选方都简便易得，并无难得贵重之品。再举例外症"丹毒"。先是阐述致病理论及方剂"化斑解毒汤"、"除湿胃苓汤"、"柏叶散"、"如意金黄散"外，又引《图经本草》、《急救方》、《普济方》、《简要济众方》、《圣惠方》、《梅师方》、《摄生众妙方》等等。在"缠腰火丹"下注云"一名蛇涎疮，生于腰间，攒如粟样痒痛，抓破黄水浸淫，如疮围腰时即成害。"用"雄黄研细醋调敷之"和"蓖麻仁烧热搽之"。"一切丹毒，油菜叶捣散，随手即消"是引自《千金方》孙思邈于唐贞观年间在内江县饮酒多，夜间周体痛，头额有如弹丸大肿痛而想到用芸苔叶捣敷而随手取验的一事。确可谓是有典有据。他还引《儒门事亲》、《子母秘录》、《外台秘要》、《广利方》等简易方。收辑颇广，这与他纂辑本书的原意"简便易得"是吻合的。这几卷各病证的"集方"多采用这种形式，使人有眉目清新之感。

3 评说

《寿世秘典》作者丁其誉是一位儒生，不但中过进士，还曾做过地方官。并不是一个专业的医生。他纂辑本书是为了"民贫病不能药"。他是为了"施药济生"，使百姓能"沉疴复起"。他纂辑本书动机可说是纯正的。他的养生主导思想是重视"日用寝食之调摄"。他不主张而且反对修道炼丹等虚幻之事。认为"善服药者，不如善保养"。主张慎起居、谨嗜欲，恬养神形，则不为疾病所侵扰。他的养生方法简单实用，不必刻意追求，只要饮食起居合理即成。

他的"集方"部分是本书的重点，其内容占全书的大半，他参考了相当多典籍，自汉唐到清数千年来的历代医书及其他资料。所采撷的材料，都有根据，注明出处。确实在做"无验不书，非典弗录"的纂辑。可见其内容都是后人可以取用的。其治方多为平正可行之法，实际可用之药。方药容易取得。《寿世秘典》是一部质朴无华比较实际的医学参考书，能为中医临床医生提供很多的实际资料，也是一部为一般百姓养生保健参考的好书。当然由于当时历史条件的局限，书中有极少量的神鬼之说，亦在所难免。

《顾氏医镜》说略

《顾氏医镜》又名《顾松园医镜》。为清·康熙年间人顾松园氏所撰。顾松园自署为"吴门花洲顾靖远松园"，顾氏曾供职太医院。学识渊博，操术精审，理论与临诊经验都是丰富的。近年有《顾松园医镜校注》亦是较好的校注读物。从《顾氏医镜》的若干序文中看出，早年该书所据底本是顾氏后裔1958年所献出的《顾松园医镜》手稿。献稿者顾世培氏序中说手稿成于公历1718年，"系吾顾氏祖传秘本"。1958年校订者经与1924年上海扫叶山房发行之《顾氏医镜》内容核对，认为其措辞、义理、补订及序跋等都有提高和充实。

顾松园在他的自序中说："二十年来夙兴夜寐，殚炎黄之奥，究仲景之秘，渔猎方书，搜罗医案，恋得萤明。乃辑本草必用，脉法删繁，内系图解、灵素摘要、格言汇纂、症方发明，分为十六卷，统名《医镜》，俱以岐黄仲景为经，诸子百家为纬。言言采其金石，字字摘其珠玑，明剖疾病之情，悉合时地之宜……"从他的序中所说这16卷《医镜》，是从医20年来的思考，探索黄帝、神农、仲景学术的秘奥，收集各家方书、医案而完成的。且收集亦是"采其金石"、"摘其珠玑"，可见他是集中精力完成的。从顾松园的舅父曹枚颖对他的评述中说："吾甥松园，髫龄游广羊，累试未第，苦攻举业。身多羸疾，已有志学医。"可知顾松园是因科举不第，身体又不好而立志习医的。所谓"矢老岐黄，面壁九年，心得三昧。每立方疗治，无不奇中"（《医镜·医道积习通弊编》）。

《顾氏医镜》内容分5个部类："本草必用"2卷，收载常用药273种，备述主治、性味、功用和禁忌。"脉法删繁"1卷，主要讲论脉法。"灵素摘要"1卷，分为摄生、阴阳、脏象、气味、治则、病机、运气等，主要是阐述《内经》有关基本论说。"格言汇纂"1卷，分论治大纲、辨证大纲，是临证的提要。"症方发明"11卷，占本书内容的一半以上，从伤寒、温热、中风、燥、伤风、火等列出60种病证，分别论其病证、病因、脉治、方、药等，并大多附有医案，可资参照。综观顾氏学术思想、著论立法，宗《灵》、《素》，守仲景，并参历代诸家之说，立论平正允当。且于金元四大家中之"元气"说、"养阴"说颇多注意，而对明代医家缪希雍（仲淳）亦极为服膺，常引用仲醇言论及缪氏《先醒斋医学广笔记》内容。顾氏辨证析疑，剖述详细，攻补温凉，各得其当。兹举本书若干内容，略为之说。

如《顾氏医镜》"疟"病，首论疟之病因，进而论其证治，所选方如小柴胡汤、竹叶石膏汤等外，还选入了"五太史治疟神方"（柴胡、羌活、葛根、防风、升麻、石膏、知母、黄芩、猪苓、穿山甲、厚朴、神曲）和"截疟神方"（白术、炒常山）以及顾松园自制的"鳖甲丸"（鳖甲、桃仁、虫、瓦楞子、麦芽、青皮、香附、三棱、莪术）。按"夏伤于暑，秋生痎疟"所论疟证而言，这些选方都可择用；若用之治血检有疟原虫所致之疟疾，余试多例，其中"截疟神方"确有显效。

顾氏推崇朱丹溪之学，而于《丹溪心法》诸方常引用之。为"肿胀"篇，首选方为大安丸（即朱丹溪保和丸加白术），并认为此方健脾、消积、清热，数剂知，半月1月愈矣。并引虞天民云：大抵肿胀食积而成者为多，主此随证加减，百发百中，余每合鸡金散用，甚效。这里所讲的"肿胀"，应指的是饮食积滞所致的积聚之类，与该篇后面所用大戟枣子的逐水峻剂病证不同。

或谓顾氏治痹方，对行痹、痛痹、着痹多有效验。按顾氏"痹"篇之有行痹主方（秦艽、续断、当归、没药、威灵仙、松节、晚蚕砂、羌活、防风、桑枝）、痛痹主方（桂枝、当归、蚕砂炒热外熨，或化胶外贴）、着痹主方（前方加苍术、茯苓、泽泻、天麻、白鲜皮，脚膝肿痛，加黄柏、防己）。顾氏认为：“凡治病用药，审明何症，即投何药，须活泼泼地，不必拘定本门方药也。”

顾氏对各症的理论和选方，有些确是通过实际试用的。其自制诸方，亦多有效验。比如“痫”病，他选用了“《广笔记》治痫症效方”（茯神、远志、天冬、麦冬、白芍、皂荚、半夏、旋覆花、天竺黄、苏子、香附、沉香、淮山药），并认为此方以治痰为主，痫证颇效，他的这类选方肯定是经过实践的。缪仲醇此方余于临诊中常采用之，确能使痫证发作间歇期拉长，或很久不发，且无副作用。并为顾氏自制方如“腰痛”篇之黑牛续地饮（黑豆、生牛膝、续断、生地、当归、玄胡、丹皮、赤芍）用治因挫扭跌扑所致的腰痛颇有功效。像以上所列举的有效方子，在《顾氏医镜》中是不少的。

《顾氏医镜》为医学丛书之小型者，内容所涉较广，亦比较系统。其于专症专论之后，又列举医案病例，其中并述及该病症的误治、正治经过，实际经验较多。对于学医者阅读甚有裨益。原版本《内景图解》部分插图欠准确，自不可取。近年所出校注本已无图解。

读《七家诊治伏邪方案》摭记

十余年前北地老友赠我晚清苏州七位名医先后诊治姑苏张越楷之方案手抄本复制件一册，为历代临证记录中不可多得之资料。原手抄本无正式题名，祇于首行记曰：“高紫垣、曹沧洲、陆方石、鲍竺生、吕仁甫、王赓云、陈莲舫七君先后同看姑苏张越楷方案”三十四字。而当时收藏单位中医研究院图书馆根据此资料具体内容，易名为《七家诊治伏邪方案》，影印成书。该图书馆对复制少见医籍之孤本、善本，使之得以流传供专业研究，并保存原书原貌，厥功甚伟。

本《方案》系清末吴门黄寿南于甲寅年腊月初八日手抄完成（当年黄氏六十六岁）。他在卷末写道：“伏暑时方一卷，乃从王新之兄处借来，正值冻冰封砚，呵笔抄录，以卷页不多，易于阐事耳”。黄寿南名福申，字沁梅，研究医学，又精于书法，生平辑校精钞之医药秘本甚多。

这本《方案》是高、曹等七位苏州当时名医先后治张某时病的实践记录。其中曹沧洲、陈莲舫不仅是江南大名医，还曾被荐召入宫为光绪治病，一度为"御医"。"姑苏张越楷"为何许人，且不去查考。但他家能在患病的一个多月中，几乎每天请一位或几位名医出诊到家诊视，有时还加夜里诊视。像陈莲舫又是从青浦珠街阁请到苏州，一住六七天。不说其他，只是诊费一项，耗资可观了。这位张越楷，如果不是名公巨卿，至少也是个富翁阔佬。是否如此，由了解的人去考证了。

《方案》未列年份，由十月初六日起到十一月初七日止，共35则。记载了某月某日由某某"拟"、"诊"、"初诊"、"拟方"、"主笔"、"同诊"、"续诊"、"续拟"、"加案"等字样。总的体现了当时江南时方医案的风格。病人张越楷患的是时病温症。《方案》中提"伏邪"、"伏暑"、"温邪"、"湿温"、"瘅疟"、"疟"等病证名称。在某几则方案之旁并有小字批语，何人所批？想必是当时研究探索此方案人的手笔。最大可能是黄寿南或王新之。前者常钞校医书，后者是此方案保存者。

下面摘录其中若干案，供研读：

"十月初六日，高紫垣拟。少阴不足，阳明有余，外感温邪，遂致间日热发，神蒙糊语，嗜卧口渴亟饮、溲遗、形如瘅疟、诊脉右寸浮数而弦，左寸关弦数而细，舌苔中黄边白，拟滋清为方。干葛、干霍斛、知母、麦冬、象贝、鳖甲、连翘、熟石膏、陈皮、竹茹、青蒿、石菖蒲。"此案右侧有一条小字批语，曰："不说伏邪晚发，认题不真矣。"批写者从伏邪晚发的常见证着眼，即说有少阴、阳明之证，又有热重伤阴之象。但又只说"形如瘅疟"，未说伏邪，故认为不确。

当天又请曹沧洲来诊。方案："同日，曹沧洲拟方，病起八日，表热间日盛衰，退不能净，迷蒙气促，今困乏腰脊重着，脉左细弦，右滑数，舌燥黄口渴，内伤外感同病，表邪痰浊交纽，最防热剧生波。干霍斛、前胡、天竺黄、姜竹茹、赤芍、大豆卷、郁金、制南星、象贝母、桑枝、紫贝齿、蒺藜、干菖蒲、佩兰叶。"在脉案旁有一批语，曰：方案简净，药亦平妥，何先生亦不说伏邪也？其意是说：方案文字没什么，用药也平稳。为何你曹先生也不说伏邪呢？以上病案在同一天。二位名家诊治并不一致，认证不同。用药高紫垣重在滋阴清热；曹沧洲则解表邪去痰浊。

十月初七日，高紫垣二诊，其案大意是防正不胜邪，有痉厥之变。用人参须、龙齿、鲜竹沥、斛、冬等。初九日高紫垣三诊，在前方上加减。参须用一钱，加半夏、胆星、石决明、佩兰叶、通草等。初九日高紫垣四诊（可能是当天上下午各诊治一次）病人有变症征兆，出现：神倦、嗜卧、懒言等，诊为"正虚邪恋"。方用参须、夏、桔、白、冬、贝、茯神、牛黄清心丸。

初十日高紫垣五诊，方案："舌苔已化黄色，目珠旁亦现微黄，此湿热之邪，从内外达，至嗜卧倦言，亦为太阴阳明湿热交蒸清阳，陷于浊阴之中，是宜淡渗芳香，以解湿涤热，调养旬余，自能向安。熟石膏、茵陈、腹皮、广皮、炒栀子、滑石、枳实、通草、猪苓、瓜蒌皮、干葛根、竹茹、知母、佩兰叶"此案中有一批语曰："高氏认题不真，后来亦自知觉，故方案扭捏。"十一日高紫垣六诊，将上方略加减。当晚高紫垣夜来续诊。方案是："清气不升，浊气不降，致呃逆，丁香柿蒂汤用之。柿蒂、丁香浓煎，另刀豆子"。从十月初六日到十一日夜止，高氏诊治七次。证情未见松动。且有加重之势。

十二日晨陆方石初诊。方案是："阴气先伤，阳气独发，小寒但热，是为瘅疟，疟发神蒙懒倦，昨又呃逆频作，舌焦黄无液，小溲不禁，脉弦数，左尺不敛，正阴将溃，邪渐化热，恐有厥脱之变。拟扶正存阴，人参、麦冬、牡蛎、橘皮、川贝、旋覆花、石斛、阿胶、白芍、竹茹、炙草、朱茯神。"方案旁批曰："脉案方法，明净妥贴，莫怪此君自负。"十二日晚上鲍竺生初诊，方案也与陆氏类似，认为阴气先伤、阳气独发，就陆方去旋覆花，入桂枝、白芍、地黄、姜渣。为复脉汤加减。

十三日己刻陆方石二诊，吕仁甫初诊。方案："伏邪半月，由瘅疟而起，渐致热势模糊，神志不慧，呃逆肢体震动，音低语懒，舌糙黄根垢少泽，大便或溏或闭，小便不禁，脉数促左尺不敛，邪未透达，正气将溃，拟守成法，以图万一。同仁甫先生议方。炙草、石斛、龙齿、白芍、茯神、橘皮、人参、麦冬、牡蛎、阿胶、川贝、竹茹、都气丸"。在方案第一句旁有批语曰:"老手一言喝破。"这位批字者看到"伏邪"二字被陆、吕点出,一锤定音,赞赏不已。当晚鲍竺生夜诊案:"读高方,美善兼备,拙拟坎离既济意,为止呃计,未识是否。上肉桂、川连、炙草,研末饭丸,徐徐送下。"

十四日巳刻吕仁甫、陆方石同诊,仍有呃逆,神情沉默,身灼热,溲不禁等沉重证候,用药大致如十三日。当夜鲍竺生续诊,仍沿引日间吕、陆方案。有一段批文曰:"案则随手一抄,以泂确论也一语了之、巧将。"批者的意思是说鲍医圆滑应付,取巧而已。果然如此,当十五日巳刻陆方石、吕仁甫同诊方案中,提出了病者日益沉重,"枢纽不固,势将悠悠转脱,勉拟方"的情况下,当夜鲍竺生续诊时,案曰:"神情更倦,悠悠转脱,可虑之至,再谢不敏。"这位鲍竺生见病情重,推脱不诊了。

十六日王赓云主笔同吕仁甫、陆方石、荣甫同诊方。十七日巳刻王、吕、陆三医同诊。这二三天都是;彻夜肢汗、晨热,便溏垢,呃逆等沉重证象。十七日晚请到青浦陈莲舫。陈莲舫初诊方案:湿温病两旬,寒热至今未曾分明,渐起呃逆,忒忒若有声、若无声,浑身振动,其象自下至上,上乃窒塞匆通,神志亦不甚清楚。言语蹇涩,面晦神疲,大便昨解色黑,小溲或利或不禁,诊脉轻按重按俱微,中按弦滑,左细数,寸尤甚,舌光少液,症属伏邪起因,内风暗动,与痰邪郁遏中焦,升降不得持其权,上下遂为失其利。现在邪势仍未定解,而气液被伤,则邪无出路,必至正气自为消耗,脉症合参,用药之议,以中焦为主,令风痰有运化之机,则上下关键,始能交纽,拟益中以化痰,和液以息风,参以纳而不滋腻,填而不损气机。人参、灵磁石、化橘红、金石斛、朱茯神、蛤蚧尾、姜半夏、生白芍、远志、杏仁、伽南香、牛膝、梧桐花、竹茹、枇杷叶,后进黑锡丹。

十八日巳刻由陈莲舫、吕仁甫、陆方石三医同诊。由陆方石主笔书方案,总的认为"厥脱大险,转瞬可虞"。当晚陈莲舫又续诊一次,用高丽参、沉香、姜汁、人乳、竹沥、橄榄汁。十九日陆、陈二医同诊,陈莲舫方案。其中有一段说:"既蒙长途爱招,又与省中诸高明再三商论,拟顾阴顾阳,清上纳下,仍参升降中焦痰浊。"

二十日陈、陆、吕同诊,吕仁甫主笔。当夜陈莲舫续诊,案意为:邪势渐少,中气大损,防上下不摄。不得已鼓舞中气而摄上下,用人参、五味子、肉桂、沉香屑、白芍、半夏、陈皮、金石斛。

二十一日陈、吕、陆三人同诊，由陆方石主笔，认为"仍在险途"。二十二日陈莲舫诊："今晨诊脉，右部弦滑俱殊，数象亦和，左细软，关部三五不调已去，舌糜前半尽脱，而后中尚有黄苔带灰，服药后似有转机。方石两先生见症的确，非常钦佩，惟症情朝暮不同，未识至暮间如何。现在呃忒已稀，神志亦清，口味喜甜，小溲已长，大便不行，能转矢气，似中焦升降之气，徐徐得下，或生液除热，鼓动胃纳，从此逢凶化吉拟步高方，先为录呈，仍请斧政。人参、霍斛、元武板、白芍、玄参、生地、阿胶、杏仁、川贝、生草、茯苓神、麦冬、橘白、灯心、风米煎汤代水"（任按：此即二十一日方加杏仁、橘白、风米）。此方后写"吕仁甫、陆方石加西洋参、枇杷叶"。诊治至此，回顾十九日起，经历了陈、吕、陆三医同诊数次，病人已有转机，似得力于顾阴顾阳，顾中气，摄上下的治疗。陈莲舫起了重要作用。而二十二日的处方是非常完美的医案。至此，而危症得到挽救。当天酉刻王赓云又诊一次。二十二日晚陈莲舫在辞离之前又续诊一次。方案："灯下陈莲舫诊，即行矣。朝暮诊脉，而有两歧，今十点钟后，脉来右寸部最大，带浮带弦，肺家郁热未和，关较前又减，重按少力，大致痰湿渐次得泄，痰从上吐，湿从便解，显为中气之馁，左寸浮数不静，心经亦有余热，关尺软细甚佳，惟脉之所以大而不敛者，均由寒热而转移，晨平暮发，有自来也。舌仍前光后带腻，呃忒有减无增，口渴不甚多饮。小溲尚通，大便连日未行，究无谷食而化，神疲嗜卧，种种诸邪，分散后气虚液伤。鄙见嗣后热象减去一分，清滋之药与之俱减，令胃气转甦，以果谷生津益气乃为上乘文字。在小庄、方石两先生自有卓见，毋庸赘说，而临别赠言，藉以为卸肩术也。以博一笑，并请采商。党参、女贞、霍斛、银胡、甜杏、生地、西洋参、料豆衣、茯苓、橘白、川贝、枇杷叶、灯心数寸另以淡秋石泡汤煎吉林参钱许随服或另服亦可。"这是陈莲舫自十七日晚到苏州，二十二日将离苏前的一则方案，提出了重症挽回之后的治法及其注意点。尽管陈莲舫当时的声望比陆、吕高得多，但还是以诙谐的笔法提出了"临别赠言藉以为卸肩妙术"的玩笑话来表达他对以后治法的见解。而处方的平妥、周密更反映他的高超技巧，使人称许。以后二十三日，二十四日都是在前方基础上由陆、吕二医同诊。其后二十五、二十六也没有方案，可能是原方续服。二十七、二十八仍由陆、吕同诊，方案亦是以前方加减进出。以后二三天亦没有方案，估计也可有是原方续服。到十一月初二日吕仁甫、陆方石同诊。方案："昨午后复有形寒身热，至夜半神疲有寐，曙色时热自退解。病者自述，寒时不觉其寒，热时不觉其热。此正虚邪恋之据也。舌花白根腻，尖际光剥，稍见糜点，胸脯未能全舒，胃纳呆，右脉软弦数滑，左软弱，症逾匝月，正原惫殆，邪势隐约不穷，痰浊未免相混，气失调和，究恐正邪两败。同方兄议。参须、蒿子、米仁、陈皮、朱茯苓、佛手、风斛、杏仁、郁金、川贝、蔷薇花、谷芽。"方案中虽然提到病人已能描述感觉，但二医在诊治设计上还不能十分乐观，因而有"究恐正邪两败"的考虑。这是经验丰富的名医应有的思索。初四、初五日仍是陆、吕同诊。初六未有方案。初七日陆方石诊，主要以前法参以增液汤助肠液，行大便。当日吕仁甫又加案说：病人已能"起坐"，频进糜粥，美谷渐觉馨香。认为："此时以静息自珍为要事也。"至此，张越阶一场重病，经过七位名家诊治，疾病初愈，方案亦告结束。

这《方案》最后，有黄寿南一篇流传很广的文字，以记这七位名家。摘要如下：高紫垣，杭州钱塘人，邑诸生，旅苏充省城官医委员。曹沧洲，字智涵，世居黄鹂坊桥街，以智涵两弟先后捷南宫，居翰苑，医声亦鹊起，苏州无不知曹氏名医。王赓云，名祖庆，绅富仙杯先生之子，本原住盛泽，赓云亦诸生，初为外科，亦看内科，其门如市。从马培之问业。吕仁甫老医，名钰，字小庄，咸丰初从张俊明学医，同治返苏，门人不少。鲍竺生，由诸生习医，聪明智巧，术亦著于时。陆方石初应试不就，从吕仁甫学医，歉其名微，改就青浦吴鸿舫。自命不凡，谓可推倒群流。陈莲舫，青浦珠街阁镇，声名烜赫，曾造供"大内"五次视疾。同曹智涵诊光绪，皆得镌级。莲舫亦诸生，尝入龙门书院读书。

根据黄寿南的简要传记，可以得知几位名家，多是读书人出身，应过科举考试。都是儒医。黄寿南自述："上列名公，未尝不与其同诊或先后同诊，故可得其大略。惟陈则少与同诊，其所书方，亦数见也。若云平居无事，本不往还，因彼等皆既富且贵者。"这位老儒医的话，虽有些迂味，但也道出了当时人际间的某些关系。阅完这册《方案》可以看出晚清江南时方学派诊治时病的大致情景和学术思想。在认诊方面，几位名家并不全同。一开始高紫垣认为"瘅症"，用药滋清为主，而同一天曹沧洲虽未定病名，但从"内伤外感同病，表邪痰浊交纽"论治。当然，在时病初起几日内，要求当时医家都能诊断出什么病，统一见解是有困难的。以后几位医生，则渐渐地从证象上，认识接近，诊治法则也越来越统一了。

历代温病学家诊治医案不少，可以借鉴的内容也非常丰富。像这《方案》中，尽管医治湿温的步骤、内容可以学习外，而对《方案》中重视脉象和舌苔的分析和诊察也是很有价值的。特别像二十二日方案中陈莲舫所说"嗣后热象减去一分，清滋之药与之俱减，令胃气转甦，以果谷生津益气，乃为上乘文字"几句，确是见多识广的卓越经验。为此等等，都是读《方案》的不小收获。至于从总的诊治记载中，也可以对当时江南大名医诊治的实际水平，有一个形象而深切的大体了解。

读完《方案》也使人从晚清名家的同诊联想到近时的某些"会诊"。其异同之处，亦不能不有所感慨。

谢观《家用良方》之价值

《家用良方》为谢利恒先生所编。谢观，字利恒，晚号澄斋，江苏武进人，生于1888年，卒于1950年，近代著名医家，为我国中医第一部《中国医学大辞典》的主编。他为整理、阐释、推广、传播中医药文化遗产作出了出色的贡献。谢氏精通中医内、外、妇、儿各科，对温病诊治与杂病调理尤为擅长。曾任商务印书馆编辑、当时的上海中医专门学校校长，他还创办过上海中医大学。在医学著作方面，除《中国医学大辞典》等由商务印书馆出版外，还著有医案、医理、验方等多种，惜多数未付梓，故亦鲜为人知。

《家用良方》曾于1923年刊行问世，由于深得社会人士之欢迎，其后修订再版多次。该书扼要地介绍了居家备用验方100余条，分为卫生、内、外、妇、儿、救急6类。为谢氏搜集民间效方，参以自己诊病经验而成，简便易行，切合实用。特别是书中记载的养生保健诸法，在今天看来，仍有重要的参考价值。而对家庭意外事故的急救，亦有较详细的记述，值得进一步的探索。根据该书中江苏全省中医联合会题词说："孟河自昔多名医，谢氏家学渊源，每多独得之秘。比来海上，著有《中国医药大辞典》300多万言，为中医界空前作，脍炙人口。沪上名医丁甘仁、夏应堂诸君尤相推崇，举为上海中医专门学校校长……医术之精，治效之众，无待烦言。尝取居家必备之方，辑为一书，本其经验，随时增损……居家者宝此一编，无病则预防，有病则为简易之治疗，减少人类之苦痛，而增进幸福，可以断言。"又当时上海中医学会为该书题词说："是书写谢利恒先生本其经验，收集参考而成。首卫生、次内科、次外科、次幼科、次妇科，而此急救附焉。平时之保卫，病时之治疗，与夫病起仓猝，无可著手之时，均可按类检查，如法施治。其中如救触电，救镪水伤、解煤毒、解磷毒、解迷闷药毒、戒纸烟、救落水、避火灾诸新法，尤为他书所未有，诚居家及旅行所必备之书也。"这些都是当时医界对该书价值的评述。谢观在《家用良方》自序里也说："……然亦有道远而无从延医，事急而不及延医，又有轻病不妨自治，或预防在前可以无须延医者，苟有简易方法，可增无数便利。坊间之《验方新编》，取材既繁，非知医不能择用，药料多僻，非咄嗟所能立效。立法复多陈旧，近今流行之症，以及治病于无形之法，多付缺如。对于家庭备用，殊者未能完备。爰取平日所得各种方法，参以经病之经验，集为一册，付诸剞劂。"作者对为民众健康服务的用心说得很明白，主要是使得即使不懂医药的人，也可以在紧急无告的情况下，为病人或为自己作一些解救苦难的方法。这里着重介绍《家用良方》中有关养生保健方面和救急类的一些较为实际的内容。

《家用良方》卫生类，"养性法"说："人有一团太和之气，则邪疠不能入，有一片诚敬之心，则物欲不能侵，明乎此理，可与言卫生。人不可无暇，亦不可以多暇。多暇则邪念易来。所谓逸则生淫，淫则体坏也。善用暇者，莫如看书。经史百家之外，如古人诗话、尺牍、法帖、书画谱、稗官野史，与凡明令卜筮、农圃种植，以及现今之游记杂志、科学书籍，愤懑时阅之，可以和气平心。闲暇时阅之，可以怡神益智。惟神怪及淫邪之书，不可入目。"按这一节"养性法"其主要价值在于心态的平静，做到无欲无求。人应该有适当的闲暇，可以调节休养身心。但不能闲暇太多，太多了就容易为外物所诱，心态不能平静。主张在适当的闲暇中读看一些有益的、恬静养性的书或字画，或科学读物。认为心情不好或发怒时看一些有益的书刊能够平心静气，消灾却病。这种切实可行的养性调心态的方法非常有实用价值，而且不受条件限制。经常做到这点，有一个平静的心态是调益养性的重要一环，也是养性的首要宗旨。

紧接上节，它说："人类寿命之长短，全赖阴液充足。精髓血脉，皆阴液也，耗液之具，莫烈于火。凡劳心过甚及善怒多欲者，皆足以助火而戕命，是以宽容恬静，多享大年，性急躁怒，宜切戒之。"按此节进一步说明前面提到心静、怡神益智，首要的是不可劳心过度，以至心火旺烈而伤阴液。主张对自身戒躁戒怒，对外面的人、事则宽宏恬静，以争取延年益寿，即所谓的"多享大年"。"无事时口宜常闭，目宜常垂，无思无虑，以养其神，方为真休息。若形体不动而妄念丛生，思虑万端者，其戕生比之不休息为尤甚。反不如劳动以畅流其血脉也。"又说："心欲常静，体欲常劳，得此一端，皆足以享大年。今人常使心劳而形逸，与天然之生理绝对相反。此疾痛夭折之所以多也。"按此节接着上面说心情平静，不可以劳心多思、多怒、多欲念。因为劳心、善怒、多欲念都是以使邪火伤阴。严戒急躁、多怒及各种不当的声、色、货、利妄念丛生，虽在休息，心神不安与养性是毫无益处的。因而，它认为养性是首在于心的平静。它又说："外感之病易治，七情之病难除。"因为七情内动，非调摄可却，惟有力求解释之法。接着它说一些解释的办法是，"拂意时诵古今人诗词之类，最易排解。盖诗中有情、有景、有声韵，最足怡人。且容人之所不能容，尤为时业光大之基本，不独养生已也"，"瞬时以书画自娱，或游山玩水，最足怡神。故善书画者亦多享大年。"按暴怒郁勃最为伤人，但怒气骤发，要自持克制，确也并非易事。一般常人常随年龄、经历加长加深，渐渐学会克制。一般曾有"怒时不能自持者，心中即默念计数法，从一而至百，自可涣然冰释。"至于拂意时诵古人诗词之类，此与我主张之解释法同。数年前我曾写《诗词与健康》一文。主张以诗词之诵读、背诵以缓解心态之不平静。这是确实有效的方法，且不拘时、地等各种条件，均可泰然行之。但在平时一定要对诗词有所接触，有所了解，能够熟悉各种诗词的大致意境，临时想到更好，若不能达到这样，在极度不愉快时，先是忍耐住，然后找排解心情的诗词书画，这比较容易做到。

《家用良方》养性法中提到"静坐"。它说："静坐观空，照见一切是非毁誉利害，皆妄非真，譬如泡影，当下消亡，一乐也。烦恼当前，一时不能排遣，便另寻畅快事以借境调心，二乐也。常不如我者，巧自宽譬，三乐也。宿孽见逢，不可逃避，欢喜领受，四乐也。家庭和顺，无交谪之言，五乐也。日与竹石鱼鸟相亲，常使有悠然自得之趣，六乐也。高朋良友，讲开怀处世之谈，七乐也。毋以病为苦，毋以死为患，常令胸次宽平，襟期洒落，八乐也。"按这种所谓的"静坐"，实际是让人以和平宁静的心境调养性情、素质。比如说"静坐观察"应理解为以平静宽容的心态来减少原来遭遇到的一些是是非非，一概淡化，甚至抹去，没有爱憎、悲欢，从中得到宁静快乐。似乎是以类似佛学的角度"色即是空"来对待。遇到不能排遣的烦恼，丢开它，想一些使人愉快的事以调心态；当感到自己有某些不满足的，或名或利时，常常想到不及我的同辈人，比比自己，心就平了；遇到了原先不惬意或不利于我的人和事，逃避不了，做一些善意的表示，或自歉自责以缓解矛盾；力争家人间的和睦相处，不可有口角恶言；常常与园林花鸟竹石中去寻找快乐；和一些亲朋好友，作海阔天空的叙谈，以解胸中的块垒；遇到有病痛，不要担心害怕，不要老是想到"病重，不能好了"一类思想，应当豁达看待。若能做到了这些，那养性也真是做到家了。

《家用良方》中的养性法，总体上是要以和平宁静、不躁不怒、宽容譬解等调达精神，使人与环境、人与人之间都和谐相处。有了这种心态，对身体当然是有益的，这也是卫生的先决条件。

《家用良方》"养体法""避外邪法""节欲法""睡眠法""饮食法""衣服法""保身法"等都是有一定价值的内容。比如"衣服法"说："衣服为御寒之具，以轻软宽松为主，压迫则血脉难通。近今妇女之衣袖裤管均以短大为尚。既有袒褐〔袒、褐（音西）意为衣不蔽体〕之嫌，尤多冻伤之疾，不可效也。"这些都是有价值的忠言。

《家用良方》还有"内科类"，甚多处方，其中有"疟疾丸，专治疟疾极效。"方中首味药重用青蒿，足见其见识之深。如"解纸烟法"用盐橄榄切细，思吸烟时取一块嚼之，切实可行。其他如"外科类""妇科类"亦多良方。至于"救急类"中很多都与现代急救法相近。其中如"居楼避火灾法"说："如楼梯已断，则将雨伞撑开，两手持其柄，从窗口跃下，虽最高之处，人亦不伤，故楼居者必备结实之雨伞最佳。"像这种救急法，看起来有些原始，而且雨伞有纸、布之分，应是"结实之布伞数把"更好些，当然不一定很管用和安全，但比束手无策更有益处。可见作者的思维和人生经验是丰富的，这本《家用良方》是有它的实际价值的。

宋代伟大的科学家——沈括

医药界提起沈括，人们就想到了《苏沈良方》（《苏沈内翰良方》）和《梦溪笔谈》。学术界、科学界提起沈括，他的知名度可能并不比医药界低，有更多的学者对这位宋代的伟大科学家推崇备至。

沈括生于宋代（大约公元1033～1097年），杭州钱塘县人。字存中，号梦溪。宋仁宗嘉祐年间进士，参与王安石变法。担任过多种官职，后退居润州（今江苏镇江）于东郊筑梦溪园，为终老之地。

沈括是一个世界史上罕见的通才和杰出的科学家。在哲学、文学、艺术、史学、考古学、政治学、经济学、军事学、科学技术等广泛领域里，有着众多深入的研究和卓越的创见，被国内外学者推为"中国科技史上最卓越的人物"。他的《梦溪笔谈》被视为"中国科技史上的坐标"。在当时历史条件下，他除了博通经史文艺之外，对科学技术给予异常的关注，提出精到的见解，留下了许多重要的记录。他一生著述40种以上，最负盛名的是《梦溪笔谈》、《补笔谈》、《续笔谈》、《梦溪忘怀录》、《良方》等。

《梦溪笔谈》、《补笔谈》、《续笔谈》3种著作有600多条目，其中科技条目占250条，涉及自然观、乐律、数学、物理学、化学、天文学、历法、气象学、地理学、地质学、生物学、医药学、建筑学、农田水利工程、兵器武备、工艺技术、冶金等众多方面内容。有人统计，这些内容是领先于其他国家数百年的科学发现。例如：首创"十二气历"，比英国气象局开始采用类似的萧伯纳农历早800多年；以泥沙淤积解释华北平原的成因，比西方类似解释早 700 多年；以木屑和熔蜡制作立体地图，比瑞士的地理模型早 700 多年；以实验证明弦线的基音与泛音共振现象，比欧洲早 600 年；发现数学中的隙积术、会圆术；发现月光源于阳光的反射原理；独家记载了北宋布衣毕昇发明的活字印刷术；首次利用指南针判定方位，并记录了我国中世纪指南针的装置方法；第一个使用"石油"这个词，并预言"此物后必大行于世"，还亲自用来制墨；发现潮候问题，比西方约早 100 年，等等。

《梦溪笔谈》记录、阐述、研究、发现了许多科技现象。例如：记录了凹面镜间日取火的焦距数值；彩虹与太阳位置的关系；人工磁化的方法；陆龙卷现象；铁陨星的坠地；扁钟与圆钟钟声衰减现象的差别等，以及古人对透光镜原理的解释，乃至商贾行船避风术。另外还记述了大量的动植物功用和药物种植、炮制方法，并订正了一些讹误。总之，这位沈括在科学领域里的发现是十分难能可贵的，名副其实的，是当时一位杰出的伟大科学家。

沈括精通各个方面的知识，他辩证地运用中医"五运六气学说"解释多种气象，并成功地进行了气象预报。

《补笔谈》三卷，在《梦溪笔谈》30 卷本之后。《续笔谈》1 卷，不过 11 条，谈掌故、诗之类。其中有 1 条云"《陶渊明杂诗》：'采菊东篱下，悠然见南山。'往时校定《文选》，改作'悠然望南山'，似未允当。若'望南山'，则上下句意全不相属，遂非佳作。"像这种论文、论诗的内容在《笔谈》中颇多见，沈括学识见闻之广可以想见。

《梦溪忘怀录》原 3 卷，是沈括晚年赋闲梦溪园时，取青年时的旧作《怀山录》增订而成。明初被抄入《永乐大典》，随之亡佚。后由胡道静先生、吴佐忻先生从古籍中辑得 62 条发表，乃得存留。

20 世纪 20 年代经我国著名科学家竺可桢先生等首倡研究沈括及其《梦溪笔谈》等以来，国内外人文科学和自然科学者进行了多方位的深入研究，硕果累累。

从医药方面看，沈括著作中记有许多医药学成就。对药物形态、生态环境，对植物的影响、药物用途，在人体内的吸收过程等都有精辟的论述。在沈氏的《良方》中，记录了许多有效的方药，并详论辨疾、治疾、服药、处方及辨药"五难"等。其中秋石方记录了我国早在 11 世纪便能从人尿中提取性激素制剂的现存最早且最完全的记述。

　　沈括对医药著述，观察仔细，研究深刻。这里举出他在《补笔说》里说：“孙思邈《千金方》‘人参汤’言‘须用流水煮，用止水则不验’，人多疑流水止水无异。予尝见丞相荆公喜放生，每日就市买活鱼，纵之江中，莫不洋然；唯鳅、鲤入江中辄死，乃知鳅鲤但可居止水。则流水与止水果不同，不可不知。又鲫鱼生流水中，则背鳞白而味美；生止水中则背鳞黑而味恶，此亦一验。《诗》所谓‘岂其食鱼，必河之鲂’。盖流水之鱼，品流自异。”

　　《梦溪忘怀录》，有学者认为它是一部著名的农家书，其中《药井》一条，被认为是继南北朝陶弘景之后关于“古代应用磁化水的又一例证”。这书除有“种藕”、“造藕粉”、“姜粉”等及“种树法”、“脱果”、“种竹法”、“相鹤”、“养龟”等农事内容外，还有种植物药及其辨别处理和“养性”、“服药”保健方面的内容，多为人们所重视。在《养性》中说：“鸡鸣时起，就卧床中导引，讫，栉漱即巾，正座。”然后吃早点或服药，稍息以后，就“入静室”、“洗心雪源，息其烦虑。”然后“徐徐步庭院散气。地湿则勿行，但屋下东西步，令气散。”又说：“平居不得嗔、叫、用力，饮酒至醉，并为大害。四时气候和畅之日，量其时节寒温，出门行三、二里及三百二百步为佳。量力行，但勿令气乏气喘而已。”又说：“人性非合道者，焉能无闷，闷则何以遣之？还须蓄数百卷书，《易》、《老》、《庄》等。第一勤洗浣，以香拈之，身数沐浴，会洁净，则神安道胜也……自然事闲，无物相恼，令人气和心平。”他的这种调养身心的方法，即使在目前来说，大体上也是不悖于养身之原理的。他在《晨朝补药糜法》中，提出了“地黄粥”、“胡麻粥”、“乳粥”、“山芋粥”、“栗粥”、“百合粥”、“麋角粥”、“枸杞子粥”、“马眼粥”（注即黑大豆粥）等。他将这些粥都归纳在《晨朝补药糜法》之中，就是与食普通粥有所区别。而地黄、胡麻、牛羊乳、山药栗、百合、麋角、杞子、黑大豆都被视为早晨进食可以补益之品。

　　《食后将息法》说：“平旦点心讫，即自以热手摩腹，出门庭五、六十步，稍息之。中食后，还以热手摩腹，行一、二百步，缓缓行，勿令气急。行讫，还床偃卧，四展手足勿睡，顷之气定，便起正坐，吃五、六颗苏煎枣，啜升丹人参茯苓甘草等饮。觉似少热，即以麦门冬竹叶茅根等饮，量性将理。食饱不宜急行，及饥不宜大语远唤人嗔喜卧睡。觉食散后随其所业，不宜荣其心力。腹空即须索食，不宜忍饥。不得食生硬黏滑等物，多致霍乱。秋冬间暖裹腹，腹中微似不安，即服厚朴生姜等饮。如此将息，必无横疾。"这节文字所说的将息调理方法，看来是沈括亲自细致体味所得。

沈括另一方书《灵苑方》也记录了许多效方精论，原书已佚，经现代学者辑得佚文80余条。另据《南阳活人书·张蕆序》载，沈括还撰有《别次伤寒》，今佚。

沈括作为我国科技史上的卓越人物，受到中外人士的高度赞扬。

卢子颐和《本草乘雅半偈》

《本草乘雅半偈》是明代名医卢子颐撰写。卢子颐，字子繇（一作子由），原字晋公。自称芦中人，浙江钱塘（今杭州）人。生于明·万历二十七年（公元1599年），卒于清·康熙三年（公元1664年）。卢子颐天资聪明，幼年承受家学，医道超出侪辈。他父亲卢复，号芷园，自幼习医，兼通大乘佛法，并得针法于四川慧融大师，又遍习古今医籍，故术业更精。而且交游广阔，与当地名士，佛法大师等友好。卢复一生著作颇多，著有《金錍释文》、《芷园日记》、《药性题后》、《本草约言》、《仰背侧人图说》（见《芷园臆草存案》王氏跋）、《芷园覆余》、《芷园臆草勘方》、《芷园臆草存案》、《本草汇考》、《仲景论》（见《浙江通志》）等十余种。他的著作多有新义，能启人心智。晚年著《本草纲目博议》，撰写中遇有疑义处不能自决，得到他儿子卢子颐的评定。卢复病重时，嘱卢子颐续成此书，说："是书成，吾不死矣。"当时卢子颐仅二十七岁。父卒，卢子颐遵父命续《本草》。在卢复《本草纲目博议》的基础上，经十八年写成了《本草乘雅》。而后注《伤寒》，越五年《伤寒金錍疏钞》亦成（《杭州府志》作《伤寒论疏钞金錍》，未印行，现仅有钞本）。远引曲譬，驳难扁鹊、华伦、王叔和、成无己。而对孙思邈以下则并无讥责。

当初，卢子颐著《金匮要略》未成，其父卢复催促，稿成又易。《本草》完竣后，右目失明。疏钞《伤寒》终而左目又不能视，年五十六岁，双目失明。其时论疏《金匮》甫及一半，乃瞑目晏坐，摸索其义，偶有所得，口授其婿陈曾篁录出。越五年而书成，名曰《摩索金匮》。卢子颐论病，以禅理参证医理。善治奇疾，凡尸蹶、风疾投剂无不中，名重一时。然负气凌物，议论踔厉，时人毁誉参半。其著述尚有《痎疟论疏》、《金匮要略论疏》、《学舌诊则》诸书。卢子颐自双目盲后，不出庭户，交流断绝，卒年六十五岁。

《本草乘雅半偈》为卢子颐增补撰写而成。书名因何称为"乘雅"？这是因为在书的内容上有"覈"（即"核"）、"参"、"衍"、"断"四个方面。古代四数称为"乘"；诠释名物称为"雅"故书名称《本草乘雅》。当作者撰写本书时，正值明末战乱，此书原稿散佚，卢子颐追忆重补，凭回忆重写各药"覈"、"参"两项。而"衍"、"断"则不能追忆补写。因而残稿修补后仅及原书之半，故名为《本草乘雅半偈》（偈，音"杰"。佛家所唱词句、颂句）。书以《本经》为依据，取其中药物 222 种，后世收载药物 143 种，共 365 种。每药有"气味"、"主治"及引录古说之外，均有"覈"、"参"二项。还有"先人云"是记其父卢复之见解；亦有前辈名家之认识，如"某某说"之类。有些药品，还有"评"的内容。所谓"覈"是据《本草》图说来核实这一药品的形、质，以及产地不同、色相有异等内容。所谓"参"，是根据《本经》所谈药品之精义，发挥其德、性、色、味、体、用等各方面。特别是对气味、功能运用等等多有阐述。在本书的"义例"中，还提到"衍"、"断"。所谓"衍"是按《别录》就《本经》内容之发挥。作者说："《别录》既衍《本经》，余复敢为《别录》衍"。所谓"断"，作者说："在昔贤圣，莫不深晰《本经》精义，入神之奥，是以因病立方，各有深意。"作者据此而将后世各方加以有选择地作某药附方，这就是"断"的内容。如前所说，在《本草乘雅半偈》中没有"衍"、"断"这两项。

本书撰写思想和重点，大致是：一是据《本经》对各药的立名，使得后人顾名思义而得如其大概。二是推崇《本草纲目》是"博集精研"、"良工苦心"之作，并且略作探求。三是重点在"参"，以《本经》对药之主治，使后人更能明其深意。"参"阐述药品之真实功用。四是对药品的产地之勘求，明确古今不同的差异所在。它举人参为例，说："以人参言之，相传皆称上党。往时皆用辽之清河，若上党则绝无矣。间有朝鲜者，颇不适用，今则大率皆鲜产矣。"它的目的在于甄别药品。对产地十分注意，这些都是本书可贵之处。作者十分谦虚地说："愚之参，囿于知闻，犹之井观已耳。"而它却再三叮嘱，对药品一定要了解其性能而正确掌握其用法。它说："药品虽有德、性、色、味、体、用之不一，然其要惟在能妙其用。若识其妙用，斯于升、降、出、入之法，可以大投，可以轻取，无不如意矣。"这话是十分正确的。

《本草乘雅半偈》叙述本草各品，其内容繁简不一。例如"茯苓"共不过两页略多，"气味"、"主治"均较简。"覈"则主要述其产地、产处、形状、修治等。"参"则阐述其功能运用。而眉批颇有启发。如说："世又重抱木者曰茯神，赤色者主利水，又不知何所本。"对流传下来的这种说法持怀疑态度，也找不出根据，可见撰写态度是很朴实的。又如"茗"条，内容却十分丰富，竟有三十页之多，收集了大量资料。从《神农食经》、《陆羽茶传》、《煮茶泉品》、《茶疏》、《岕山茶记》、《茶解》、《茶说》、《东坡试茶录》、《茶笺》、《茶录》、《茗笈》、《煮泉小品》、《煮茶泉品》、《茶谱》、《芷园日记》、《月枢笔记》、《崔林玉露》、《茶寮记》、《仙牙传》、《茶笈》、《煎茶七类》、《类林》、《点茶图》等内容都有，甚至刘禹锡的"试茶歌"也有采用。"茗"这一条，已经像一部《茶谱》了。

从这本有四十余万字内容的书中，可以看出作者继承先辈学识是十分认真的，他不仅是继承，而且又着力发挥，写作态度踏实，确是一部相当出色的著作。

徐灵胎及其医学著作

我于半个世纪之前在上海读医校时，曾读过徐灵胎医著如《兰台轨范》、《医学源流论》、《慎疾刍言》等。以后在教授"各家学说"课时，再读徐灵胎各医书。1983 年写"和青年中医谈治学"一文时，还引用《洄溪道情》中的"题山庄讲读图"。数年前，又得到《徐大椿医书全集》。

徐大椿，原名大业，字灵胎。因清·乾隆帝第一次征召，为了吉祥，遂以字行，名徐灵胎。清·康熙 32 年（1693～1771 年）生于江苏吴江县下塘毓瑞堂。生有异禀，长身广颡，聪强过人。于百诸子、星经、水利、地志、音律、武技无不探索研究。医术尤精，视疾能洞察病源，故用药有神施鬼设之妙。据陈其元《庸闲斋笔记》谓"徐为乾隆时名医，学问驾于叶、薛之上"（按：叶为叶天士，薛为薛生白）。黄之隽《乐府传声》题词称徐为"神解之人"。足见徐氏跌宕江湖间，属传奇式人物。幼年得祖母吴氏宠爱，七岁束发从师，性通敏，善豪辩。20 岁拜周意庭为师，是年考中痒生，改名大业。地方上录为廪膳生，位列 38 名。经江苏督学推荐，贡太学，随即弃去，因岁试题诗，于卷后写有"徐郎不是池中物，肯共凡鳞逐队游"而见黜。当时官厅将其廪膳生冠冕革除。徐氏好穷经、辨史。因骨肉多人疾病连年，父殁，诸弟患疾，延叶天士不至，乃努力学医，遂行刀圭生涯矣。

事亲甚孝，亲殒后，隐于洄溪，宅旁有画眉泉，风景优美，啸傲其间，自号洄溪老人。采药炼丹，名望益隆。79 岁卒。

徐氏医学著作有《难经经释》等 8 种，尚有《内经诠释》等 7 种。按历代医籍看，徐灵胎医书常以书名不同而内容一致。如《兰台轨范》又称《集成卒编》；《杂病证治》又称《证治指南》；《内经诠释》又称《内经要略》等。另外旧版徐氏医书，有 6 种、8 种、10 种、13 种、32 种者，其中有《道德经》、《阴符经》、《洄溪道情》、《乐府传声》等非医学书掺杂其中。下面具体介绍其主要医著。

《难经经释》用《内经》和《难经》互相比勘，从而疏释《难经》。徐氏说："以《灵》、《素》之微言奥旨引端未发者，设为回答者，俾畅其义也。""难者，辩论之谓。天下岂有以难名为经者？故知《难经》非经也。"本书分上下两卷。按八十一难顺序逐条进行诠释。其特点为结合《灵枢》、《素问》以解释《难经》经义，并有所阐发。其注释明析详尽。对经文有辩论、考证和校勘。立意新颖而晓畅。本书与诸家注《难经》者相比，声望颇著。

《神农本草经百种录》，徐氏从《神农本草经》上、中、下三品中选出上品 63 种，中品 25 种，下品 12 种。依据药物本身的形状、颜色、气味及土宜、时令来辨明药性，阐发义蕴。同时结合人体脏腑经络，探本溯源，论说它所以能治病之理，并阐其治病之所以然。如阿胶一药，"主心腹内崩"，注为"血脱之疾"。"女子下血、安胎"，注为养血则血自止而胎安。至于为什么能养血，徐氏说："凡皮皆能补脾，脾为后天生血之本而统血，故又为补血药中之圣品。"

《医贯砭》为徐氏评议明代医家赵献可《医贯》而作。成书约在乾隆六年。上下两卷。《医贯》阐述"肾间命门说"，强调命门真火、真水之重要。倡言命门之火谓君主之火，是人体之本。一切外感内伤都来源于"火衰"，故统以六味地黄丸、八味地黄丸为主治之方。徐氏针对《医贯》这一学说，节录《医贯》原文，逐段加评，阐述自己见解。本书观点鲜明，继承经典学说，倡导辨证论治。从而揭示当时医界中拘泥于一二成方治病之弊。对推动学术繁荣起了重要作用。

《医学源流论》两卷。上卷论文 52 篇，下卷论文 47 篇。这些论文从经络脏腑、脉、病、方药、治法到书论、古今等各方面。主要是对当时医界现状和弊端，从医学方面结合《内经》、《伤寒论》进行论说，明其渊源，正其异说。

每篇论不过千字左右，但说理深刻，有根有据。是一部具有特色的论文集。体现徐氏辨证论治的医学思想。如"用药如用兵论"曾选为医古文教材。"病同人异论"、"药性变迁论"、"人参论"等论述精湛。此书最能代表徐氏学术思想，对于后世医家、病家均有启发。

《伤寒类方》是对张仲景《伤寒论》的解释和重编。他认为《伤寒论》"非仲景依经立方之书，乃救误之书"。"误治之后，变症错杂，必无循经现症之理。当时著书，亦不过随证立方，本无一定之次序"。因而用以方类症之法，将《伤寒论》113 方分为桂枝汤、麻黄汤、葛根汤、柴胡汤、栀子汤、承气汤、泻心汤、白虎汤、五苓散、四逆汤、理中汤、杂法方等 12 类。每类以主方起分析论说，随文诠释，使读之一目了然。与仲景原意亦多吻合，具有独到见识，为研究仲景学说之佳作。

《兰台轨范》共 8 卷。先是通治方，继则以内科杂病、伤寒、内伤病、痉、湿、暍、疟、痢、癫狂、咳嗽、臌胀、诸血、噎、呕、积聚、癥、痞、诸痛、疫疠、五窍病等等，以及妇人、小儿诸病。全书按病以《内经》论述为本。以《难经》、《伤寒论》、《金匮要略》索求治法。其未备者，又取六朝、唐人之法补充，以广其法。对于宋以后诸家及单方异诀，亦有选择地采撷附记，使学者有所采，不致临证无措。此书颇适用于临证之参考。

《慎疾刍言》为徐氏较晚些时之著作，以论文形式谈补剂、用药、中风、咳嗽、吐血、中暑、痢疾、老人、妇人、小儿、外科、治法、制剂、煎药服药、延医、秘方、诡诞、宗传等。其写作目的为针对"世之医者，庆古书，随心自造以致人多枉死，目击心伤。"实因"悲悯填胸，不能自已"而作。当时长洲（今吴县）谢嘉孚蓉初氏评本书谓"是书系先生六十余岁所作，阅历既深，言皆老当"。确是作者着重剖析了当时医界的流弊之著述。

《洄溪医案》是徐灵胎死后80余年由王士雄（王孟英）根据抄本，予以编次，加按语而刊行。全书为徐灵胎临证医案，收载内科杂病、时病、妇人病、小儿病、外科病案百余则。其中治法灵活多变，随症施方。医案由于纪实，语言通畅，颇具学术研究价值。

以上是徐灵胎所亲自撰著的医籍。《洄溪医案》抄本虽是王士雄编次加案，但系王士雄得之于吕慎庵所赠，吕谓得之徐氏及门弟子金复村。

《内经诠释》初版于清光绪19年（1893年）；《脉诀启悟注释》初版亦是光绪19年，内容与张璐《诊宗三昧》基本相同；《药性切用》初版于光绪癸卯（1903年）载药700余种；《伤寒约编》初版于光绪19年，编次与《伤寒来苏集》相类而简略；《杂病证治》初版于光绪癸卯，全书分7卷；《女科旨要》亦初版于光绪癸卯，全书6卷，记百余种病；《女科医案》初版见于光绪19年，书中所载之案300余则，除无名氏者外，多见于汪石山、张子和、李东垣、许学士、载同父等人之案。以上7种，原书均题徐灵胎著，收于徐氏医集中。根据考证，并非除氏手撰，当为后人伪托之作。但各书内容，有的体现经书之重点；有的阐述临床辨证治法机要，也都是值得学习参考的。

徐灵胎对于医学，付出了毕生精力，作出了巨大贡献。50年中，他批阅之书千余卷，泛览之收万余卷。又通过长期临床实践，正如王士雄说："吴江徐灵胎前辈，自少业儒，旁参医典，历访名师，精于诊法，故声誉洋溢江左。其临证焉，必审乎阴阳表里虚实，其方焉，必明乎君臣佐使，配合修制。所谓士君子，不为良相，即为良医。"徐灵胎不仅医术高明，尤为可贵者为人正直，扶危救厄，医德高尚。纵观其学术思想：一是徐灵胎生于乾隆时际，常以考据学之方法治医，并尊经崇古。注重探讨医学发展之源流，研究医学从源到流，更能从流溯源，严格医学发展脉络，反对断章取义，反对邪说。二是临证必定从实际出发，坚持审证论治。又不死守一法一方，强调同中别异，异中求同，因人而异，因时而异。三是不标新立异，只求平实。研究医学以治好疾病为前提，不炫奇立异，其治学作风朴质。四是他主张治病方法多样化，认为古时治病，采用多种治法。后世治病则以汤药为主，认为其他治法不能失传。主张病各有所宜，除汤药外，针灸、熨、贴、按摩诸法应广为采用。

由于徐灵胎出生在封建时代，在他的著作中常有些封建迷信鬼神之处。亦有医家认为他的通治方中将《千金方》的钟乳石、《和剂局方》的玉霜丸等金石燥烈药物收入，崇信服石之法是其不足处，为后世诟评。

徐灵胎不仅医名极大，而且文名亦不小。在当时袁枚（子才）的文集和《随园诗话》中都常有提到"老友徐灵胎"一类话（袁枚也提到苏州薛生白），并有诗文交流等。徐灵胎与尤怡（在泾）亦是挚友。乾隆 25 年应召入宫诊疾。36 年再次被召入宫。徐灵胎至京三日病故，死前自作墓前对联谓："满山芳草仙人药，一径清风处士坟。"以民间医生自居。徐氏精于文学，《洄溪道情》传诵广泛，时称"黄冠体"。

《伤寒论》的"博涉知病、多诊识脉、屡用达药"

南齐褚澄《褚氏遗书·辨书》中说："师友良医，因言而识变，观省旧典，假筌以求鱼。博涉知病，多诊识脉，屡用达药，则何愧于古人！"这几句话用于仲景《伤寒论》，可称贴切。兹略予条理，求正于同道。

一、博涉知病

"知病"的前提在于博涉，博涉才能"见病知源"。一般说来，《伤寒论》是辨证论治的典范，《伤寒论》是辨证施治与辨病施治相结合的楷模。事实确是如此，全部《伤寒论》条文，有多数条文是教辨证和知病的，论中的三阳病、三阴病及其合病、并病，都昭示我们要辨识病证，辨识病因病机和病位，辨识病情的传变。这些，就是知病的实际。

1. 辨识病证

辨识病证的大要，在于知六经病，知合病、并病，知伤寒、中风、湿病、温病和风湿病，这一切，都是通过辨证以定病的。许叔微所摘出的"七十二证"，都是张仲景辨识病证之有名有实的。这一系列病和证，部分是继承《内经》、《难经》加以阐述的，部分是仲景根据临床经验把它们总结起来的。仲景著书，虽然"撰用《素问》、《九卷》、《八十一难》"，但《伤寒论》中的六经见证，不囿于《素问·热论》。仲景辨识病证巨细毕现，小而至于辨燥屎可下的旁参证，也细致入微地从有关病情上多方推究。这类条文，在《伤寒论》中不下 10 条之多。

2. 辨识病因病机和病位

"见病知源"，是知病的重要一环，这就是识病因。在《伤寒论》中，我们经常读到的有：

"病常自汗出者"之因于"卫气不共荣气谐和"；"发汗后，恶寒者"之因于"虚"，"不恶寒，但热者"之因于"实"；茵陈蒿汤证、麻黄连翘赤小豆汤证之因于"瘀热在里"；甘草附子汤证之因于"风湿相搏"；"结胸"之因于"下之太早"及表未解医反下之；以及"病者手足厥冷……小腹满，按之痛者"之因于"冷结在膀胱关元"。

这些审证求因的条文，在《伤寒论》中所占比例不少。条文有的明指，有的暗示，但仔细研索则各具妙谛。

关于病位的辨识，仲景知之审，析之细，六经、脏腑、气血、营卫，一以贯之。伤寒六经的病位是有一定界畔的。柯琴曾说："仲景之六经，是分六区，地面所该者广。虽以脉为经络，而不专在经络立说。凡风寒湿热，内伤外感，自表及里，有寒有热，或虚或实，无乎不包"（《柯氏伤寒论翼笺正·六经正义》）。石芾南阐发得更明白，他说："表里以六经分，明邪所从入之门，经行之径，病之所由起由传也。上下以三焦分，以有形之痰、食、水饮、渣滓、瘀血，为邪所搏结，病之所由成也"（《医源·论张仲景伤寒论》）。这对病位更有明确发挥。其实，《伤寒论》中早就提出了"胸中"、"心中"、"小腹"、"少腹"等病位，界畔分明，作为辨证论治的依据之一。

3. 辨识病的传变

周学海在《读医随笔·读伤寒论杂记》中有云："伤寒传经，有此经之邪延及彼经者，有前经之邪移及后经者，合病，并病，皆邪气实至其经也。更有邪在此经而兼见彼经之证者，邪在阳经而兼见阴经之证者。"这段阐述将张仲景引而不发之意，简明扼要地给予揭示，颇足参考。据仲景所述，伤寒之传与不传，主要与正气之强弱、病邪之重轻及是否药误有关。《伤寒论》中涉及传经问题较明显的条文有：

① "伤寒一日，太阳受之。脉若静者，为不传。颇欲吐，若躁烦，脉数急者，为传也"。

② "太阳病三日，发汗不解，蒸蒸发热者，属胃也"。

③ "伤寒，心下有水气，咳而微喘，发热不渴。服汤已，渴者，此寒去欲解也"。

④ "伤寒脉弦细，头痛发热者，属少阳。少阳不可发汗，发汗则谵语。此属胃，胃和则愈，胃不和，烦而悸"。

⑤ "太阳病……如其不下者，不恶寒而渴者，此转属阳明也"。

⑥ "……服柴胡汤已，渴者，属阳明……"

⑦ "本太阳病，医反下之，因尔腹满时痛者，属太阴也"。

不仅如是，仲景的"知病"，除了包括辨识病证、病因病机和病的传变以外，还兼及患者的病史及其新病和久病。可见仲景不仅博涉知病，而且对疾病体察入微。

二、多诊识脉

《伤寒论》从篇目到条文，对脉的重视仅次于病，且其位置在证与治之上，如"辨某某病脉证并治"诸篇名，就是明显例证。在条文中，脉证并列的，几乎占全书1/3。成无己注本卷一还列有"辨脉法"、"平脉法"各一篇，后人虽谓此二篇是王叔和增益，其实晋代去汉未远，叔和的诊法，必多仲景遗意，何况"辨脉法"、"平脉法"篇内容精神，与《伤寒论》全书所述脉证基本相符。许叔微曾撰《仲景三十六种脉法图》，书虽未见，但从其所著《伤寒百证歌》、《伤寒发微论》来看，此书可能是一部辑寻《伤寒论》、《金匮要略》论脉的专书。由此可知，仲景对脉诊与脉法是有丰富的理论根据和实践体验的。

《内经》言三部九候，《伤寒论》则仅言三部，不提九候。所谓"三部"，即人迎、寸口、趺阳，较《内经》直截了当，而三部中又着重诊寸口与趺阳。诊寸口为《伤寒论》平脉辨证之关键，贯穿于全部《伤寒论》，论中"脾约证"也提到诊趺阳脉。许叔微《伤寒脉证总歌》中有"趺阳胃脉定死生"之句，并说"仲景言趺阳脉者凡十有一"。可见仲景诊法确是临床经验的结晶。

仲景脉法主旨，在于"辨脉法"、"平脉法"两篇，叔和的整理符合仲景之意，有功于仲景，成无己《注解伤寒论》首列此两篇，亦能传仲景法之真，综《伤寒论》脉诊之要，可为研究仲景脉法的主要参考资料。其中如：

"凡脉大、浮、数、动、滑，此名阳也；脉沉、涩、弱、弦、微，此名阴也。凡阴病见阳脉者，生；阳病见阴脉者，死"。

"寸口脉浮为在表，沉为在里，数为在府，迟为在藏"。

"寸口，关上，尺中三处，大小、浮沉、迟数同等，虽有寒热不解者，此脉阴阳为和平，虽剧当愈"。

"表有病者，脉当浮大……里有病者，脉当沉细"。

"寸脉不下至关，为阳绝；尺脉不上至关为阴绝。此皆不治，决死也"。

这些所谓叔和增益的"辨脉法"、"平脉法"中某些内容，为我们所常见的，与《伤寒论》六经平脉辨证条文基本相符，其他不缕述。

平脉以辨证，贯穿于全部《伤寒论》中，直接关系辨证论治。仲景论脉，重在浮、沉、迟、数，而浮、数、动、大、滑、沉、迟、涩、弱、弦、微则以类相从。浮与数为阳脉，大、滑、动亦为阳，沉与迟为阴脉，涩、弱、弦、微亦为阴。《伤寒论》对这些脉的辨识，是在《素问》、《难经》的基础上加以临证实践总结出来的。王冰赞《素问》各篇谓"稽其言有征，验之事不忒"，我们对仲景的平脉辨证亦有同感。特别在微弱脉与洪大脉间，别阴阳病机，从结代脉审因施治，这为《伤寒论》所独到，是《素问》、《难经》中所没有的。

在平脉辨证论治方面，仲景于太阳病用麻桂者，因其脉之浮缓、浮紧，而紧与缓兼阴脉，所以治以辛温；于太阳病用姜附者，以其脉之微弱、沉微，微与弱亦阴脉，因而治以辛热；于阳明病用膏、黄（大黄）者，以其脉之浮大、浮长皆阳脉，所以治用辛凉、苦寒；于三阴证用姜附者，以其脉之沉细；于三阴病之阳证仍用膏、黄（大黄）者，以其脉之浮滑。其中病同脉异治异和病异脉同治同之分，关键在于辨证，识脉更是关键中的关键。

三、屡用达药

达，通也，通事理也。"达药"，意思是通晓药的性味功效。方之取效，一半在于辨证精确，一半在于熟悉药性，结合辨证遣方用药。若仅能辨病证而用药不当，非但不效，且多贻害。正确地遣方用药，无疑是治病取效的重要一环。

《伤寒论》方，配伍谨严而灵活，一味药不只在一类方中使用，在另一类方中通过配伍也可入选，甚至补药可用于泻剂，寒药可用于温剂，加减应用，尤见微妙。以六经病大方的加减为例：如治太阳中风用桂枝汤，见项背强者则用桂枝加葛根汤，喘者则用桂枝加厚朴杏子汤，太阳病下后脉促胸满者用桂枝去芍药汤，微恶寒者用桂枝去芍药加附子汤。此外，如小柴胡汤、小青龙汤、真武汤、通脉四逆汤等方，都各有其绝妙的加减应用。然而这仅仅是药物的加减，另有桂枝麻黄各半汤、桂枝二越婢一汤等合方。而仲景"达药"的精义，还不止此，下面试将桂枝、人参、黄连在《伤寒论》、《金匮要略》中的应用略作探索。

1. 桂枝 仲景于桂枝之用，可以说是"致广大而臻精微"，运用出神入化，药量亦变动不居。就其药用而言，邹润安《本经疏证》将仲景用桂枝法度，约为六端：一曰和营（实际是和营卫），举桂枝汤、桂枝麻黄各半汤等43方；二曰通阳，举桂枝甘草汤、桂枝甘草龙骨牡蛎汤等8方；三曰利水，举苓桂草枣汤、五苓散等11方；四曰下气，举桂枝生姜枳实汤、桃仁承气汤等12方；五曰行瘀，举桂枝茯苓丸、鳖甲煎丸等4方；六曰补中，举小建中汤、黄连汤等5方。仲景用桂枝于补中"属义精妙，而功广博"，桂枝所治之虚，非参术芪草所补虚，而是土为木困，因气弱而血滞而气愈弱者之虚，这就把仲景对桂枝的妙用发掘无遗。至于用量，从一、二、三分到一至六两，轻重之差，为他方所未见，各具至理。

2. 人参 仲景之用人参，不仅得参之性，实能扬其长而尽其用。人参功用第一在于补，仲景用之以补的，补脾如理中丸，补肺胃如竹叶石膏汤，补肝如乌梅丸、吴茱萸汤，补心复脉如炙甘草汤，各有各的取用。人参第二个功能在于和。一般都认为小柴胡汤为少阳和解之剂，实际上，柴芩专解邪，用参乃是和解而调停之。胸痹诸方不用参，而胁下逆抢心则用参；而且小柴胡汤的加减法中，遇干呕、渴、胁下痞硬均不去参。从这些可以悟得仲景对人参的用法。

然而仲景用参之妙，尚不止此。一般痞满忌参，但以参佐旋覆、姜、夏，则参可用于散虚痞；腹胀忌参，但以参佐厚朴、姜、夏，则参可用于除胀；参能实表止汗，有表证者忌之，若汗出后烦渴不解，于甘寒剂中则尚用它。像这样对人参运用自如的，只有在仲景书中才能看到学到。

3. 黄连 日人吉益东洞《药征》总结仲景用黄连方的主治为"心中烦悸，旁治心下痞，吐下，腹中痛"。并谓"泻心汤证之'心气不足'应据《千金方》作'心气不定'，不定者，烦悸之谓"。此说更能阐明黄连的主治，与仲景方义吻合，足证东洞翁善读仲景书，能识仲景用药之妙。仲景用黄连于心、胃、肝、肠等部位的病证，如黄连阿胶汤治心；五个泻心汤、黄连汤、干姜黄芩黄连人参汤治胃；乌梅丸治肝；白头翁汤、葛根黄芩黄连汤治肠。其配伍之法，或配阿胶鸡子黄之濡，或配以大黄、芍药之泄，或配以半夏、瓜蒌之宣，或配以干姜、附子之温，或配以人参、甘草之补，因证制宜，所以能收苦燥之益，而无苦燥之弊。"屡用达药"，于仲景方中最能体验，于此可见一斑。

张仲景《伤寒论》之成为医学巨著，诚如褚澄所谓是仲景"知病"、"识脉"、"达药"之故；其所以能"知病"、"识脉"、"达药"，功归于"博涉"、"多诊"和"屡用"。一孔之见，是否得当请指正。

《伤寒论》方应用论析

《伤寒论》全书 113 方。以八纲视之，诸方分主阴、阳、寒、热、表、里、虚、实。例如，芍药甘草与桂枝甘草等为阴阳之主方；桂枝、麻黄、柴胡、越婢、承气、抵挡、陷胸、泻心等为表里之主方；四逆、理中、真武、白虎等为寒热之主方；五苓、栀子等为虚实之主方。进而言之，则阴阳中又有寒热、表里、虚实；表里中又有阴阳、寒热、虚实；寒热中又有阴阳、表里、虚实；虚实中又有阴阳、表里、寒热。千变万化，均不离八纲。故用《伤寒论》方，必须对《伤寒论》方先有个全面的认识，则成竹在胸，遇百病均能有所选用。

再进一层言之，则如芍药甘草汤为阴虚养阴之方；桂枝甘草汤为阳虚扶阳之方；桂枝汤为调营卫之虚热；柴胡汤为和气血之实热；麻黄汤为表实散寒之方；越婢汤为表实清热之方；承气汤能破阳实；抵挡汤乃破阴实等等。种种变化，均有按八纲分列之规矩准绳，若能一步一步加以熟谙，自能为得心应手之运用创造条件。

各主方以外，又有各种单味药方。如甘草汤敛阴润燥，只用一味甘草；文蛤散通阳取汗，仅有一味文蛤；瓜蒂散一物而清暑取吐；皂荚丸一味取其化痰。余如诃黎勒散之固涩，鸡屎白散之疏肝，红蓝花酒之活血，蜜煎导、猪胆汁导之外用通便，因液涸体虚不胜内攻而外导等。用药虽单纯，其治却专一。这一类方都易于认识，便于记忆。这些均从主方及单味方经而言之。

另外，其他各方，则可从纵的方面观察，以六经各方加以认识。六经各有主证，各证又有主方。如太阳经，太阳居表，证在寒水，方亦以解寒水立论，如大青龙、真武、桂枝、麻黄等等。少阳属表里之间，治宜和解，柴胡之类适为所宜。阳明居里，燥为主证，治宜下达，白虎、承气均能治燥。太阴湿土之经，故腹满、脉缓、吐利证多见，以桂枝加芍药汤、桂枝加大黄汤以导其滞。少阴心肾，上火下水，或泻火或壮火，如黄连阿胶汤、附子汤；水盛者，麻黄附子细辛汤；火气微者，通脉四逆等。厥阴为肝木心包，分用当归四逆、麻黄升麻、乌梅丸等。从六经主方主证为基础，以此择之，熟谙之，则运用时可以执简驭繁。

综观《伤寒论》诸方，莫不遵法度，符病证。从纵观（【按】即从六经着眼）、从横观（【按】即从八纲剖析）或以六淫择方。全面分析各方铺设，则仲景立方之堂奥，颇能窥得。继而再就各方方义，从宏至微深入探讨。例如桂枝汤方义，先明确其主治太阳中风有汗，再探讨其加减变化；如加重芍药，即变为治太阴腹痛下利；加桂则治奔豚气病；加芍药、饴糖则为补中之品；加芍加大黄则为攻腐导滞之方矣。又例如四逆汤，加重姜、附，则变为通脉；去甘草则为干姜附子汤。药味之增减，药量之轻重，治效迥异。

按以上所论剖析归纳，首则，记熟各方，大体上作八纲之别辨，以了解各方意义及各方相互间透析之关系。此即从横观也。

次则，分析各方，从六经加以熟悉。《伤寒论》113 方分属六经，最易记诵。重点在于六经病之主证主方，方随证而设。所谓"主证"者，即是六经提纲。如"太阳病"提纲是"太阳之为病，脉浮，头项强痛而恶寒"，主方为麻黄汤、桂枝汤。阳明病提纲是"阳明之为病，胃家实也"，主方为白虎汤、承气汤。"少阳病"提纲是"口苦，咽干，目眩"，主方为小柴胡汤、黄芩汤。"太阴病"提纲为"腹满而吐，食不下，自利益甚，时腹自痛，若下之，必胸下结硬"，主方为理中汤。"少阴病"提纲为"脉微细，但欲寐"，主方为四逆汤。"厥阴病"提纲为"消渴气上冲心，心中疼热，饥而不欲食，食则吐虫尤，下之利不止"，主方为乌梅丸。当然，六经各自之主方与主证，仍应通过辨证准确，用得切当，才能获效。如上述太阳病主方是麻黄汤、桂枝汤。也得辨清是太阳伤寒抑或是太阳中风，方能投用恰当。此即从纵观也。

三是对各方方义、加药、减药，必须探讨清楚。如上述例举的桂枝汤、四逆汤即是。

再有助于记忆、分辨。《伤寒论》方亦可以六淫致病以分类举出代表方，例如：风，可以桂枝汤、葛根汤；寒，可以麻黄汤、桂枝二越婢一汤；暑，可以白虎加人参汤，一物瓜蒂；湿，可以桂枝附子汤、麻黄连翘赤小豆汤；燥，炙甘草汤、承气汤；火，黄芩汤、黄连汤等。

对药味之认识、掌握，也是学用经方不可忽视的。方之取效，固在于辨证之精确，然亦在于对药性之熟谙。能辨病证而用药不当，非但不效，且多贻害。故通晓《伤寒论》用药处剂当为重要一环。例如就人参而言，张仲景之用人参，不仅得参之性，实能扬其长而尽其用。人参之功，首在于补，仲景用以为补者，如补脾用理中汤（丸）；补胃如大半夏汤；补肺胃如竹叶石膏汤；补肝如乌梅丸、吴茱萸汤；补心侧重于脉，因脉生于营，营属心，如白虎加人参汤之用于暑病脉虚，四逆加人参之用于脉微，通脉四逆汤加参之用于脉不出，炙甘草汤之脉结代，取用均不同。用参之次在于和：小柴胡汤为少阳和解之剂，其实柴、芩解邪，而人参则和解调停之。胸痹诸方不用参，而胁下逆抢心则用参；而且按小柴胡汤之加减法，干呕、渴、胁下痞硬不去参，从而可悟出仲景用之之法。然而仲景用参之妙，尚不止此。一般痞满忌参，但以参佐旋覆、姜、夏，则参可用于散痞；腹胀忌参，但以参佐厚朴、姜、夏，则参可以除胀；参能实表止汗，有表证者忌之，若汗出后烦渴不解，于甘寒剂中亦用之；参能羁邪留饮，咳证忌之，若肺虚而津已伤，于散邪蠲饮剂中亦用之。将人参用得如此智慧如意，亦只能于仲景书中见之。

按以前所论分析之：除例举之仲景用人参之巧妙应手而效外，用其他药亦有特殊之配伍，经过配伍，功效改变，甚至完全不同。比如张仲景方之用甘草，从《伤寒论》与《金匮要略》而言，《伤寒论》用甘草之方多，《金匮要略》用甘草方相对略少些。《伤寒论》方多有六经，阴阳之变化，甘草亦随之而异其用：如甘草干姜汤回阳，芍药甘草汤救阴，桂枝甘草汤扶阳，大黄甘草汤泻火，甘草麻黄汤发汗，藜芦甘草汤吐痰，桔梗甘草汤宣肺，紫参甘草汤清血。虽所举各方都用甘草，但与他药配合，则别具功效。此为视经方用药辨别其配互之最当注意者。再是上文论及腹胀忌参，但以参佐厚朴、姜、夏，则参以除胀者，乃《伤寒论》"发汗后，腹胀满者、厚朴、生姜、半夏、人参汤"条文即是。又若汗出后烦渴不解，于甘寒剂中亦用参，乃白虎加人参汤即是。

或谓张仲景《伤寒论》用药之原则根据为何？余意以为：①仲景方所形成在于他收集并实践了当时及前代各种流传之验方，就他本人的体会而升华制成的，即所谓"博采众方"也。②用药之根据原则，《伤寒论》113 方，其药总不过 90 味左右，而最常用者亦不过十之二三，以此不甚多之药味治疗各种症候。其所"勤求古训"者，主要应是《素问·至真要大论》等篇欤？亦有当时所能了解到的有关本草内容。然而，如"辛甘发散为阳，酸苦涌泄为阴"、"阴味出下窍，阳气出上窍"、"味厚者为阴，薄为阴之阳；气厚者为阳，薄为阳之阴，味厚则泄，薄则通"、"气薄则发泄，厚则发热"、"壮火之气衰，少火之气壮"、"壮火食气"等等。寥寥若干文字，包含了各药组方之原理。配合当时所有本草资料温、平、寒、热四气之作用及气、血、脏腑、攻、补、升、降，错综变化而治诸病。③《伤寒论》方以六经言，各经有各经之主药。如太阳病之麻黄、桂枝；阳明病之石膏、知母、大黄、芒硝；少阳病之柴胡、黄芩；太阴病之人参、白术；少阴病附子、干姜；厥阴病之吴茱萸、当归等。而各类方亦有主次，有其主药，如麻黄汤类中麻黄常是主药，四逆汤类附子常是主药等。

仲景用药，于药量之加减，处方主治证也随之不同，如桂枝汤加桂二两即治奔豚气病与桂枝汤的治太阳中风就完全不同，这在上面已论述过了。另外，"经方"之加工法，服用法之深沉讲究，更是应十分重视探索。"经方"之煎，先煎，后煎。如麻黄多是先煎去上沫；乌头则多煎，或加蜜再煎；半夏泻心汤要煎 2 次，第一次取它 6/10，去渣；再煮取它一半，温服它的1/3，1 日 3 服。大承气汤先煎厚朴、枳实，后入大黄，最后加芒硝一二沸。而且在服法上说明"得下，勿更服"。这些是应该熟谙的，应用中照此办理，常得明显的效用。

附例案数则于下：

（1）桂枝汤案陆某，男，40 岁。形寒畏风，行动感心悸，自汗出，胃纳欠展，二便正常，苔白舌淡，脉浮缓。素体本弱，复感风寒，宜调营卫。桂枝 9g，白芍 9g，生甘草 6g，生姜 6g，红枣 9 枚。3 剂。进 2 剂而痊愈。

本例辨证，素体本弱，动辄心悸，乃心阳不足。桂枝汤为表里方类中之表方，故太阳表虚证投之以调营卫。

（2）大承气汤案刘某，男，35 岁。随车押运货物五六天，起居失常，饮食杂进，脘腹胀满，大便 4 日未下，小便黄而少，呼吸促急，苔黄，脉沉实，此里实之证，宜先祛宿滞。生大黄 9g，厚朴 12g，枳实 9g，芒硝 9g，1

剂。药后下硬便，小便亦较多，痊愈。

本例辨证为里证阳邪实滞。患者素体健壮，脉证为腑实。故径投大承气汤。本汤为正阳阳明之品，热淫于内，治以咸寒。泄胃下结，故便通，积除，胀满解。

（3）理中汤案陈某，女，57岁。胃纳欠展，食入不舒，大便溏下，日三四次，腹部隐痛，脉濡弱，舌质淡，苔白。处方：党参12g，白术9g，干姜5g，炙甘草5g。5剂。复诊谓服药后，腹已不痛，便次减为日2行。原方加茯苓12g，又服数剂而痊愈。

本例辨证为里寒证，即自利不渴之太阴病。故投以理中，对虚寒而致之便利、腹痛者能温运中焦，补气健脾，故虚寒解而痛泄平。

（4）五苓散案岳某，男，42岁。感邪以后，自服药发汗，热退而未净，心烦口渴，夜不能寐，脉浮苔薄，宜解热利水。处方：猪苓12g，茯苓12g，泽泻9g，白术9g，桂枝5g，3剂药后热除，小便利，口渴解。

本例为太阳病发汗后，热未尽而口渴，邪犹在表，又入水府，热与水结之症。以五苓散化气行水，健脾解表，则水停下焦，津不上承之表证口渴，能得表里双解之功。

余以为临诊时并非专以经方统治一切病证。后世医家发展之经验诸方，亦宜兼而取之。若治重病大症，经方甚为推崇（余尝以大半夏汤加味治食道癌中、晚期患者不能进食而收效，又如以真武汤治太阳病、少阴病以及胸膜炎积水、肾炎等等，颇有起沉疴之功。其他经方验案亦颇多）。金元诸家方亦多见效可取，如治脾胃病、郁证、神经官能症等等。至于温病既可用经方，亦适宜江南医派时方，足可师法。总之，后世诸家经验各方，均可丰富临诊取用范围。强调"经方"者，同时不排除其他方也。

仲景论脉说略

医界前辈曾说："脉者，幕也。幕络周身之气血而动，令人按脉而知其病也。"脉诊，又称切脉，是我国最早创用的诊断技术，是中医诊断中的较特殊方法。早在《周礼》里就有关于切脉可以诊察内脏病变的记载。"至今天下言脉者，由扁鹊也"这句《史记》里的话，流传亦广。用切脉来分析病证的方法，在《灵枢》、《素问》、《难经》里内容比较丰富。且不说其他，单从脉象讲，已有脏腑平脉变脉的说法，四季的平脉变脉，以及新病、久病、痼疾等的脉象描述。

张仲景在《伤寒论》、《金匮要略》两书中，列出脉象多种，他已以广泛的切脉识病作为辨证论治的基础和根据。现概略言之。

仲景对切脉极为重视，单以《伤寒论》而言，在397条条文中，就有1/3的条文涉及脉诊。并以辨脉法、平脉法等篇专门诊脉。他在著作里，继承了《内经》、《难经》理论，创造性地确立了"辨证论治"的原则，为中医理、法、方、药的临床运用奠定了坚实的基础。他的这一创见，也是通过大量临床实践而确认脉证并参的重要性后而建立的。这从他的《伤寒论》和《金匮要略》的各篇题目里，都以"辨某某病脉证并治"的提法中体现出来。张仲景既运用了"独取寸口"的诊脉方法，但也没有完全抛弃其他部位的诊法，从他对当时有些医生"按寸不及尺，握手不及足，人迎、趺阳、三部不参……"的批评中就可以看到了。

仲景对脉象提了浮、沉、迟、数、虚、实、细、微、洪、大、弦、短、弱、紧、缓、促、滑、小、涩、结、代等主要脉象。各脉有单出的，有兼见的，而每一脉象均可出现于不同证候，故平脉所以辨证，辨证必须平脉，这是张仲景辨证思想的重要内容。张仲景在以切脉判断疾病的预后吉凶方面，亦有丰富的实践经验。例如《伤寒论》第216条说："发汗多，若重发汗者，亡其阳，谵语，脉短者死，脉自和者不死。"以脉判断疾病的进退，为第4条："伤寒一日，太阳受之，脉若静者，为不传，颇欲吐，若躁烦，脉数急者，为传也。"以脉来判断治疗有误的，为246条："太阳病，寸缓关浮尺弱，其人发热汗出，复恶寒，不呕，但心下痞者，此以医下之也……"除了这些，张仲景在《辨脉法》里还指出："问曰：脉有阴阳者，何谓也？答曰：凡脉大、浮、数、动、滑，此名阳也；脉沉、涩、弱、微，此名阴也。"又说："凡阴病见阳脉者生，阳病见阴脉者死。"他对出现这种"反脉"的辨证意义是十分重视的。

或谓："仲景脉法有二：伤寒六经之脉，病在气血者，以《难经》三部九候为准也。杂病五脏之脉，现在形体者，以《内经》分配脏腑为准也。以气血之病能流通全体，故以上下浮沉定之也。形体之病，只在一处，故以各部之位定之也。"持此说者虽为数不多，但其意义与"伤寒以六经分证"、"杂病以脏腑分证"之义相合。

试观仲景所论诸脉探索之，以浮脉考证，《伤寒论》有浮脉或有浮脉及兼脉之条文，约有 61 条。从"太阳之为病，脉浮"起到阳明病，太阴病、少阴病、厥阴病都有浮脉或浮脉兼他脉的记述。《金匮要略》有浮脉或有浮脉及兼脉之条文，亦约有四十条。从"师曰，患者脉浮者在前……"总论性的条文，到包括瘕、水、劳、饮、腹满、宿食、死脏脉、痹、诸黄、下血等等多种疾病的记述。其他脉也有类同各证条文分别叙述。

综观仲景论脉，是以脉和证紧密结合在一起的。他将脉和证两者作为辨证的主要客观依据，这是张仲景对脉学的一大贡献。他在脉诊的临床运用上起到了承前启后的重大作用。

脾胃学说述略

明代徐春圃对脾胃学说非常重视，他曾感慨地说："古医十四科中有脾胃科，而今亡之矣。"诚然，脾胃学说是中医理论中一个重要部分，调治脾胃是中医临床上一个重要方法。创立脾胃学说的代表人物为李杲。

李杲（字东垣）继承了张元素（字洁古）重视五脏虚实补泻方法的医学理论和临床经验，并有所发展（《元史》载"杲好医药，时易水张元素以医名燕赵间，杲捐千金从之学"）。张元素提出过"古今异轨，古方新病不相能"的见解，李也受张氏此说的一定影响。李杲以自己丰富的实践经验，联系到他生活在金元时代各族混战、中原扰攘、兵荒马乱、疾病流行的当时，百姓所患多为饥饱失调、劳累过度所致的病，医生诊治，失误甚多。李氏鉴于这种现实，悉心探讨百姓患病的原因是忧愁恐惧、寒温失节，饥饿劳累造成内伤病。用治伤寒外邪的方法反而重损胃气，加重病患。从而体验出"饮食失节，寒热不适，脾胃乃伤。此因喜、怒、忧、恐、损耗元气，资助心火。火与元气不两立，火胜乘其土位，此所以病也"这一颇有见地的理论，并创制了很多升阳气补脾胃的新治法新方剂。李氏既提出饮食、劳倦伤，又辨析了内外伤。他在《脾胃论》里，从脾胃虚实传变、脾胃胜衰、饮食劳倦所伤始为热中，脾胃虚则九窍不通，胃虚元气不足诸病所生，阴阳升降等篇到调理脾胃的方法，治验和脾胃将理法都阐述得非常详尽。

李杲学说虽受易水张洁古脏腑病机学说、重视"养胃气"的影响，但脾胃学说所本的还是以《内经》"土常以生"、"胃气为本"、"得谷者昌，失谷者亡"、"五脏六腑皆禀气于胃"等理论为基础的。

李杲的主要学术见解是"人以胃气为本"。他总结前人和自己的经验，认为"内伤脾胃百病由生"。治疗中强调调理脾胃，自制补中益气汤等方剂。世称"补土派"，对后世影响很大。他的著作有《脾胃论》、《内外伤辨惑论》、《兰室秘藏》、《东垣试效方》、《伤寒治法举要》等。他的脾胃学说主要反映在前两种著作中，他认为人生的正常和疾病都由脾胃而来。他说："脾胃一伤，五乱互作（任注：'五乱'指乱于心、肺、肠胃、臂胫、头，见《灵枢·五乱篇》），其始病，遍身壮热，头痛目眩，肢体沉重，四肢不收，怠惰嗜卧，为热所伤，元气不能运用，故四肢困怠为此，人以胃气为本。粗工不解，妄意施用，本以活人，反以害人。"李氏从"内伤"立论，以区别于"外感"，不使两者混治。

李氏在脾胃与元气的关系方面，十分重视"气"。历代医家"精、气、神"为人身三宝，而李氏特别重视"气"。他说："气者，精神之根蒂也，大矣哉"，"积气以成精，积精以全神"。认为精神为阳气积聚的产物。从病机上看首先立足于气伤，其次才是阳伤。"阳损及阴"则是李氏脾胃学说的特色。他把元气、人身所有之气（指胃气、营气、运气、生气、清气、卫气、阳气等等）统一为胃气。人以胃气为本，脾胃伤则元气衰，元气衰则诸病所由生。

李氏在《脾胃论·天地阴阳生杀之理在升降浮沉之间论》里指出脾胃在升降运动中的作用。他认为"饮食入胃，化生元气"。"饮食入胃，而精气先输脾归肺……以滋养周身，乃清气为天者也，升已而下输膀胱……为传化糟粕转味而出，乃浊阴为地者也"。这里既指出水谷消化转运的元气升，也指出消化后糟粕水液推出的升已而降。脾胃元气的升是主要的，即所谓"胃气升则寿"，"胃气降则夭"。故而全身气血的周荣、脏腑循序的升降，皆取决于脾胃的升降。如果"胃气下溜"，那么"五脏气皆乱了"。他又进而谈了升胃气与降阴火，胃气的升发，既有利于阴火的潜降，而阴火的潜降，又有助于胃气升发。所谓阴火就是指的脾胃虚陷而形成的一种郁火，又是阳损及阴，时时妄动的一种亢阳。

李氏的脾胃学说，大体是以这几个观点为主。他的内伤病学说实质上与脾胃学说是一体的。他认为五贼所伤则胃气不行，劳役饮食不节则脾胃乃伤，两者结合即成"元气乃伤"。元气与阴火的关系失调，升降失常，阴火炽盛而形成内伤病。

李氏除上面的创造性论述外，他在治疗特点与用药法度上也是多有发明的。甘温除热是李氏在治法上的一大贡献：所谓甘温除热，包含着补中（补脾胃）、升阳（解决元气下陷）、泻火（平降阴火）三者结合起来的方法。故他都选用有补中作用的性味甘温的参、芪、术、草、枣、饴糖等；并选用升麻、柴胡、羌、独、防等药来完成升阳的任务；而选生地、知母、芩、柏等来平降阴火。李氏用方药都是组合运用，而以补中升阳为主要方面。往往在多种甘温升补药中用酸苦以导火下行，或用寒药在甘药之中。李氏清除"阴火"，绝不脱离甘温的方法而孤立地用苦寒之品。不然的话，就会伤伐胃气，而犯了"阴火大忌苦寒"之戒。

历代医家对《脾胃论》的评价是极高的，如明代的王肯堂、张介宾、李时珍等人都推崇李氏的学说。认为李氏善用补法，为"医之王道"。李氏的脾胃学说为中医理论体系中的一个重要内容。至清·叶天士则又进而脾胃分论，认为：脾宜升则健，胃宜降则和，太阴湿土，得阳始运，阳明燥土，得阴始安。脾喜刚燥，胃喜柔润。仲景急下存津，其治在胃；东垣大升阳气，其治在脾。又说：五脏以守为补，六腑以通为补。其论卓然有见。叶氏养胃阴之法，对脾阳不亏，胃有燥火者，用之得当，效如桴鼓。确能补李氏脾胃论之不足。

李氏所创治清阳不升、中气下陷的代表方补中益气汤，历来用为益气升阳，调补脾胃。

我于临床用对某些慢性病，确有调整体质的作用。如内脏下垂，包括脱肛、子宫脱垂，以及小便失禁、妇女崩漏之属于气不摄血者，都有明显疗效。

医案举例

（1）子宫垂脱：谢某某，女，45 岁，1971 年 8 月 31 日初诊。子宫脱垂，为时已久，腰瘦有下坠感，以益气升提为治。黄芪 12g，白术 9g，陈皮 4.5g，党参 12g，甘草 6g，升麻 4.5g，归身 9g，柴胡 4.5g，枳壳 6g。5 剂。

子宫垂脱（阴挺）系冲任虚弱不能固摄，源于气虚下陷所致，故以李氏补中益气汤加枳壳（本味系据各地经验参考加用）。药后宫脱即收，甚验。

（2）耳聋：陈某某，男，54 岁，1963 年 5 月 29 日初诊。中气不足，清阳不升，耳不聪目不明矣。蔓荆子 9g，生黄芪 9g，升麻 4.5g，党参 9g，葛根 9g，川黄柏 9g，石菖蒲 1.5g，炙甘草 3g，白芍 6g。6 剂。

本方服 3 剂即见效。李氏益气聪明汤之特点以补气为主，升散药为辅，以治头面诸疾。适用于中气不足之患者，由于气虚不能升阳，风热乘客头部，出现头痛、头胀、头晕、齿痛、耳聋等症，本例用李氏原方酌加石菖蒲之芳香通窍，收效亦捷。

（3）脘腹胀（胃下垂）：唐某某，男，47 岁，1972 年 11 月 4 日初诊。脘腹胀滞，食后甚，自觉按之有坚实感，大便欠调，或难下或溏泄，苔厚，脉涩。宜健脾胃消胀满。枳实 12g，土炒白术 9g，补中益气丸 15g（包煎）。10 剂。11 月 15 日复诊：谓上方服用 3 帖即感脘腹胀滞减轻，大便日下已成形。服完 10 帖后甚感轻舒。验不变法，原方再续 7 剂。该病例确诊为胃下垂，胃肠功能紊乱，脉证反映气虚气滞，而成痞证。《金匮要略·水气篇》有"心下坚大如盘……枳术汤主之"之法。此例颇似。故用本方合补中益气丸以健脾消痞。李氏《脾胃论》有枳术丸"治痞，消食强胃"。用枳实 1 两，白术 2 两研末为丸。按李氏得此方于张元素，张元素此丸系据《金匮要略》枳术汤意化裁而来。

略论林羲桐治血证

　　林羲桐，名珮琴，字云和，羲桐为其号。清代丹阳人，受业于孙庆曾，精于医术，融通《灵枢》、《素问》、《难经》诸书。每于昼日教授生徒，灯下披阅方书，历数十年。林羲桐博学而通医，虽不以医为专业，然诊治患者甚多。晚年请患者归还药方，择其重要者，选之医案，著成《类证治裁》。其书分门别类，每篇前为"论治"续为"脉候"，再为"附方"，最后为"医案"，条理井然。立论以《内经》、《难经》、《伤寒论》等中医经典著作为主并广收历代医家名论高见，以发挥之。林羲桐不仅精于医，而文章亦脍炙人口，并著有《来燕草堂四书文》500 余篇、《来燕草堂古文》2 卷、《骈体文》2 卷、《高卧楼古今体诗》2 卷、《百鸟诗》1 卷、《诗余》1 卷。

　　林羲桐论血证，其宗不离《灵枢》、《素问》。略述于下。

一、活血先须了解血之常变

　　其综论血之常态，说："禀水谷之精气，出于中焦，以调和五脏，洒陈六腑者，血也。"又曰"生化于脾，宣布于肺，统于心，藏于肝，化精于肾，灌输百脉。其清而纯者，为守脏之血，清中之浊者，为腑络之血，清中之清者，为营经之血。背有气以护之，膜以隔之，络以通之，原不至上溢而下脱也"。从这里明确地阐述血的生理常态及其生成、功能、运行及与脏腑的关系及其转化。在正常生理状态下就不致出现血之病证。林氏又指出在异常情况时，即：一有偏伤，或劳怒迫而上升，或阴阳虚而失守，则为吐，为衄，为咯，为咳血、唾血。《经》所谓"阳络伤则血外溢也"。又说：或阴虚阳搏，或阳衰阴脱，或湿热下陷，则为崩中，为漏下，为溺血，为便血，为肠风、血痢，《经》所谓"阴络伤则血内溢也"。更有瘀血在里，漱水不欲咽，小腹满，身黄，便黑，在上则喜忘，在下则为狂。《伤寒论》所谓"三焦蓄血证也"。这是在异常情况下，血就失其常态，改其常道而为病。林氏在论治血证之前，先阐述血之正常和异常，了然其全貌，然后论治，就不致错乱。

二、论吐血之根源成因治法

林羲桐治血证除总论诸血外，有吐血、衄血两大篇，现择吐血阐述之。林氏论吐血，包含有咳血、嗽血、咯血、唾血、呕血诸证（咳血、嗽血本亦难分）。其论吐血，说：吐血，阳亢阴虚证也，症有三因：外因系火、风、暑、燥之邪，内因系肝、肾、心、脾之损，不内外因，系坠跌、努力、烟酒之伤。进一步又说："外因者：火灼风温之呛血；暑瘵燥咳之伤血，邪在肺、卫、心营。理肺卫，宜甘凉肃降，如沙参、麦冬、贝母、天花粉、玉竹、石斛。治心营，宜轻清滋养，如生地、玄参、丹参、连翘、竹叶、茯神。以此二法为案，随证加减。"这是治"客感吐血"的大略。内因者：怒动肝火，宜苦辛降气，如苏子、郁金、降香、丹皮、山栀、瓜蒌、橘白。郁损肝阳，宜去郁汤，郁损肝阴，宜甘酸熄风，如阿胶、鸡子黄、金橘、白芍、生地。思伤心脾，宜甘温益营，如保元汤、归脾汤。房劳伤肾，其阴虚失纳者，宜壮水镇阳，青铅六味饮加五味、牛膝、童便。阳虚不摄者，宜导火归窟，肉桂七味丸加童便。夺精亡血者，急固真元，大填精血，如人参、海参、熟地、河车、阿胶、枸杞子、五味子、紫石英。这是治"内损吐血"的大略。至于不内外因："坠跌血瘀上泛，先须导下，复元活血汤、代抵挡汤，或用韭白汁散之，再用通补，元戎四物汤或当归、郁金、牛膝、白芍、三七。若努力伤血，调补宜用凝涩，宜和营、通络理虚，当归建中汤、旋覆花汤，或六味饮加牛膝、杜仲。若烟酒伤肺（烟辛泄肺、酒热戕胃，皆能助火动血）呛血，紫菀茸汤去术加芍。饮酒多，伤胃失血，六君汤加香砂、葛花。"这是治不内外因的大略。

三、吸取其他医家论治血证之经验

林氏对血证的治法中，还以出血的来势加以区别，采用相应的药治。谈到：胃络虚，则厥阳易犯，急调胃阴，可免升递。用生脉散加白扁豆、沙参、玉竹、石斛、茯神，或麦门冬汤去半夏加杏仁。这种治法就是薛立斋所谓的"血证经久，多以胃药收功"的意思。

林羲桐还引用缪仲淳治吐血的"三诀"：一是宜行血，不宜止血。血不循经络者，气逆上壅也。行血令循经络，不止自止。二是宜补肝不宜伐肝。《经》云五脏者，藏精气而不泻，肝主藏血，吐血者，肝失其职。养肝，则肝气平，而血有所归。伐肝则肝虚不能藏，血愈止也。三是宜降气，不宜降火。气有余便是火。气降则火降，火降则气不上升，血随气行，无溢出上窍之患。且降火必寒凉之剂，反胃气伤，胃气伤，则脾不能统血，血愈不能归经矣。

林氏在他的著作中，对其他医家的有益论述和经验，也能认真吸取，故其治病都有较佳的效果。

四、林羲桐治吐血的医案举例

（1）族弟，阴虚发热吐红，脉洪虚疾，左关尺为甚，思积损已及 3 年，龙雷不伏，直至真阴内烁，肺络受伤，阴益亏阳益炽矣。不从咸降，谅难猝止。用秋石、阿胶、熟地、五味、山药、百合、贝母、丹皮、白芍、淡菜熬膏，藕汤下，红止而损渐愈。

（2）毛劳怯、失血、尺寸脉俱洪数，乃肺肾亏损。用三才汤加丹皮、白芍、麦冬、鲜藕，数服血止。惟晡热咳嗽，用六味丸去山萸肉、泽泻，加五味、白芍、炙龟板、阿胶蜜丸。两料全愈。

（3）眭初夏吐红，深秋未止，或主燥火刑金，或主龙雷亢逆。诊脉右寸短滑，左关沉弦，应主郁虑不舒，由气分伤及血络，自述每午后喉间气室不利，则嗽作血腥。夫阳主开，阴主阖。午后属阳中之阴，主敛而气隧阻闭，非郁虑内因不至此。用桔梗、贝母、木香、瓜蒌、茯神、当归、白芍、降香末。服两剂，脘舒血止，去木香、降香，加郁金、熟地。二服脉平。又服归脾汤，去芪、术，加熟地、贝母、白芍、莲子愈。

从以上数则医案举例中，可以看到林羲桐治吐血是认真诊断，综合分析而作出治方的，与一般见血止血者不能同日而语。

王孟英的医学成就

王孟英，名士雄（1808~1867）清代著名医家，又号梦隐，别号半痴山人，浙江海宁人，迁居钱塘（今杭州）。曾祖王学权，精于医，曾撰《医学随笔》；祖父及父皆业医。孟英自幼失怙，历经贫困，14岁即立志习医，深得舅父俞桂庭之助，并为其书斋题名"潜斋"。20岁时至婺州（今金华）佐理盐业为生，得暇钻研医籍。后游于江、浙，以医为业。其时战乱，疫疠流行，亲人死于霍乱，遂专心温热病。经多年实践，对温热有独到见识。代表作《温热经纬》为我国温病学重要著述之一。王氏著述及评注参订他人之作甚多。较著名者有：《温热经纬》、《随息居重订霍乱论》、《随息居饮食谱》、《王氏医案》（原名《回春录》）、《王氏医案续编》（原名《仁术志》）、《王氏医案三编》、《归砚录》、《乘桴医影》、《潜斋简效方》、《鸡鸣录》、《重庆堂随笔》、《女科辑要按》、《古今医案按选》、《医砭》、《言医选评》、《校正愿体医话良方》、《柳州医话良方》、《洄溪医案按》、《叶案批谬》等。下面具体说明王孟英的医学成就。

1 医德高尚，不辞艰辛

王氏在治学上非常刻苦，十分自励。家境拮据亦毫不影响发奋学习。《海宁州志》载：王氏"家贫性介，不能置身通显"。王氏一生南北奔走，所诊病人多为劳苦民众。著书立说传播医学知识，广搜效方。以利僻壤贫民。遇瘟疫危疾，毫不畏惧，竭力图治。周光运曾深有感触地说："孟英学识过人，热肠独具。凡遇危险之候，从不轻弃，最肯出心任怨以图之。"他诊治的病人，多为经其他医生治疗无效的，他绝不乘机诋毁前医以抬高自己。如郑九患疾，陈姓医生诊治后，汗出昏狂，精流欲绝，转请王孟英诊治，王曰："此证颇危，生机仅存一线，亦斯人阴分素亏，不可竟谓附、桂之罪也。"病家闻言大悦，曰："长者也，不斥前手之非以自伐，不以见证之险而要誉。"又如治石诵羲病感，多医治疗不瘥，病情日增，逾一月请王诊。王氏并不非议前医各方，说他们"各有来历，皆费心思。"而多次向病家解释："邪在肺经，清肃不行，必用石膏为主药。"然病家犹豫不敢服，反而请了很多医生会诊。王氏见群贤毕至，议论纷纷。深恐贻误病情，援笔立案曰："病既久延，药无小效，主人方寸乱矣。"并向病家开导说："肺移热于大肠，则为肠澼，是皆白虎之专司……放胆服之，勿再因循，致贻伊戚。"病人取方煎服，3剂而痊愈。足见王氏不但有精湛的医术，更有救人疾苦崇

2　聪慧勤学，善采众长

王孟英"有夙慧，书一览即领解，十岁知三觉五服之别，受知于王琴泉、王继周、金匏庵、谢玉田、孙铁崖、谢金堂，目为不凡。深得医学爱好者徐政杰赏识。"多与医人交友"交往且为良好。对明末邓玉函、罗雅谷译著的西方的《人身说概》、《人身图说》，合信氏《全体新论》生理解剖知识，注意研究，持开明探讨态度，批评缠足陋习"。王氏知识渊博，才华内蕴，曾秉承家训撰一文联："精神到处文章老，学问深时意气平。"王氏言近旨远，医理渊深，勇于负责，研究学问，既不守古，亦弗徇于今，能抉奥阐幽，存其真而纠其谬。"海丰张雨农司马以为奇人"（张志远著《中医源流与著名人物考》）。《潜斋医书》赵序谓："综览群书，夜以继日。""于是灯燃帐内，顶为之黑。"《愿体医话》谷桂庭"按语"说："如甥孟英之锐志于医也，足不出户庭者10年，手不释卷者永处。"均足见其求知之深。

3　对温热病的认识与经验

《温热经纬》既是王氏的代表作，也集中记载了他对温热病的认识与经验。他采自《内经》和仲景的理论为经，取叶天士、薛生白等诸家之说为纬，结合自身实际诊病体会而成。其中明确提出"新感"、"伏邪"两大辨证纲领，重视审同察异，灵活施治，充实并发挥了温病的发病机理和辨证施治理论。

王氏认为："温证误作伤寒治而妄发其汗，多有此候。"又说："温证误投热药补剂亦有此候（卷一）。"认为温病忌汗，因为出汗退热并非治温病根本之法。

王氏认为温病自内发，由三阴而三阳，不同于伤寒之由太阳入三阴。后世治温热病者亦多以此为伤寒、温病之分界。

王氏采《伤寒论》治阳明病方法以治温病，认为仲景六经原不专为伤寒而设。任何病但见阳明证即作阳明治。伤寒、温病同证同治，不在名称之辨。

王氏对逆传的见解，服膺于叶香岩《外感温热》。对"逆传心包"句，引章虚谷说而评议之。章注："心属火，肺属金，火本克金，而肺邪反传于心，故曰逆传也。"王氏认为："《难经》从所胜来者为微邪，章氏引为逆传心包解，误矣……是由上焦气分以及中下二焦者为顺传，惟包络上居膻中，邪不外解，又不下行，易于袭入，是以内陷营分者为逆传也。然则温病之顺传，天士虽未点出，而细辨其议论，则以邪从气分下行为顺，邪入营分内陷为逆。"王氏之说当更有理。

王氏主张治温病宜用轻质平淡之法。认为："此论温病仅宜轻解，况本条所列，乃上焦之治，药重则过病所。"吴茭山云，凡气中有热者，当行清凉薄剂。吴鞠通亦云"治上焦如羽，非轻不举也"（卷三）。此说对后世治温热病影响深远。

王氏对"暑"证，亦多论辨。认为当时医家有"暑必兼湿"说不可过于执信。此认识亦有其独到处。

总之，王氏学术成就之中，对温热病有明显擅长。他认为当时名家"不惑于昔人之谬论而辨其为风温、为湿温、为暑热、为伏邪，仍以时感法清其源"。足见他的思想不保守，能实事求是地认识温热病患者的所见症状，因而他对温热病的治疗效果亦十分出色。

4 重视食疗

王孟英的《随息居饮食谱》是一部当时的营养和食疗的专著。而他在《王氏医案》中，应用食疗方案亦比较多。他在食疗方面颇多创见。

王氏认为以食代药"处处皆有，人人可服，物异功优，久服无弊"。如对伤津液的病人，主张大量频频进梨汁、蔗汁，以其凉甘之性味达到救阴养阴之目的。他称梨汁为"天生甘露饮"；甘蔗汁为"天生复脉汤"；西瓜汁为"天生白虎汤"等。

王氏常选择食物，配合成适当方剂，临床时用以提高疗效。如以橄榄、生萝卜组成"青龙白虎汤"治疗喉证；以生绿豆、生黄豆、生黑大豆（或生白扁豆）组成"三豆饮"以治痘证、明目、消疳、疮疡、泄泻。以漂淡海蜇、鲜荸荠合为"雪羹汤"。以猪肚、莲子为"玉苓丸"等等。

王氏食疗经验，十分丰富，说理明白，将饮食平淡之品，得当用之，而达奇效。

5 王孟英出色的名方

王氏以精深的学术造诣和丰富的临床经验在他的著作里创造了很多理论

新见解和突出的治案。今重点介绍几个治时病的名方：

（1）王氏连朴饮《随息居重订霍乱论》：治湿热蕴伏而成霍乱，兼能行食涤痰。制厚朴6g，姜汁炒黄连3g，石菖蒲3g，制半夏3g，炒香豉9g，焦山栀9g，芦根60g，水煎服。此方能清热化湿，调和肠胃。治霍乱，湿热阻滞肠胃，呕吐泄泻，胸闷，不思饮食，舌苔黄腻者甚效。现亦用于急性肠胃炎、伤寒等时病见有以上症状者，均有效。

（2）甘露消毒丹《温热经纬》：滑石、茵陈、淡黄芩、石菖蒲、川贝母、木通、藿香、射干、连翘、薄荷、白豆蔻研末成丸。每服9g。王氏原为治湿温时疫主方。凡湿温疫疬见发热倦怠、胸闷腹胀、肢酸咽肿、发黄、斑疹、颐肿口渴、便闭溲赤、吐泻疟痢等症。凡舌苔淡白或厚腻或干黄者，暑湿时邪尚在气分，本方极效。现药理证明，本品有保肝、利胆、调整免疫机能、促进消化、抗病原微生物、解热等作用。临床上可用于传染性肝炎、乙肝、腮腺炎、流感、咽炎，眼、耳、鼻喉炎、尿感、急性肠胃炎、肠伤寒等证（附带讲一下，不论作丸或煎剂，木通应该用无毒的毛茛科川木通，不用有毒的马兜铃科关木通，可避免肾损害）。

综观王孟英，虽生于清代末期，但对外来医学能乐于接受，故其学术成就显著。《温热经纬》博采众说，钻研探索，颇多新意，共载方113首，论说允当，成为荟萃诸家学说之典范。《霍乱论》原作于道光年间，咸丰年霍乱大流行，王氏从实践中深有体会，补充旧时很多内容，故更名为《重订霍乱论》，虽是当时条件下的认识，亦不失为论治精神之力作。

试论陆九芝的温病学术思想

陆懋修（1811～1886年）字九芝，又名勉旃，号江左下工，又号林屋山人。清代元和县（今江苏吴县）人。他家世以儒显，亦为科举显赫之门第，且都能医。九芝初为诸生，以文学著名。咸丰（1851～1861年）中转徙上海，致力于医而以医名。晚年其子陆润痒登第，就养京邸，即定居北京。

九芝一生博览群书，至老著述不倦。1866年，撰成《世补斋医书》，包括 6 种，33 卷，刊于 1884 年。内容有《文集》、《世补斋不谢方》、《伤寒论阳明病释》、《内经难字音义》。续集为陆氏校刊之医著，共 4 种，25 卷。由其子陆润痒刊于 1910 年。有《重订傅青主女科》、《重订戴北山广温热论》、《重订理虚元鉴》、《校正王朴庄伤寒论注》。

陆九芝的《世补斋医书》中内容很多。本文只是论述他对温病的学术见解。陆九芝推崇张仲景之学，提出温病包括在伤寒中。他认为"温邪上受，首先犯肺，逆传心包"的说法，乃是"误以胃热为肺热，由于不识阳明病"之故。虽然，他这一见解对于沟通伤寒、温病学有所裨益，但是他认为"治温病法不出《伤寒论》之外"则是否定了温病的三焦辨证，表现了他明显的保守倾向，不大愿意听取和接受比较新颖的学术见解和发明，正如同他反对王清任对人体内脏进行观察的做法一样。九芝认为王清任之亲见脏腑是教人在杀人场上学医道，其偏激之情，可以想见。

我们还可以从陆九芝的几篇文章中进一步观察。《论吴氏"温病条辨"之误》一文中，他明确地说"吴鞠通本顾景文"，"温邪上受，首先犯肺，逆传心包"之十二字，而为"《温病条辨》，自条自辨，可发一笑者也"。陆九芝先从《温病条辨》这本书的来源，指出了吴鞠通是沿用了顾景文的这十二个字而开始，自条自辨地写了这部书。接着他说"开卷捏造温病以桂枝汤主之"，为仲景原文。继复承《临证指南·暑病门》杨姓案云：仲景伤寒先分六经，河间温热须究三焦之讹，以喻西昌治瘟之法，谓是刘河间之所以治温。夫河间治法，亦惟六经是言，而三焦两字，始终不见于六书。此其两失，已不待言，乃以温病之本在中焦者，先移之于上焦，谓切不可用中焦药，痛戒中焦之芩、连。而其下即云热邪久羁，劫铄真阴，邪热久羁，肌肤甲错。皆鞠通所自言，皆鞠通自己所告人者。九芝指出吴鞠通捏造仲景《伤寒论》原文，又误指刘河间治温探究三焦说之讹；吴鞠通将温病定位在上焦，教人切不可用中焦药芩、连之类的错误。接着又指出吴鞠通："先是自制银翘散、桑菊饮两方，即是顾景文辛凉轻剂，不名一药，而鞠通为之引申者也。嗣是方名安宫，用犀角、牛黄；方名增液，用玄参、麦冬，以及一甲、二甲、三甲之复脉汤。小定风珠，大定风珠，无非滋腻伤阴，引邪内陷。病至此不可为矣。"九芝继续批评说："而因其中焦篇亦偶用芩、连、膏、黄时。凡温病之一用黄连、膏、黄，无不可以去邪彻热者，鞠通又若未尝不知。然苟非布置上焦，则热邪未必久羁，真阴即未必劫铄。苟非呵斥芩、连，则邪热未必久羁，肌肤也未必甲错。顾景文延之数日，鞠通再加缓缓两字。何以必缓缓，不可解而实可解也。此所以后乎鞠通者，亦万肯不用其法者也。以滋腻留邪之药，缓缓延之，热邪方盛之时，阴无不伤，病无不死。陶节庵之《一提金》、《杀车锤》、《截江网》，书名之恶极者也；此之一甲、二甲、三甲、定风珠，方名之恶极者也。病何等事，医何等人，硕可儿戏若此何！"

　　由以上内容，他对温病学说的见解，可以明确无误地看出，陆九芝是一位尊经的儒医，认为当时的温病学说是离经叛道的异端邪说了。再看一下陆九芝的另一篇文章《温热病说》可以证明。它说："温热之屡变而乱其真者，由于伤寒之一变而失其传。风寒诸病由太阳入阳明者，有《伤寒论》在，尚且各自为说，至温病而漫以为仲景所未言，更不妨别出己见。每先将温病移入他经，或且移作他证，如弈棋然，直无一局之同者。若喻嘉言移其病于少阴肾；周禹载移其病于少阳胆；舒驰远移其病于太阴脾；顾景天移其病于太阴肺；遂移其病于厥阴心包；秦皇士移其病于南方；吴鞠通移其病于上焦；陈素中、杨栗山移其病为杂气；章虚谷、王孟英移其病为外感；尤其甚者，则张介宾、张石顽以及戴天章辈，皆移其病为瘟疫；而石顽又移其病为夹阴。娓娓动听，亦若各有一理也者。而不知阳明为成温之薮，古来皆无异说，皆以《伤寒论》阳明方为治。自夫人欲废阳明方，故必先将阳明病移出阳明外，非余之故为訾议也。苟其不然，则东扯西拽者，何以必将千古相传之定法，弁髦弃之哉。"从这里可以看出陆九芝对于明清以来的各家论温病学说，多持否定态度，对当时一些治温病的新创方剂不予赞同而加以指责。

　　陆九芝关于温病的学术思想与他的著作《世补斋医书》流传甚广，久被后人所学习。对他的见解，有很多人赞同，也有很多人反对。如在20世纪20年代后的中医著作中，像《温病辨惑》（作者章巨膺。章先生原为上海新中国医学院教师，新中国成立后曾任上海中医学院教务长）一书，竭力推崇陆九芝温病学说，推崇治温病应该用仲景方，用葛根芩连汤、白虎汤、承气汤等。认为吴鞠通的《温病条辨》是"自条自辨，可发一笑（陆九芝语）"。然而，同样在当时对陆九芝温病学术见解持反对态度的，如章次公先生。据《古医籍各家证治扶微》中朱良春氏所作"析章次公先生评论清代医家的几句话"一文中引章次公对清代6位医家之评述说："余尝谓清代医人中，有二奇人，曰四明高斗魁，玉田王清任；有二学人，曰吴县叶桂，吴江徐大椿；有二妄人，曰昌邑黄元御，元和陆懋修。高王二人，奇而不诡，开创风气；叶徐二人，虽沿仲景，自有创获；若黄陆二人，直以齿牙胜人，然究其实则枵然无物者。"朱氏解释章次公这几句话说：黄陆二氏，虽然读书很多，著述亦丰，但过于尊古，偏执己见，对不同学术论点，往往采取否定态度，严词驳斥，一无是处。这就近乎"武断"、"诋毁"，所以章先生称其为妄人。至于章先生说他俩是"枵然无物者"，是指理论脱离临床实际，是空洞的理论家，不是实践家而已。并没有否定他俩在博览群书和医学上的成就，这是应该说明的。

陆九芝在学术上论述运气，对《内经》、《难经》、妇科等内容，多为后世所重视。其温病学术思想，归纳起来是：

①陆九芝推崇仲景之学，提出温病即包括在伤寒中的观点。且认为"温邪上受，首先犯肺，逆传心包"一语乃"误以胃热为肺热，由于不识阳明病"之故。这对沟通伤寒、温病学术在总体精神上说是可取的。他推崇治温病用芩、连、膏、黄等，在临床辨证前提下投之确亦每见显效，这也是应该肯定的。

②陆九芝过于尊经，思想保守，固执己见，对清代某些医著的学术论点，多严词抨击，虽有中肯之处，但多偏执之见。对不同学术见解，往往加以否定。如认为"治温病法不出《伤寒论》之外。"并说："在太阳为伤寒，在阳明为温热。"认为阳明病就是温病。对温病学说的发展，采取否定态度。并且否定了很多创新的治温病的见解，经验体会和有效方药。例如对《临证指南医案》卷五温热门席姓案，乃热邪误治入脏之坏症，且已至极期。叶氏立育阴清邪法以挽救，可谓煞费苦心。但陆氏却予否定，认为"古人治温，决不育阴。"并说："犀角、石菖蒲二味，并开心窍，送邪入心"；用牛黄清心丸，乃"助犀角送邪入心"。这是对温病治疗上挽救坏症危疾而设的正虚

液耗，清热清心的方药执有偏见的武断否定。

陆九芝是一位读书较多的清代医学家，他指出当时一些医学著述互相抄袭等情况，对一些医学家的评论亦多。他过分推崇仲景，并泥迷于五运六气之说，并反对王清任实地观察人体脏腑。这些浓厚的复古尊经的保守思想，使得他无视当时在研究温病学术上有条理、有步骤的论说。还对温病治法上的临床探索横加指责，予以否定，这都不利于学术研究的发展。

略论陈莲舫临诊处方之特色

陈莲舫为清代末年名医。生于 1840 年，卒于 1919 年。名秉钧，别署庸叟，又号乐余老人。上海青浦（现属上海市）人。世代业医，至莲舫已十九世。其祖父陈焘，父陈垣，皆以医名。莲舫少年时习儒，业至廪生，同时随祖父习医，熟经方，晓脉理，内外科皆精，以知术闻名遐迩。悬壶于青浦珠溪镇（今朱家角镇），四方求医者毕至。1898 年，清德宗（光绪）病虚劳，屡药不效，经宫保盛杏荪推荐入京应诊，陈氏所处方药平实允当。10 年之内进京 5 次，并与马培之同诊慈禧病。以后光绪病渐起，敕封陈莲舫为三品刑部荣录大夫。1908 年后，行医上海。任过上海广仁堂医务总裁及各善堂施诊所董事等。门人弟子众多，子孙亦多继其业。著有《女科秘诀大全》、《加批时病论》，另有《医学启悟》、《御医清脉评志》、《先生医案》等多种行世。

陈莲舫不仅负盛誉于江南，由于多次应光绪征召入京，王公大臣争相延聘，一时医声之隆，几遍全国。他为人朴实，不喜炫耀。学术上博学精思，推崇仲景学说。对杂病则宗东垣，注意顾护胃气。他认为："泥古而不能通今者，迂儒也；守常而不能济变者，庸医也"（见《加批时病论》序），可见他认为做医生，应该"通今博古"、"知常达变"。从他的医案中探索出他临诊处方有以下若干特色。

一、重视病理的分析，以阐明治疗原则

陈氏医案，除了与其他前代医家医案类似，按语非常详细外，他在论说

方面的撰述，与作论文一样，有"起、承、转、合"的步骤。每一则医案都似乎是一篇出色的论文。例如"痰浊"案，说："痰饮之症，莫详于《金匮要略》，但治虚为少，治实为多，不能尽步成法。叶氏详义，亦言外饮治脾，内饮治肾，言饮而未言痰。拙见以为饮从肾出，痰从肺生。所以治法略有变通，不能尽用燥药。盖肺为娇脏，专从辛温甘缓调治，久后必为失血。不能不预为防微。惟尊体见证，既不能用燥，而一切滋养之品，亦在所不受。且中宫窒塞，发病必纳谷减少，腹间胀满，大便艰涩，小便不利，脾胃升降无权，清浊相干尤为概见。且窭而艰寐，或手足抽搐或心绪烦满。而关系之见证，仍在肺肾。肺主腠理，劳顿而出汗不止。肾失作强，阳刚失振，不能久持……"从这里可以看出，陈氏对痰饮病有他独特的分析，对这一患者，从症状中抓住了治疗原则，关键是肺肾。这种分析、综合，又和仲景的痰饮病治则不悖。综观陈氏医案，像这样的分析所得出的治疗原则是非常多的。读这类医案，不仅可以学习陈氏治病经验，亦可学到他从繁多的病证中，理出头绪，使人眼目清新。

二、诊治负责，周到全面

从陈氏医案中可以看到他是一位非常负责的医生。还是从他对上述"痰浊"案处理的具体方法看，他说："将病原再三推详，拟三方次第调复，当卜获效，当请法家政行。"接着，他开了三则处方："第一方"说："如停滞受感脘腹胀满，两便失利，痰饮初发，服此方五六剂不等，平即服后方。"接下去开了生于术、焦建曲等14味药。"第二方"说："如胀满稍减，两便通利，轻浅调理，服此方一二十剂。接下去是开了潞党参、白茯神等十四味药。""第三方"说："如无停滞感冒诸症，痰饮亦不见重，尽可服之，此方藉以养心肾，协肝脾，并可卜得麟之庆。如心烦神倦，阳刚不振，均能照顾，此补剂之重者也。合式服至春二月为止。"下面接着开了吉林参须、淡苁蓉等15味药。像这个病案，陈氏为患者想得非常周到，在什么症状下服什么方，真可说是全面负责了。不仅这一医案，其他很多医案，也有开数方的。例如"备春冬雨季调理方"，"备霉令夏令雨季调理方"之类甚多。也有的医案后面，既有"煎方"又有"膏方"；既有"轻方"又有"重方"；

既有"煎方"又有"丸方";既有治法方,又有"调理方";既有"先服方"又有"接服方";还有除了列出"轻方"、"重方"外,如出现某某症状,还有"备急治法"方,又有"发病方"各补方。此外如通函答患者方等等。这些方子都是详尽周全。可以看出陈氏对患者诊治十分负责,而且为人设想也十分周到,令人感动。

三、对重病大症,见解高人一着,所治多得转机

陈氏功底深厚,临诊经验丰富。从清代《七家诊治伏邪方案》一书中,看到陈氏与当时江南名家高手高紫垣、曹沧洲、陆方石等会诊时,患者已患病很久,前后几位名医,对患的什么病、病因都未能统一认识。陈莲舫到病家时,患者已出现寒热不清,呃逆,身颤,神志欠清,小便不利或失禁,大便色黑等邪势未解、气液已伤的危候。陈氏来诊,一下点出症属伏邪起因,内风暗动,上下失利。用药着重以中焦为主,采益中、和液、熄风等法。数日治疗,呃逆稀、神志清、小便长、转矢气等,大有转机。故陈氏再处方时说了"从此逢凶化吉"的话。而且他在离开病家之前,毫无保留地指出以后的调治原则应该"嗣后热象减一分,清滋之药与之俱减,令胃气转生,以果谷生津益气"的主张。他治时病如此,治内伤杂病亦有极丰富的经验。

四、用药有特色,尤善用参

陈氏处方用药,比较灵活精炼。他的处方少则数味,多则十四五味或十八九味。但有些膏方也只有 16 味药。

用药视需要,既用羚羊尖、明玳瑁、濂珠粉、干鲍鱼、毛燕窝、真獭肝一般人较少用的药品外,也常用像梧桐花、陈麦柴、黄绢之类。再是用江南医家常用的橄榄核、玫瑰露炒竹二青、人乳拌制香附、人乳拌于术、鲜稻露代水煎药等。

他的医案中用药另一大特色是用参。他对很多病证,如"风湿"、"痰浊"、"冬温"、"噫证"、"呃逆"、"晕眩"、"不寐"、"腹痛"、"癣疾"、"足肿"、"痰饮"、"痰湿"、"咳嗽"、"心悸"、"肝厥"、"多怒"、"腰痛"、"调经"、"积聚"、"癥痕"等医案中,都用参。所用大多为人参、吉林参、

吉林参须、西洋参，也有用潞党参的。有时西洋参与吉林须同用，有时西洋参与潞党参同用，有时单独用。从其医案中仔细探索，虽各病有异，但他用参都有其一定理由。这些都是令人思考的深层次的临诊经验。

对陈莲舫医案的多次反复阅读，感到这位朴实、高明的大名医，不但学识渊博，经验丰富，而且思想真实善良。在他的医案里，不时还看到他对患者的祝福。至于医案文字、笔法的老练精湛，更是值得后人师法的。

何公旦先生学术经验略述

先父何公旦（1876～1941），字旦公，号颂华，杭州人。精于医，擅诗词，好习科学。医学受上祖影响而以自学为主，博采当时医学名家之长。中年后，虽未尝悬壶挂牌，但因病家所求，互相荐介，屡起沉疴，声名大噪，就诊者踵相接，并多自湘、滇、蜀、粤、苏、鲁等远道慕名来者。还曾应当时浙江中医专门学校邀请，兼任该校早期之中医课程。

先父为人严谨，不尚空谈。诊余之暇，以吟诗或作字画以资消遣。每日黎明即起，一卷在握，必自习医书二三小时，对照经治患者证情，精心思索，探讨推敲，寻求速愈的治法，数十年从未间断。

先父早年处方，均用宣纸毛笔书写，书法工整苍劲，有好收藏书法者，曾以高价收集。后为便于复诊时查对，改用复写留底，积达千余册，惜均毁于兵燹。

先父诊务繁忙，未暇著作，毕生诊病心得经验，均随时批注于所读书中；遇有效验之方案，亦粘贴或誊录于医籍之上。从这些眉批、旁注中，可以了解到他的医学思想和见解，并可以从中寻求到他的经验体会。所读所藏医书颇多，然几经沧桑，留剩寥寥。现仅就点滴原始资料结合早岁耳濡目染之感受，整理如下。挂一漏万，不足以反映先父医学思想的全貌，容待日后补充修订。

先父常说：读书面要广，做医生不光读医书，应旁及经、史之类。而读医书则在浏览群书之后，选择其切实可用者，进一步专攻。认为张仲景之《伤寒论》、《金匮要略》为必习的切用医书，而治伤寒可再参《医效秘传》；

治温病应习《温病条辨》、《温热经纬》外，陆九芝医书不可不读；时疫可多阅戴麟郊《广瘟疫论》；治妇人病当宗《傅青主女科》；治儿病除以钱仲阳书外，《麻疹集成》亦所必读。《内经》应当深刻了解，属非读不可之书。然对古人所指人体内脏结构部位学说，既不能苛求于古人，也不能盲目轻信当时说法，认为人体脏腑器官形位当宗近时生理学说。

对伤寒证的治要，先父认为在三阳时，脉浮、长、弦尚可汗，在三阴时，脉沉细、沉缓每可下者，大都以两手尺寸为准。伤寒之用下法，古人有"伤寒不苟下"一句，认为这是能读《伤寒论》者的体会。李时珍论伤寒热病：寒为标，热为本，春为温，夏为热，秋为瘅，冬为寒，四时天行为疫疠数语，乃最为扼要。尝论温病白，小粒如水晶色者，此湿热伤肺，邪虽出而气液枯也，必得甘药补之，若未至久延，气液尚未伤，乃为湿郁卫分，汗出不彻之故，当理气分之邪，若枯白如骨，则多凶，是气液竭也，验之临床果如是。认为春温化湿者，是原春温证，杂进桂枝、柴、葛，兼旬不解则多属误治而成，其证常见不恶寒但热，身重难移，脉来濡大，口味甜，黏痰稠腻，气窒不利，均为化湿之候，古人有名为"脾瘅"者类之，盖湿热混处也，宜透热泄湿。其论燥证，推崇《素问玄机原病式》所谓诸涩枯涸，干劲皲揭，皆属于燥之论，体会到燥证之脉多见细涩而微，由此而悟女子血燥而易招痉厥，临诊治肝须兼润血，习用人乳、当归等味。论疫证，推崇吴又可邪从口鼻而入之说，认为伤寒必有感冒之因，然后头痛、身痛、发热、恶寒；时疫原无感冒之因，忽觉凛然；瘟疫系受杂气，从中蒸达于外，故患者有气触人；疫证之脉与温病相同。其治必先疏利，与伤寒必发表不同；认为时疫见吐蛔者，宜用乌梅、黄连为治，万不可用温热药。

对时症的治疗，先父常用大秦艽汤治普通中风之证，有时亦用愈风散，而散中柴胡、麻黄两味往往斟酌病情而定，从不乱投全方。治时症暴卒，人事不省，常喜以生姜汁和童便投灌，凡中风、中暑、中气、中恶等暴卒，用之均有大效。治时气瘟疫、中风、中邪及误食一切毒物，习用玉枢丹，常先行磨服；遇外伤虫蛇伤，磨涂患部，均甚效。治中暑，俗称之"发痧"者，常用温胆汤，特别对妇女有湿之"发痧"者，见效尤捷。

先父爱国、正直、端方、善良，对贫苦患者往往不收诊金，有时还以药钱相助。早年，他曾为西湖名胜古迹题词，如玉泉有"皱月廊"匾，云栖有篆书石刻，岳庙中亦有隶书匾额和柱联等。他的诗，多以写景抒情为主，并反映他伤时忧国的思想。如对生活艰苦的贫民题画诗云："大地斜阳狮子吼，四郊残垒鬼车啼；我今只画流民相，无食无鱼慰尔饥。"抗战时，居于缙云县乡下，怀念杭城故居，已庐舍荡然，以闻子规啼"不如归去"，感而为诗："我已无家尔未知，陌头苦劝尔曾痴……"在他的感时落花七律十首中有题画诗："门前一水旧通潮，红了梅花绿了蕉，不画筒中人一个，知无人识董南巢。"他以题咏西施史迹的诗有"落花湖上知多少，不及侬心万点愁"和"夜月梅花"题画诗"皇姑屯里当年月，国破家亡尚照他"，都是寓有浓厚的爱国思想之作。他以南宋权贵贾似道在半闲堂与诸姬斗蟋蟀作"咏蟋蟀"诗："木棉亭北长莓苔，露冷风清户不开，记得相公堂上坐，红灯百队照人来。""秋声此处最荒凉，秋草芳时月满廊，霜冷风凄人静后，一片遗谱半闲堂"。借历史人物亡国宰相贾似道的骄奢享乐、丧权辱国以讽刺当时反动当局不战而退的灭亡趋向。

医案

（1）关来青父，八十三岁，偶假寐，伏桌，口流涎，醒后气促，不语，痰声扩大，脉两尺息止皆乱。

炒西洋参三钱，肉桂末三分，熟地四钱，煅磁石二钱，川贝二钱，山萸肉一钱五分，石决明三钱，青盐炒陈皮一钱五分，炒白术二钱。

（2）风蔡谅友老母，倾跌之后，神情异常，汗出，拭去复汗，口微渴，肢冷，腰腿痛，脉左尺微弱，右寸滑。

参须一钱五分，当归二钱，淡附片六分，干地黄三钱，红花一钱，竹茹二两，石决明八钱，橘络二钱，麦冬一钱五分，钩藤二钱，秦艽一钱五分，伸筋草一钱。

（3）疟。孙朴公，寒多热少，脉弦，苔垢，便数日下，溲黄，自服金鸡纳后再复之症，此皆寒湿袭阴，当春而发，正合阴伤阳腾之旨，当化蕴邪，勿可硬截。

制川朴八分，半夏曲一钱五分，赤苓三钱，佩兰二钱，象贝三钱，光杏泥三钱，广皮白一钱五分，白蔻壳八分，丝通草一钱，浓姜汁炒焦六曲末一钱。

复诊服 2 剂后，午后寒热间作，热多于寒，一反前状，此由阴出阳，可谓顺手，食后思呕，苔厚，口苦，春疟本为冬邪深伏阴分，仍拟提澈。

银柴胡六分，半夏曲一钱五分，川朴一钱，浙贝三钱，炒丹皮一钱二分，广皮一钱五分，姜竹茹三钱，赤苓二钱，砂仁末一钱，生姜皮六分。

三诊服 2 剂，疟时皆在午后未正，时只三分钟，寒势尤轻，汗出热已，口虽苦，不思咀，脉左弦微洪、右软，舌苔黄滑，如鹿粪色，湿邪未清，再用化湿清热。

青蒿子一钱，炒黄芩八分，赤苓三钱，象贝三钱，盐炒陈皮六分，川朴一钱，半夏曲一钱五分，姜汁炒丹皮一钱，淡姜渣一钱，红枣二枚。

（4）某，疫证，循衣摸床，撮空，此肝经湿热也。

生石膏四钱，小生地二钱，犀角一钱，川连四分，栀子一钱五分，桔梗一钱五分，黄芩一钱五分，知母二钱，赤芍二钱，元参三钱，连翘三钱，丹皮一钱五分，竹叶二钱，生甘草二钱。

骈盦医学摭记

一、时病

"骈盦"为先父何公旦之别署。先父字旦公，号颂华，杭州人。医学受上祖影响而自学为主，并博采当时各地各家之长，屡起沉疴。慕名来诊者踵相接。以诊务繁忙，每日晨起先读医书二三小时，然后应门诊直至午后，下午三时出诊，日暮方归。天天如此，故未暇著作。毕生诊病经验、读书心得，均随时批注于所读书中；遇有验案亦粘贴或誊录医籍之上。并常说："随时摭时所得，可为他日温故考验之用。"除了各书中眉批、旁注外，并自署零星笔录稿，曰"骈盦医学摭记"。先父除精于医外，亦工书画。曾题菊花图（作于1941年题）"夕餐"。诗曰："官书早报饭箩空，急待秋华作短供，却恨落英成画饼，不如薇蕨餍饕翁。《离骚》谓：夕餐秋菊之落英。岁乱年荒，久每粥，识者见此韵语，知为纸上文米，不能疗饥，今乃牵连至菊，或竟喟然。"先人题画，多为感叹国土沦亡，百姓疾苦之作，反映当时爱国、善良、正直医生之愤懑心情。擅诗词，好习科学，暇时常作诗词书画以自娱。尝题所作书画稿本曰《骈盦随便画》；诗稿曰《骈盦未定草》。惜大半毁于兵燹。兹就仅存的医学方面原始资料，结合早岁耳濡目染之感受，粗略归集，力求从其学术思想到临诊经验，探讨整理。仍以《骈盦医学摭记》作为这些资料的题名。由于现存资料不多，挂一漏万，不足以反映先人学术经验之全貌，深为遗憾。兹将有关时病部分缕列之。

治湿温证：若初病一二日尚难确定为何病，五六日后，见形寒身热，头重痛，胸闷，渴不欲饮，数日不大便，不欲食，强食之统不知味，口秽气，苔厚腻，甚则神识昏迷。近时时行者往往如此。余见此类病证者，多用藿香、佩兰、川厚朴、黄芩、枳壳、淡豆豉、生山栀、大腹皮，加玉枢丹，往往能收热减而神志转清之效。然后以轻泻药通调其大便，兼以清和胃肠而调理之。

治时病而如叶天士、薛生白者，亦偶有误诊者。徐批《临证指南》载叶天士治金某疾儿殆，徐灵胎为制一方而病立已。徐晦堂《听雨轩杂记》载薛生白治蔡辅宜夏日外归蹶而不起，议予独参汤而亲友家人不敢决，后邀无名望苻姓医并塾师而以清散剂六一散灌之，霍然，此亦医故可为而不可为也，陆定圃先生于《医范》亦记此事。

温热与伤寒为习见之病，有时不但病家分不清，医家亦往往不能确准。就湿温为例，亦统名于伤寒，为《难经》的伤寒有五之一。张仲景《伤寒论》中所论湿温，虽略见端倪，但尚缺具体之症候和法治。此后，清医薛生白作《温热条辨》而列条分治，颇多良法；吴鞠通《温病条辨》论湿温为独详，对上述论温病诸佳作都应通习，以其各有特长故也。但如不经过一番由博返约的工夫，亦颇难寻头绪。在临诊时若不将各家见识有所贯通，揉为一体，是难以应对临诊的。吾人在遇到一病，首先要着意于迅速有效地治愈其病，而不拘于一家之言。对医界长期存在对伤寒温热之今者聚讼，湿温伤寒新旧纠缠，使人无所适应之情况，自不宜致力过多，总只能视为各承师传之不同，学术识论之各异而已。诊治时病、热病为我中华之长技，力求以治疗有效、迅速为标准。谈六经者，从其横而言；谈三焦者，从其纵而言；卫气营血者，内外之进序；外感伏气者，病类之鉴别。吾遇时症，一般以卫、气、营、血的主症作为辨证依据，实为执简驭繁之法。习中医者均熟知：卫分证多见于外感热病之初起，卫主一身之表，外邪侵袭，卫分先受邪。其主症为：发热，微恶寒，汗少，头痛，身疼，咳嗽，口渴，脉浮数或浮滑，但均有力，苔薄白，舌边红等。如表邪在卫分不解，则传入里（即入气分）。气分证一般均已化热，故以里热为主。其主症为：高热、不恶寒，反恶热，出汗，口渴引饮，气粗，或潮热谵语，腹满且痛，大便秘结，亦有见自利、溲赤者，脉滑数或洪大，舌苔黄干。营分是气分的进一步，为邪热扰及心营，证入较深重之境界。主症为：壮热不退，日晡益甚，唇燥口干，反不渴，神昏烦躁，夜寐不安，谵语，甚则舌謇肢厥，或发斑疹，舌质鲜红，脉数。血分者，邪入血分，是热病重笃之证。主症为：神昏谵语，痉挛抽搐，外则有斑疹显露，内则有吐血，衄血，便血，舌深绛而少苔，脉细数或弦数。以上各证之传变，并非一成不变，或互见或不全见者均有之。

温热病以新感伏邪之病机不一，故其传变呈相反趋势者有之。总之，传变之中：一者，新感温病初起，邪在卫分，不经气分，即入心营，出现神昏谵语者，谓之逆传心包。二者，新感由表入里，气分证未消解，同时又出现血分证，或以伏邪由里达表，光见血分证，谓之气血两燔。三者，卫分、气分证同时俱见，谓之卫气之交。以上均无非视其常见者约而言之。凡热病者，有其病则必有其证，有其证必有其治。果能心中了然，执简驭繁，则古今成方，无不奔赴于腕底，应付对策自能左右逢源，简捷精当矣。

医案

（1）暑证。邓仪甫君，饮食不节，复受暑邪，吐泻交作，胸脘滞满，舌苔白滑。

香薷一钱半，川朴丝一钱，白扁豆二钱，北沙参二钱，宣木瓜一钱半，藿香二钱，赤苓三钱，生甘草八分，杏仁二钱，广木香三钱，姜半夏三钱。

（2）暑湿。章少君，19岁，身热头胀，腹痛便泻，苔厚脉盛，缘于游泳打网球以后，进刨冰、油腻，此暑湿两感，清浊相干而乱于肠胃也。

藿香二钱，范志曲二钱，白蔻仁八分，杏仁二钱，佩兰二钱，新会皮一钱半，苏梗一钱半，鸡苏散四钱（鲜荷叶包煎），大腹绒二钱，川朴丝一钱，半赤苓三钱。

（3）湿温。某，壬戌闰五月，阴雨潮湿，著于经络，身痛自利，发热，脉来小弱而缓，湿邪凝遏阳气，四肢不暖，络热神昏，此湿温也。用叶天士吴鞠通法治之。

犀角八分，元参一钱半，忍冬花三钱，连翘心一钱半，石菖蒲一钱，野赤豆皮一钱半，淡竹叶一钱半，郁金二钱，辰砂五分半，通草五分，赤苓三钱，至宝丹六分，分送。

（4）瘟症。程左，头痛颐赤，身热气粗，牙床肿痛，宜疏风热，解瘟毒。

连翘二钱，枯芩二钱，川连五分，玄参二钱，大力子二钱五分，板蓝根三钱，炒天虫一钱，升麻八分，桔梗八分，生甘草五分，薄荷一钱半。

二、内科

余髫年习医，初苦医理之难知，医书之汗牛充栋，选读尤难。盖别赝存真，如披沙拣金。乃效张长沙之"勤求古训，博采众方"，王叔和之"穷研方脉，精意诊切"。于古方书靡不华贯。以《灵枢》、《素问》为指归，以仲景为宗，下及诸家。乃得研其总领，探其秘要。庶几能登堂窥室矣。

《素问·至真要大论》曰："内者内治，外者外治。"内科自以内服药为主。其万全之法，即岐伯所谓"微者调之，其次平之，盛者夺之，汗之下之，寒热温凉，衰之以属，随其攸利，谨道为法"。

洄溪老人谓治病者："必先识病之名，能识病名，而后求其病之所由生。知其所由生，又当辨其生之因各不同，而病状所由异。然后考其治之法。一病必有主方，一方必有主药。或病名同而病因异，或病因同而病症异。则各又有主方，各有主药。千变万化之中，实有一定不移之法，即或有加减出入，而纪律井然。"实至理名言，习医者足以师法。

中医之论内科，范围至广，概指外感时病与内科杂病两者而言，然二者病机有异。外感者伤寒、温病之类，其以六经、三焦、卫气营血分证。杂病则多以脏腑分证。伤寒、温病，自《内经》、仲景书源治均备。时疫证，张景岳、吴又可又均有发明。杂病则所传叶香岩先生《临证指南》案随诊立，不暇修饰。如脾脏、胃腑历来混治，先生独因经旨喜燥、喜凉，悟出脏主守、腑主通之义，所论"东垣大升阳气，其治在脾"、"仲景急下存津，其治在胃"超妙至极矣。

仲景先师之于杂病，《金匮要略》言之最详，实千古不朽济世活人书也。《金匮要略》畅论人、地、时之相应。其治病法则：

曰："急则治其标，缓则治其本。若虚劳腰痛，少腹拘急，小便不利之肾气丸治之，此阴阳俱虚治本之法。若此证标病甚急，亦宜先治其标。"

曰："痼疾加卒病，先治其卒病，后乃治其痼疾。"盖新病易治，痼疾难除，不先解新病，则久久不愈，难免助长旧疾。故宜先解病云耳。

曰："诸病在脏，欲攻之，当随其所得而攻之。"盖无形之邪，入结于脏，必有所据，水、血、痰、食，皆邪之薮。渴者用猪苓汤，但利其水，则热自除。若无所得，则无形之邪，何以攻之？

曰："见肝之病，知肝传脾，当先实脾。"此循《素问》所谓：邪之客于身也，以胜相加。肝应木而胜脾土，是以知肝病当传脾也。所谓"实脾"乃助脾之气旺，使不受邪。若不知此，徒治其肝，则肝病未已，脾病复起矣。

曰："补不足，损有余。"此《素问·至真要大论》言之甚细，谓："治诸胜复，寒者热之，热者寒之，温者清之，清者温之，散者收之，抑者散之，燥者润之，急者缓之，坚者软之，脆者坚之，衰者补之，强者泻之。各安其气，必清必静，则病气衰去，归其所宗，此治之大体也。"

林羲桐论咳嗽之脉治颇详，堪以为法。然则谓黄昏时咳嗽，属火浮于肺，当敛而降之，用五味子、五倍子之属云云。余意以为黄昏时嗽甚，脉证确为肺火不降，五味五倍之属不可轻用，不如用盐味药降之为妥。又为肺胃虚寒咳沫吐食，用温肺汤（白芍桂汁炒、半夏、姜、五味子、细辛、枸杞、肉桂、枣），余则用射干麻黄汤（射干、麻黄、五味子、细辛、紫菀、款冬、半夏、姜、枣），此方实胜过温肺汤。

余见清人医案，春温、冬温患者，多有咳嗽之症，可见春温、冬温等证，咳嗽每不能免，须参合而观，慎勿忽略。

莼菜治肺病，不可用荤汤。以白水煮，常服。

薏苡清肺，生用理脾，同沙参、贝母、枇杷露治肺痈。

僵蚕7条，焙黄为味，米汤或茶酒下，止哮喘。

孟河马氏治哮喘秘方甚奇验。白果11枚炒香，黄芩5分，杏仁1钱，麻黄绒5分（1钱5分），苏子1钱5分，法半夏1钱，款冬花1钱，桑白皮1钱，甘草5分煎服。

庚申夏初，旦公治俞某，年二十六。四五岁时得哮证。甚时，用麻黄、细辛等剂。颧红脉微数，发时吐痰为沫，身不能睡，两尺虚软。用灵磁石、石决明、煅蛤壳、桂木、百药煎、苏子、紫菀、姜汁、白芍、川贝母等药。

胸满声粗四字可为实喘之要，呼长吸短四字可为虚喘之要。

呼短通阳，吸短化阴。《金匮要略》云"短气有微饮，当从小便去之"，通阳用苓桂术甘汤，阳气通，则小便能去矣；化阴用肾气丸，肾气化，则小便之关利矣。

吴鞠通谓：太阳湿温喘促者，千金苇茎汤加杏仁、滑石主之。

喘证脉饮，尚可酌情发散。

喘急，马兜铃二两炒干去膜酥炙，炙甘草二两为未，每服一钱，水煎服。

薤白，治肺气喘急，喉中燥痒。

虚喘，宜用浓厚填精，兼镇摄肾气，宜都气丸加沉香、青铅之属，或肾气丸加黑锡丹以导火归元。气欲脱者，宜接续真元。用人参、紫河车、五味、石英之属。中气虚，土不生金者，宜人参建中汤之属。若肾与肺胃俱虚，劳嗽乏力，人参一钱、连皮核桃肉三枚，清水煎服。

治喘纳气又有一方用盐炒补骨脂一钱五分，五味子八分，炮姜四分。甚佳。

余治脘中伏痰，臂痛，尝用指迷茯苓丸，甚验。盖中脘停滞痰饮，脾气不能运行而臂痛难举，手足不得轻移及产后痰喘、四肢浮肿等症亦有效。

呕吐症，胃气失降使然，亦多肝逆冲胃所致。有声有物为呕，有物无声为吐，有声无物为哕（干呕也）。东垣以三者俱属脾胃虚，洁古则从三焦别三因。余意呕吐，由于气者宜降气和中；由于积者宜去积和气；若朝食暮吐、暮食朝吐、溲清便秘者，当通闭温寒。

余用吴茱萸，治频吐酸水，不论寒证热证均可；用益智仁治吐涎沫，不论平证温证均可。

余治久呕，常用温通并兼用柔润药，如苁蓉、茯苓、当归、枸杞子、桂心、沙苑子、鹿角霜等。而治肝火郁结胁痛吞酸呕吐，用戊己丸甚效。

费晋卿用人乳磨沉香汁，治呕、呃、吐三者甚效。此以润、香、温合用，灵巧可法。

《证治准绳》治干呕，用灯芯三十根，竹叶三十片，清水煎服，方亦甚效。

食久乃吐为反胃，治用金花丸（生南星、生半夏各一两，天麻五钱，雄黄二钱，白面三两，滴水为丸，姜汤下）此方有深意。

医案

（1）咳嗽。关左，四十七岁，咳嗽，甚则食痰俱出，此肺及于胃也。

姜半夏二钱，杏仁一钱五分，茯苓三钱，炙甘草五分，陈皮二钱，姜竹茹二钱，生姜二片，枇杷叶去毛二钱，芦根五寸。

（2）痰饮。陈薇垣，痰饮久作，始因虚而生痰，继因痰而成实，补之则固痰，攻之正不支，宜寓补于攻也。

姜半夏三钱，茯苓三钱，陈皮二钱，北细辛三分，小青皮一钱，蜜桔梗八分，枳壳二钱，移山参一钱，旋覆花（包）二钱。

（3）肺痈。汪斗垣子，脉数而短，右胁刺痛，咯血杂脓，发热，数月不愈。

青盐一钱，炒白芍一钱五分，生葳蕤二钱，净银花炭四钱，川贝一钱五分，东白薇一钱，茯苓一钱五分，归须炭一钱五分，人乳一小杯，焦山栀三钱。

（4）呕吐。来选青母，呕吐，大便难下，此肝阴胃津两虚，肝风扰胃，宜滋液熄风养胃。

人参一钱，白芍三钱，麦冬三钱，阿胶二钱，淮小麦四钱，姜半夏三钱，茯苓三钱。

三、妇科

余习医学，素所服膺者，阳曲傅山青主先生亦其一也。先生博通经史百家，并工诗文书画，精于医药。明亡后隐居崛山围山中。清人张凤翔谓："余读兼济堂文集并瓻诸书，记先生轶事。其诊疾也，微而臧。其用方也，奇而法。有非东垣丹溪诸人所能及者。人称张仲景有神思而乏高韵，故以方术名。先生即擅高韵，又饶精思。贤者不可测如是。"张氏所引，足以表明当时四方仰望先生文章风采之盛也。先生治病系贯《灵枢》、《素问》，谈证处方，多有准绳，辨证详明，用药纯和。注重气血，既补又攻，或攻补同行。妇科尤为所长，内科杂病亦多精论。《傅青主女科》论妇人各病，文辞简要，方药实用，为女科临诊检览必备之书。

妇科病有经、带、胎、产、杂病种种，临证多以保元气、理血、调肝、益冲任为前提。泂溪老人论元气存亡甚为精详，故治妇科，首当无损元气，用药大忌峻厉。病之必须攻者，亦宜参傅青主先生攻补同行之方意，寓补于攻，庶可祛病而不伤正。至于理血，古人有枯者滋之，瘀者行之，逆者顺之，热者清之，寒者温之等法，实为治妇科病不可或缺者。然则总以养血和血为主，使瘀滞者化达，逆乱者平顺。过于寒凉、燥热之品，当非所宜。妇科疾病，多由情志怫逆，肝气郁结或气盛阳亢、七情所致。系肝木之异变，故调肝为治妇女之要着，而疏肝、泄肝、柔肝、缓肝诸端，尤为常法。至于肝旺伐脾，亦时有所见。《金匮要略》有："见肝之病，知肝传脾，当先实脾。"凡肝气上逆，脾气下陷等，尚须思及木土间之生克制化，而用疏肝益脾或泄肝和胃等治法。益冲任者，实与保元气同理。冲、任均为奇经八脉，《素问·骨空论》言冲任主行路线甚详。而妇女常见冲任病患，多为冲任不固与冲任损伤。冲任不固为二脉受损，气血两虚，固虚而不能固摄，症见崩漏、半产、带下等证。冲任伤为房劳、孕育过频，伤及两脉。冲为血海，任主胞胎，与肝、肾、气血均有关联。冲任损伤症见月经不调，小腹疼痛，腰痠，崩漏，半产小产或妇女不孕症等。冲任虚损不能灌溉血海，诸症生矣。故以益冲任为法，治多见功。

治内科内伤杂病注重脏腑气机，着重脾肾亦为医家常法。而妇科则脾肾固宜重视，尚须重视肝经。无论胎产杂病，调经种子，从上述各原则着眼，而从肝着手。若着眼点不明，着手错乱，方药杂投，欲求急切图功，往往难符所期。调治脏腑，均当渐养其气血，缓缓图之，一旦充足，诸恙霍然。此亦诊妇女科之不可不知者也。

诊治妇女病，于脉最宜详察。盖有经、孕、产诸种差异。诊经闭之脉，首分虚实，于脉最宜区分：尺脉微涩，多为血亏经闭；尺脉滑动，多为实闭。已婚妇女停经而嗜酸泛恶，其脉滑数冲和，多为孕象。此《素问·腹中论》所谓"身有病而无邪脉"，《素问·平人气象论》所谓"手少阴脉动甚者，妊子也"是矣。然则积聚癥瘕，其经不行，其脉亦有见数者，往往与沉紧涩结相兼，并无冲和流利之形，且问诊望色亦与妊象有别也。

妇科望诊亦颇重要。经闭不行或经行久不条达者，其人面色往往隐约见青灰而唇色亦不华。经行淋漓不已久不愈者，其色黯而面颊瘦瘠。带下久不愈或崩中者，眼眶色隐微黑而眶陷。清人汪宏，撰《望诊遵经》，恪守《内经》、《难经》、《伤寒杂病论》，搜集颇丰。提倡"诊病必须遵经"。其诊妇人病者，有"妇人受孕，其乳当转黑"云云，亦为临诊所悟得者。

朱彦修先生谓："妇人以血为主，血属阴易于亏欠，非善调摄者，不能保全也。"诚然，此彦修先生"阳有余阴不足论"之见于妇科者。又谓："初产之妇，好血未必亏，污血未必积，脏腑未必寒，何以药为。饮食起居，勤加调护，何病之有。"均为有识之见。

妇女先经闭，后干咳，累月经年，渐至羸瘦枯削。此干血劳瘵，素为难治棘手之疾。《素问》云，二阳之病发心脾，有不得隐曲，女子不月。心主血，脾统血，思虑过度，郁而成损。且每以滋化源为法。有见身热、咳嗽、口干、寐少、经水不行而脉虚数者，常用归脾汤、都气丸，早晚更替服。视证情酌加柏子仁、枸杞子、白芍、焦枣仁、贝母、野百合、当归、丹参等味。经治一月余，往往症减而经水自行。此立斋先生法也。

经3月一行为居经，俗名按季。但脉三阳浮大，阴迟弱为准。用药调其各脏，经亦可通。

林羲桐谓："洁古曰，经言月事不来者，胞脉闭也，胞脉属于心，络于胞中，今气上迫肺，心气不得下通，故月事不来，先服降心火之剂，如芩连四物汤，三和汤去硝黄；后服局方五补丸；后以卫生汤，治脾养血也。"经闭先以两汤降火，至有深意。

现成药丸中四制香附丸治胁痛经不调；七制香附丸治情欲郁积，经不调；九制香附丸治胸胁痛、寒热经不调。清化丸治经行血色浓紫，脉洪多火而期提早者，亦可治热入血室。经多，一月二三至者，固经丸最宜。

叶天士每以紫石英治冲脉为病，龟板治任脉为病。一镇冲脉三逆，一摄任脉之虚。

崩漏，初崩用荆芥四物甚妥。余治妇人，每用之得效。血崩，晚蚕砂研末，热酒调服三五钱效。又醋煎杜仲（必须剉）碎三钱煎温服效。又干莲蓬一个，棕皮二两煎服。又甜杏仁皮炒焦三钱，治崩漏不止，极验，又如研末吞送尤灵。凌霄花，焙干为末，酒下三钱，血崩昼夜不止者，甚效。凌霄花亦能通经。棉花子烧灰存性，酒下约三钱，治下血，血崩不止，又治便毒。

治崩验方：女贞子五钱，当归身三钱（此味应酌），北沙参三钱，新会皮二钱五分，莲肉五钱，丹参二钱，绵芪三钱，各为粗末，用小雌鸡一只，用麻绳勒毙，去毛并肠杂，入药于鸡腹内，煮半小时，去药食鸡及汤。固尚平妥，试之崩即止，其后屡用屡验。

妇人妊娠，子肿，因土不制水，小便闭涩，致面目肢体浮肿。有水气、胎气之分。其胎夹水，水血相搏，浸渍肌肉而肿者，为水气。若胎至七八月，胫膝渐肿，足趾出黄水者，为胎气，非水也。故《金匮要略·妇人妊娠篇》分述2条，第8条是水气，第11条是胎气，不能相混。

郑虚庵云，身半以上肿者发汗；身半以下肿者利小便；上下俱肿者，汗利分消其湿。公旦曰：汗不可过，因湿证并且孕伤阴也。

妊娠伤寒，专以清热安胎为主，或汗或下，随所见脉症主治，勿犯胎气。故在表发汗，以香苏散为主方；半表半里则和解之，以黄龙为主方；在里则下之，以三黄解毒汤为主方。此万全家秘法。

产前无白带也，有则难产之兆也。方用黑豆三合，煎汤二碗，加白果十个，红枣二十个，熟地一两，山萸肉、薏苡仁、山药各四钱，茯苓三钱，泽泻、丹皮各二钱，即愈。通治妇人诸带亦效。

青主先生论产云："凡起病于气血之衰，脾胃之虚，而产后尤甚。是以丹溪先生论产后，必大补气血为先，虽有他症，以末治之。斯言尽产之大旨，若能扩充立方，则治产可无过矣。"诚哉此言。《金匮要略·妇人产后病篇》云："新产妇人有三病：一者病痉，二者病郁冒，三者病大便难，何谓也，师曰：新产血虚……"昭示产后三病以为纲领，而并非产后止此三病也。而三者虽不同，其为亡血伤津则一也。盖产后忧惊劳倦，气血暴虚，诸症易起，或气，或食，或见寒，或见热。然专用耗散消导均非所宜。若见寒而遽用附、桂，则新血妄流，若见热而即投芩、连，则血滞凝结，均足偾事。青主先生尝以生化汤为治产后症之主方。盖生化汤功能活血化瘀、温经止痛，视症情而加味，如以加参生化汤治血燥类风、口噤拳挛、气脱、汗脱、血崩、血晕等产后垂危之症，实平正而卓效。

医案

（1）某，三十，肝气郁抑，经闭脘痛，吐血气闷。毋庸止血通经，但先调肝解郁。

当归二钱，杭白芍三钱，柴胡一钱五分，新会皮一钱五分，丹参二钱，白檀香末四分（分冲），砂仁八分，绿萼梅一钱。

二剂后，胃脘痛解，吐血未再见，又数剂而月经行。

（2）痛经。鲁女，经前少腹作痛如攻，此血海气滞也。

当归三钱，炒白术三钱，川楝子二钱，制香附二钱，桂枝八分，木香二钱，小青皮一钱五分，乌药一钱。

（3）带下。卢某，带下赤白，阴痒焮肿，小溲涩少，口苦目赤，舌红脉数实，此肝经湿热也。

龙胆草八分，黄芩三钱，生山栀三钱，当归一钱，泽泻二钱，生地四钱，木通一钱，车前子二钱，柴胡一钱五分。

（4）胞衣不下。邓夫人，产后胞衣不下。

失笑散四钱，热黄酒调服。

（5）妊娠腿麻木。丁夫人，孕六月，右腿麻木，连腰臀不能动，此血不荣筋也。

盐水炒归须二钱，川续断一钱，川牛膝八分，海桐皮一钱五分，象贝散、红花、桑枝、桑寄生、橘络、木瓜片，2剂而愈。

（6）癥瘕。陈太，癥瘕聚于少腹，时而硬满，时而无形，感寒则痛，经水欠调，脉细弱，宜温经通脉。

炙附片二钱，川桂枝二钱，全当归三钱，川芎八分，杭白芍三钱，北细辛八分，淡甘草一钱五分，小青皮一钱，红枣五枚。

四、儿科

公旦谓古时小方脉者幼科别称也。宋之太医局及元、明、清之太医院均设小方脉，犹近世之小儿科也。

历代述幼科之论著：隋之《诸病源候论》末卷五十有"小儿杂病诸候"，凡51论；唐之《千金方》论"少小婴孺"方专有1卷，自"序"、"初生出腹"、"惊痫"、"客忤"、"伤寒"、"咳嗽"、"癖结胀满"、"痈疽瘰病"、"杂病"等外并于其他卷中散见小儿病者，如"脾脏门"有"小儿痢"，妇人卷中附小儿，"丹毒"中附"小儿丹"等。《外台秘要》则以"小儿诸疾"上36门及下50门专设2卷列小儿诸疾方。二书开首均提及"夫生民之道，莫不以养小为大，若无于小，卒不成大"，以述称幼科之重要。至宋之《颅囟经》对小儿之脉候至数、受病之本、治疗之术，皆极中肯綮，要言不烦，所论火丹证治，皆为他书所未见。其论杂证，似亦别有师承。宋·钱乙《小儿药证直诀》言证、言所治病、言方，为世所重，多视为活动之筌蹄，全婴之轨范。

幼科有异于成年人者，因小儿脏腑、形体均在成长未定之时。诚如钱仲阳所谓"五脏六腑，成而未全"、"全而未壮"。故娇嫩易罹疾患，遇有饮食失调、寒温失节，时或身热，时或呕利者亦有之。

诊察小儿，亦与成人有别。总在多临诊，多比较。余观《医部全录·平小儿病杂病脉证》曰："小儿脉，呼吸八至者平，九至者伤，十至者困。"又观《医宗金鉴·幼科杂病心法要诀》曰："一息六至平和脉，过则为数减迟传。"似觉无所适从，然细思辨之。此小儿幼小脉数，年龄渐长，则每息至数渐减，长成则如成人脉至矣。小儿单凭按脉远不能诊定病情，必须察视唇、齿、咽喉、腮、腭，并验舌、观皮肤，按腹胸，结合闻、问方可。

指纹之辨，深有意义。古人所谓："次指三节风气命，脉纹形色隐隐安。

形见色变知有病，紫属内热伤寒，黄主脾病黑中恶，青主惊风白主疳。"一直为幼科诊断参考，只要留神观察，四诊结合，判断疾病即少差误。

小儿之病，治法甚多，学说亦有殊异。如痘疮、如斑疹、如白喉……各医书论治有同有异，而均能治验。此时、地、人、事变化所致。乃思《素问·异法方宜论》谓："黄帝问曰：医之治病也，一病而治各不同，皆愈，何也？岐伯对曰：地势使然也。"所谓地势，乃指法天地生长收藏及高下燥湿之势。小儿之病随时、地、天气影响，依饮食、人、事而有变化。为幼科医者，常念至此，体察细微，少有偏执，则治无不善。

幼儿脏气未充，虽然素体有强弱之分，但终是初破土之幼苗。故治疗上毋伐其生生之气。平常小症小候不必轻用大苦、大寒、大辛、大热之药。且脏腑娇嫩，脾胃更当守护，补药固不宜多用，克伐消导之品亦须中病即止，过量常服均非所宜。

王肯堂《幼科证治准绳》并徐灵胎《兰台轨范》等书都引用钱氏《小儿药证直诀》论五脏所主，五脏虚实寒热谓："心主惊，实则叫哭发热，饮水而搐。虚则卧而惊动不安。视其睡，口中气温，或合面睡，及上窜咬牙，皆心热也。心气实则喜仰卧。肝主风，实则目直大声呵欠，项急顿闷。虚则咬牙多欠。肝热则手寻衣领，及乱捻物，壮热饮水喘闷，目赤发扬。肝有风则目连劄得。心热则发搐，或筋脉牵系而直视。风甚则身反张，强直不搐，心不受热也。当补肾治肝，脾主困，实则困睡，身热饮水。虚则吐泻生风，面白腹痛，口中气冷，不思饮食，或吐清水。呵欠多睡者，脾气虚而欲发惊也。肺主喘，实则闷乱喘促，有饮水者，有不饮水者。虚者哽气长出气。肺热则手掐眉目鼻面。肺盛复感风寒，则胸满气急，咳嗽上气。肺脏怯则唇白闷乱，气粗喘促。哽气者难治，肺虚甚也。肾主虚，无实也。惟疮疹肾实而变黑陷。若胎禀虚怯，神气不足，目无睛光，面白颅解，此皆难育，虽育不寿。或更加色欲，变症自出，愈难救疗。或目畏明下窜者，盖骨重而身缩也。咬牙者，肾水虚而不能制心火也。"此节文字，虽未详明其病机，然结合四诊观之，亦颇有益于临诊应用也。

《幼科证治准绳自序》说："或曰夫人之病，无论男女长幼，未有能越五脏者也。子于他科不分五脏，而独幼科分之何居，曰正以精神未受七情六欲之攻，脏腑未经八珍五味之渍，独有藏气虚实胜乘之病耳。粗工不能精究而臆指之曰。此为内伤，此为外感，此为痰，此为惊，此为热，妄投汤丸，以去病为功。使轻者重，重者死，亦有不重不死幸而得愈者，然已伤其真元。矢其天年矣。吾之独分五脏，以此也。"王氏指出幼科"精神未受七情六欲之攻，脏腑未经八珍五味之渍"。而婴幼对疼痛又不能自陈，确为重视五脏诊断有理之见识。

肺风痰喘为幼儿多见之证，虽有初受者或麻瘖后见者之不同。时令亦有发于严寒发于春季之异。余细观之，总以风热犯肺，热盛痰滞，肺气不降，咳嗽气促为多见，在辨诊清晰后，往往以麻杏石甘汤合千金苇茎汤为主，视其正邪进退，盛衰变化，随症而加减，收效亦多。

小儿麻疹，《麻疹集成》一书言之颇详。余所遇麻疹患者，小儿固多，成人亦不少。大概除首先视其素体强弱外，于患病时令，颇多注意。如冬多从寒治，春多从温治，而夏秋见患麻疹者，以其多夹湿热则参以解暑利湿清透之品。总之，治麻疹用药在于轻、清、透、疏。常用者如金银花、牛蒡子、薄荷、蝉蜕、甘草之类。实闭者则常用紫背浮萍，此味辛寒无毒，归肺经，轻浮升散，善开毛窍，发汗解表透风热瘾疹，并有利水之功，小儿用五分至一钱，成人可略重用。

小儿多见脾胃虚弱，腹生痁虫，或癥瘕食积，时作泻泄，此疳积之证也。余尝嘱服万安膏。并配制数料，馈赠贫病者，此药用人参、厚朴（姜制）、陈皮、青皮、肉桂（夏不用）、干姜各一两，木香、沉香、藿香、甘草各半两，使君子（炮）十枚，泽泻半两。上药为末，炼蜜为丸，如芡实大，每于食前以米汤融化服。视幼儿年龄一二丸至数丸。常服能消疳、祛积、助胃、和中、疏滞理气，多能见效。

幼儿时流口涎，此多为脾虚所致。余尝嘱以米炒潞党参二钱，白术二钱饭锅上蒸熟。分数次饮药汁，数日而愈，屡验。

小儿五迟证，乃指立迟、行迟、发迟、齿迟、语迟之谓，此证多为先天不足，气血有亏。致生后筋骨软弱，行步难艰，坐不能稳，齿不能生，发不能长，语不能出。皆肾气不足之故，探源而治，总在滋其血，补其气。余曾以加味六味地黄丸（即：熟地黄一两，山萸肉二两，炒怀山药、茯苓各八钱，泽泻、丹皮各五钱，炙鹿茸三钱，五加皮三钱，麝香五分共为细末，炼蜜丸为梧桐子大）。大儿每服二钱，小儿一钱五分，盐汤送下，并补中益气汤交替治之。

余治小儿痄腮，除热甚高张者外，均不予内服药，世俗习以靛青涂腮，固亦能愈，然终不若以如意金黄散麻油调涂为善。

医案

（1）麻疹。陆幼，五岁，初诊，麻疹见于盛夏，身热鸱张，无汗，喘促，神昏，疹点未透，小溲黄少。指纹紫，舌绛苔腻，脉数。

薄荷五分，蝉蜕一钱五分，金银花二钱，生甘草一钱，连翘二钱，杏仁一钱五分，佩兰二钱，紫背浮萍五分，鲜芦根五寸，万氏牛黄丸一粒研冲。

复诊，得微汗，身热减，疹点透布，神志已清，咳嗽，口渴，舌红，脉微数。

薄荷五分，银花二钱，生甘草一钱，天花粉二钱，杏仁一钱五分，川贝母八分，橘红八分，知母二钱，鲜藿香露一杯（分冲）。

三诊，身热渐净，疹已回见，咳嗽有痰，舌质微红，脉滑。

川贝母八分，橘红八分，杏仁一钱五分，生甘草一钱，知母二钱，枇杷叶去毛二钱，鲜藿香露一杯分冲。

（2）急惊风。许幼，三岁，身热三日，不思乳食，今午热盛，手足抽动，躁哭不宁，指纹青紫。

霜桑叶二钱，钩藤二钱，生甘草一钱，炒天虫一钱五分，生山药二钱，杭白菊一钱，茯神二钱，麦冬二钱。

五、方药

药来于民间，初则口口相传，聚积渐多，流传乃广。余读《诗经》，其中亦有言药者。及至《神农本草经》，始为专论药物本草之书矣。梁·陶弘景撰《名医别录》，唐·显庆时之《唐本草》（即《新修本草》），宋·寇氏之《本草衍义》均为时重。及明·李时珍之《本草纲目》出，更为洋洋大观，概尽诸药。

药之运用，始则单味，继则数味共投，盖数味药同用往往较单味药为有效，于是即为方。《内经》记载方剂最早，并对辨证治则，配伍宜忌，言之亦明，至《伤寒论》、《金匮要略》，所举之方，已达 300 余首，其组合之严谨，治效之确凿令人惊叹。后之方书更多，晋之《肘后方》，唐之《千金方》、《外台秘方》，宋、元之《太平圣惠方》、《圣济总录》、《太平惠民和剂局方》、《济生方》等，均日臻齐全。

药之名称，一与产地有关：如产于蜀者，恒之以"川"字，如川椒、川朴、川贝、川连、川芎、川楝子、川牛膝、川郁金、川乌，等等；产于粤者，恒冠以"广"字，如广木香、广陈皮、广郁金、广藿香，等等；产于吾杭州者，恒冠以"杭"字，如杭菊花、杭白芍，等等。另如某地产者，其采料加工讲究，如驴皮胶之以山东，东阿阿井水煎者，其胶明透质优，即明阿胶。二与药之习性有关：如夏枯草以于夏至后花穗枯萎而得名；忍冬以其叶经冬不凋得名；半夏以生于农历五月而得名等。三与药之气味色相有关：如苦参之形似参，味极苦；甘草之味甘甜等。其余如与药之传说有关者，如使君子，相传郭使君专以此药疗小儿病而得名等。

药之修治，至为重要。生用熟用，效各有异。炒黑多能止血，酒制多能行经络，醋炒收敛而消积聚，姜汁拌化饮止呕。至于蜜炙、盐水炒、鳖血拌炒、米泔水浸、麸炒、蛤粉炒等均各视病证所要而定。采药固宜道地，修治也当考究。

用药如用兵，言药之不可轻用。然用之得当，又未尝不应手取效。何以致之？乃熟读本草，深谙用药法程而已。凡用药，先须知其味之辛、苦、甘、酸、咸；其性之有毒无毒；其气之寒、热、温、凉、平；如其所入脏腑；知其升、降、沉、浮以类相从之用；知其宜、忌；知其用药之多寡。方能按药性而合彼病情。余以为业医者，于药性之义蕴，务必得其要领。虽聪颖之士，亦当温而时习之。乃至皓首穷年，亦未可忽忽。庶几方能为人民造福。

余读李东垣《用药心法》，于初学医者颇为适宜。首论"随证治病药品"较为简捷，多系临诊实用者，然亦过于笼统。如曰："嗽者用五味子，如喘者用阿胶。"不详病因，不论病机，是其不足之处。其"制方之法"以下至"治法纲要"、"药味专精"等亦均能合《经旨》。

金银花，为至廉之药，其效佳良。梁之陶弘景曾谓："易得之草，人多不肯为之，更求难得者，贵运贱近，庸人之情也。"此药山野随处可得。余于庭园篱畔亦栽若干，入夏盛开。初放时花色洁白如银，三四日而花熟，乃呈金黄色。杭地产其花略小，山东沂蒙山之银花较杭产者略长大，号"济银花"，然终不及豫省密县之"密银花"，花特大而长，被有茸毛，为入药佳品。余每于夏季以蒸甑盛取花露，其味浓气清，为清热毒之良药。

吾杭民间习俗，常以黄芪炖鸡为大补之佳肴，由来已久。考黄芪甘温无毒，为助气、益血、补虚之品。气薄味厚，可升可降，为实表助气，疮家托脓之圣药。固表常生用，补虚常炙用，为尽人皆知者。然则本品极滞胃纳，且阴虚有邪者，颇不宜服。余常遇进食黄芪炖鸡后抱病来救者。青年某即欲赴考，其母以黄芪炖鸡食之，即感胸胃不宽，头痛，微热，随即病卧不起，余诊为湿温初起之状，询其既往，察知素体阴虚，适作外地返杭度假作应试之准备。旅途中又食油腻不洁之饮料。阴虚之体，受感实邪，又进黄芪，故疾乃作。治后虽得愈，然已考试逾期矣。可见食补亦当视素体之气质，不可笼统而言补也。

方剂之书，总以仲景之述作为鼻祖。其方功效奇著，迥非后人所作可与比伦。数千年来，业医者，莫不奉为金科玉律。试以桂枝汤言之，为伤寒第一方，治有汗中风之证。以桂枝、生姜、甘草、大枣、芍药 5 味而成，既治阳浮之发热，又治阴弱之汗出，及阴阳俱虚之营卫并病。本方主症，凡 23 条，加减变方，凡 28 种。出神入化，治证广实。观其各加减之方。桂枝汤总以桂、芍之益卫扶营为主。欲达阳升表，可去芍、可去姜、可去草。可增清药，可加温药、攻药、补药。仲景方剂之神，桂枝汤为范例也。

方剂之用，在于"以法统方"。若此理不明，则用方难免差误。如生脉散，系治热伤元气，肢体倦怠，气短，口干作渴，汗出不止，津液枯涸之证，为治伤暑以后存其津液之方，若误用以治暑病，则易敛邪，于理不合，其治必误。朱丹溪于《夏月伏邪在内论》中，极言伏阴在内之阴字，有虚之义。并谓制生脉散，令人夏日服之，非治虚而何。可见生脉散为助津液补虚之方，非径治暑邪之方。此亦可知"方从法立"之义。

或谓："事有古守其常，而今穷其变者。法家例，医家方，其是也。"古人立方以法为据，视证立方，熟察病情，详审用药，药病相对，无滥无遗。

所设之方仍示规矩准绳，非某一病一定用某方也。古方甚多，为医者岂能尽记，纵能尽记，未能变通，亦有何益。朱丹溪先生所谓："古方新病，安能有相值者，泥是且杀人。"其意为：病证有常有变，并非呆板不易，用方亦不可泥古，应按法则拟方。余喜用古方，然亦常用后世方。总在诊断明白，以法统方。有全用古方，或随证而有所增损，治湿痰虚热上扰之头眩而体素虚者，常用自拟之何氏防眩汤，药用人参、白术、防风、枳实、陈皮、竹茹、姜半夏、生甘草、茯苓，颇具治效。立方以燥湿、化痰、祛风、清热、理虚、和中为法，系合二陈、温胆及《证治准绳》防风饮三方之意而成，亦可谓随证立与欤！

止痛之方甚多，然多为内科而设。遇外症疮疡，多有疼痛，常用者为外贴止痛拔毒膏。治疗疮、杖疮、诸疮臭烂，以斑蝥、木鳖子、乳香、没药、麝香、松脂、黄丹、清油煎调而成，以少许贴之，多能减其疼痛。然以汤药内服止痛，其效难期，何也？盖疮疡之证，病因不同，病机亦异，寒、热、虚、实皆能为痛。止痛之法，殊非一端，临床制宜，亦有法度。凡热毒之痛者，以寒凉之剂折其热，则痛自止；寒邪之痛，以温热之药熨其寒，则痛自除；因风痛者，除其风；因湿痛者，导其湿；因燥而痛润之；因塞而痛通之；虚而痛者补之，实而痛者泻之；经络秘涩者利之。故于外证之处方用药，亦宜辨其所因，析其病机。临诊应变，不可执方而无权。

余于喉证，外科疮疡，常以临证屡用而有效之药方，配制修合备用。如治喉证，余自制吹喉回生散，其方用硼砂一分，儿茶二分，龙骨五分，青黛一分，胆矾二分，冰片五厘，研细调匀，贮使勿泄气。凡咽喉肿痛、单蛾、双蛾等诸般喉疾，吹喉有验。外科疮痈，红肿疼痛，皮肤灼热，或漫肿无头红赤，余自制外敷药如金散，以麻油调匀涂肿处，即有凉爽之感，可减其疼痛。其方用大黄二钱五分，厚朴一钱，白芷二钱五分，天南星一钱，陈皮一钱，黄柏二钱五分，甘草一钱，姜黄二钱五分，天花粉五钱，苍术一钱。磨细过筛3次。和匀，再加坎宫锭4锭（杵研极细）和匀于上药粉内。凡一切热毒外疡、发背、疔肿、乳痈、丹毒、天疱疮均可敷涂，颇有治效。

余治痈疡初起，身热，其处焮痛，常外敷以如金散，内服清消方，药用金银花三两，甘草四钱浓煎，加黄酒半盅（约一两）分2次服。往往速愈。

医家于方药需随时留意，《经》、《集》以外民间验方、效方，亦不可忽视。余尝点滴记录之：

老人尿多，晚食糯米餈即效（任按：餈音慈。稻饼，凡炊米烂后，捣之成饼，即餈）。

夜尿多，懒于起床者，临睡服核桃数个，甚效。

又老人尿时阴茎痛，而尿仍频数，不赤者。用生黄芪一两，甘草二钱煎服。甚则日2帖。

气闭小便不能，用泽泻、木通、车前、猪苓全无效者，惟用白当归身一两，川芎五钱，柴胡、升麻各二钱五分，煎服即通。曾救多人。孕妇及老年人，加高丽参一钱。

六神丸，为治诸痢要药。黄连、木香、枳壳、赤茯苓、神曲、炒麦芽各等份。神曲糊为丸，每服五七十丸。赤痢甘草汤下，白痢干姜汤下，赤白痢甘草干姜汤下（任按：此方为《证治准绳》方，亦名六神丸）。

痞积奇效方，大枣去核，100枚，以生大黄切如枣核大，塞于枣内，用面裹好，煨熟。捣为丸，如豆大，每服7丸，日再服，甚效。

苦参，糯米泔浸蒸，同大胡麻、白蒺藜、白菊，治大麻疯。同白术、牡蛎、雄猪肚作丸，治带下赤白。

棉花子，烧酒炒，去壳用仁，半斤。被骨脂，盐水炒二两。韭菜子炒二两。共3味，为末。葱汁为丸。如梧桐子大。酒下每服二钱，治阳痿。

蚕豆壳，用盐、油、蚕豆壳一盅。麻油浸1日，瓦上焙干，研末。麻油调搽疬串。

地肤子治两胁胀痛最效，每用3钱。

医案

(1) 孔芝田，先患舌本不强，语言涩滞，口角偏斜，时流涎沫。后1年左右，左手五指冷若冰，右五指上半节亦然，且大指中心有白点。以姜、附、椒、术四药熬膏，参汤冲服，每晨七八钱。又以子鸡煮鹿尾巴。取其净液，和白兰地酒佐餐。手指乃渐温如平时，大指白点亦复不见。

(2) 缪贵卿，大便不通用牵牛子二钱（半生半熟）、姜五分，煎服效。

(3) 沈培文，小便不通，曾用鹿角胶、青葱二味得通。

何公旦先生诗文翰墨简介

有关先父公旦先生医事，已作过多篇回忆文章。本文着重谈公旦先生对诗词、文章、书法、缋事等的见解及成就，虽片段琐碎，但对先生多方面的造诣，可得一梗概。

先生青、中年时即擅长诗词，对曲尤工，有专门篇章刊行。先生平时亦以一些名篇，像孟浩然的《过故人庄》、赵嘏的《江楼感旧》、高适的《别董大》、杜牧的《泊秦淮》、卢纶的《塞下曲》等指点小辈去读去背，还为这些名篇作画。

当有人请教他"如何学做诗"时，他说："先要多读诗，得空就读。从《诗经》的《周风·关雎》、《秦风·蒹葭》和《楚辞·渔父》等篇起乃至唐诗、宋诗到清诗都要选来读，读得多了，就有信手拈来的思绪。把自己想到的写出来，再按《诗韵》，可选《诗韵集成》或《诗韵合璧》押韵。如果要对仗，初步可看李笠翁的《对韵》以了解韵和诗的对仗法。"

先生认为，这些启蒙的教法，是陈旧的，也为格局限制才思发挥，但须懂它。做诗总在"言志"，把想写的写出来是第一步，再作文字推敲。当然韵和平仄是旧诗规律，既要做诗，就不能不了解。

先生认为宋词多名著。但南唐后主李煜所作诗词之所以传诵至今者，是他的词有真实的感情。李煜不是一个圣明君主，不能治国。他说的："凤阁龙楼连宵汉，玉树琼花作烟萝，几曾识干戈。"说明他是只知享乐，不会打仗的人。但却多情善感，心灵丰富，确是填词高手。王观堂所说："词至李后主而眼界始大，感慨遂深。遂变伶工之词而为士大夫之词。""词人者，不失其赤子之心也。故生于深宫之中，长于妇人之手，是后主为人君所短处，亦即为词人所长处。"先生虽然并不很喜欢李后主之词，但对"自是人生长恨水长东"、"落花流水春去也，天上人间"等名句的眼界、气势是盛赞的，并指出晏殊的"无可奈何花落去，似曾相识燕归来"和苏东坡《水调歌头》、《念奴娇·大江东去》、《水龙吟·似花还似非花》等词里的名句可以欣赏。特别是岳飞的《满江红》、文天祥的《酹江月·水天空阔》等，作者的胸怀气冲牛斗，是报国雪耻的著作，这些词都可背诵熟读。

先生常见景生情，随口成句。如一次傍暮到山边望见远寺，即填《浪淘沙》词："我住茂林西，秋鸟时啼，也无墨客对挥犀，何处听磬空山翠，古寺清溪。寒菜两三畦，花不成蹊，折归灯下伴凄迷，但得青门人缟幕，淡墨曾题。"

先生论文，常要后辈多看多读。除《古文观止》是必读之书外，认为《聊斋志异》是短文的最好范本。蒲留仙说："浮白载笔，仅成孤愤之书。"他以寓言狐鬼之异以发泄对当政者、对科举、对官吏的种种不满。但是他对文字的笔法，感慨悲愤自成一家人，非寻常流辈所及。要学《聊斋》文字，提高自己文字功底。另外如纪晓岚《阅微草堂笔记》、梁绍壬《两般秋雨庵随笔》也是脍炙人口的佳作。前者的写作中心是推崇从善疾恶，虽也以狐鬼怪异为题材，但文字老练，笔法清新，都是学文章、学写作不可多得的范本。后者内容丰富，记载了不少清代文人、书画家的事迹。全书文章有长有短、易解易读，非常有趣。如他的《村学诗》颇可解颐。诗云："一阵乌鸦噪晚风，诸徒齐逞好喉咙。赵钱孙李周吴郑，天地玄黄宇宙洪。《千字文》完翻《鉴略》，《百家姓》毕理《神童》，其中有个超群者，一天三行读《大》、《中》。"以上这些书，似是闲书，实际上并不等闲，随时得取来读，可以学习它的写作方法，也可得知识的充实。其他报章上"短论"，"连载小说"也可作写文章的教材。倘使想写好的文言文，用些"典故"，还可以看看《秋水轩尺牍》、《雪鸿轩尺牍》。以上是先生对诗词、文章的想法、凭记忆琐碎撷录。他晚年避难到缙云，也留下了很多文字、翰墨。

1985年缙云县卫生局李新钟、钭定国两位同志专门写了《何公旦先生缙云散记》一稿并翰墨照片发表，现摘录如下。

抗日战争时期，浙江近代名医何公旦先生于杭州沦陷前夕，携家出走。丁丑岁晚（1937年）辗转来到缙云县城。

何公居缙邑较久，从1937年至1940年底，一直租居县城五云镇坑头坊（现改称中心坊）吕姓房屋。中间1938年春、秋曾分别到本县乡下宅基、河阳二村小住月余。1941年春，日寇锋镝卒逼，复迁离县城二十余里的舒洪乡仁岸村居住。何公留缙，前后逾四年之久，与缙云人民结下了深厚情谊。

何公早年投身辛亥革命，遭到反动政府迫害。国民政府成立以后，目睹官场反动腐败，愤然挂冠归里。潜心研究医学数十年余载，穷医道，救庶民。何公曾书赠缙云友人诗曰："灵堂荧荧华烛灭，我心犹如天上月；箫管嘈嘈寒露湿，我身犹如阶下石。"表达了何公对当时政府的失望，和那种视荣华富贵如浮云，摒弃一切世俗杂念，穷究医道的奋发精神。从我们调查到何公开列的一张书目共23种，曰"古今中医书重要者"（并摘要旨），可以了解何公深邃的中医知识。

何公临诊，善起沉疴宿疾。故近之环浙诸省，远之南洋香港等地，莫不争相求诊。如抗战前，曾治愈省政府主席鲁涤平中风重症，"民国"十三年（1924年）前后，杭城白喉流行，幼稚儿童，朝夕相染，高热势危，纷纷夭折。时何公居城站福缘巷内，四出应诊，力挽危症。

何公避难入缙，忧国忧民，心境长期郁闷，生活困苦，度日不易；更加日寇空袭警报频频，孱躯益发多疾。然在此情况下，依然十分关心病家疾苦，有相邀者，不问风寒雨雪，前往应诊，而且从不计较报酬，乡民莫不感激。

"何公虽以医鸣世，然诗书画亦称三绝。"他留下的墨迹楹联，现今都成了书法艺术和文学珍品。如仁岸村祠堂有副楹联："敦尔品，厉尔行，优尔学业智能，无忝尔祖考；诚于身，剂于家，纳于礼义忠信，不匮于孝思。"对仗工整，笔力苍劲。何公常熔诗字画于一炉，达到炉火纯青地步。如工笔水彩国画"秋思图"布局有致，技法娴熟，四十余年，虽几经沧桑，仍韵光犹存，使人品赏忘返。画中题诗曰："画里尽多干净土，楼台弹指是耶非；平原如此春如昨，应有前年燕子飞。湖波冷暖少人知，湖柳朦瞳带病枝。我有高楼归不得，百城荆棘雨丝丝。"诗中引用了六朝梁元帝《秋思赋》中"平原如此，不知道路几千"的句子，借旧词恋人缠绵缱绻的无限相思之情，表达了忧国忧民的强烈爱国思想。

析述叶熙春医案三则

日前在整理旧籍时，发现了一册50年前的手抄本。是当时一位中医陈星伯（号林孙）所赠，我为他写上书额的《叶案107方》，约在1951年，是陈星伯医生所抄的叶熙春先生的医案。叶老先生在新中国成立初期由上海大庆里诊所迁到杭州后，在二圣庙前29号自宅设诊。并于1952年与史沛棠、张硕甫、潘石侯等人在盐桥广兴巷创办广兴中医院。这107则医案，是叶老先生在创办广兴中医院之前，应当时庆春联合诊所陈桐封、毛达文等医生之邀于1951年前后在当时庆春联合诊所门诊时医案的一部分。陈星伯为叶老先生的入室弟子，当时跟随叶老先生侍诊抄方并留底。这107则方案，为陈星伯所抄留。有病人姓氏、性别、年龄、地址、脉案、药方，有的还有日期。其中有些是颇可剖析窥探奥义者，是具有一定价值的学习资料。

50多年前一代中医的脉案，既不尽同于古人医案，又不同于目前中医所书病案。医案是医生临诊记录。历代中医医案甚多，由于时代背景不同，学派众多，学术思想各有侧重，医案风格也各具特色，文字体例亦不一，有繁有简，立意有深有浅，构思有灵巧有平直。阅读医案，使我们了解医家对诊病的具体学术思想等多方面都有启迪之处，对拓宽见识、指导临床亦多裨益。

下面将这个尘封50多年的107方中选取三则，析述以供参考。

案一：石左，15岁，住北河下，7月11日就诊。先天不足，肺病渐成，易肇咳嗽，不时虚热，形体日削，不宜拖延。银（柴）胡1钱5分，制熟首乌2钱，蛤壳5钱，陈青蒿2钱，白薇2钱5，冬瓜仁、鳖甲5钱，橘红2钱，橘络2钱，茯苓、地骨皮3钱，生芪2钱。

析述：此案病人乃一青年男孩，医案说"先天不足、肺病渐成"初步印象视为一肺痨病人，咳嗽、虚热、瘦削。故采用了《温病条辨》青蒿鳖甲汤之半（原书本方于卷2、卷3共2则方，药味不同。卷2方由青蒿2钱、鳖甲5钱、生地4钱、知母2钱、牡丹皮3钱组成。功能养阴退热）配以银柴胡、地骨皮、白薇，增强退热功效。所说"易肇咳嗽""形体日削""不宜拖延"者，按"肺痨""劳嗽""劳瘵"一类病，古人认为："病程缓慢，传变不一，积年染疾，甚至灭门。"在新中国成立前肺痨是一种严重的慢性传染病，为人民之大患。《杂病源流犀烛》说"五脏之气有一损伤，积久成劳，甚而成瘵者、败也，羸瘦凋敝也"。到了瘵的阶段，就难治了。目前以咳嗽咯血，潮热盗汗，肌体消瘦，治以滋阴降火、止咳清金。用黄芪、何首乌、茯苓之滋阴补气、健脾。蛤壳、橘红之治热痰喘嗽。用橘络者，可能病人尚有胸痛之症状。冬瓜仁（子）为甘寒之品，能清热、化痰、利湿、排脓。故《千金》苇茎汤用之（苇茎、薏苡仁、冬瓜仁、桃仁）。叶老医生见此青年病人之体形、体质、病状，确定"肺病渐成"，认为要抓紧治疗，不要使之瘵成痦，故说"不宜拖延"也。

案二：沈小姐，大学路。室女，营卫交错，寒热之争，旧冬而起，血气不和，经来腹痛而胀，心脏尤衰，面颊手足皆肿，先逍遥散加味。鳖血炒柴胡1钱，当归2钱，川郁金1钱5分，白芍2钱，炒生晒术2钱，（茯）苓皮3钱5分，四（制）香附3钱，陈皮炙2钱5分，薄荷梗1钱2分，炒葫芦壳4钱，冬瓜皮4钱，姜皮8分，红枣6个。

析述：本案以"先逍遥散加味"为治疗的第一步，可见是肝郁血虚为主的证候。未婚的女子时作寒热，以逍遥散为主疏肝理脾，养血和中，以解"营卫交错、寒热之争"，而此病人气血不和，经来腹痛而胀的月经病为时从去冬至今，已历数月，以逍遥散疏和之外，又加用以郁金、陈皮、四制香附。川郁金行气解郁、破瘀解经行腹痛；香附理气解郁、调经止痛；用四制香附者，当时药铺，除以酒、醋同煮制各制香附外，尚有以酒、盐、姜汁、童便制炒者，名四制香附，专用治妇女气机郁滞、经候不调、小腹胀痛。本方除和营卫、疏肝解郁调经蠲痛之外，还用了葫芦壳、冬瓜皮（茯苓、生姜都用皮）以消面颊手足之肿，而柴胡以鳖血炒者，鳖血有解潮热、治疳劳等功效。而逍遥散中之薄荷清散肝郁所生之热，为使。此案用薄荷梗者，即不用薄荷之叶，不使清散太过之意。综观本案处方，配合比较合理，考虑比较周到。但这仅仅是治疗的第一步，故曰"先逍遥散加味"，以后必须还要在此基础上解决所谓"心脏尤衰"等其他证候。

案三：石小姐，菜市桥，7月21日就诊。暑湿病乘，清浊互蕴，形寒肤热、头胀肢、食减便薄。焦薏苡仁3钱，藿香2钱，天仙藤2钱，川朴8分，白蒺藜2钱，青蒿2钱，大腹绒3钱，赤茯苓3钱，夏枯草3钱，焦麦芽3钱，焦扁豆衣3钱。

析述：这是一则暑湿时病医案。为暑夹湿的病证。时在7月下旬，相当于农历小暑大暑节之际，此时暑湿证为常见多发。一般病机为暑伤津气和湿浊阻滞气机。多见胸闷、身热、苔黄腻。若暑湿困阻中焦，则见壮热烦渴、汗多尿少、胸闷身重。如暑湿弥漫三焦，则见咳嗽、身热面赤、胸部痞闷、大便稀溏、小便短赤等症。常用解暑利湿、芳香宣化一类方药。此病人属暑湿初感，故"形寒肤热、头胀肢楚"。处方取藿朴夏苓汤中之藿、朴、赤茯苓、薏苡仁之宣化利湿，以青蒿之解暑除热，夏枯草之消暑、清热、散结，天仙藤为青木香之藤，味苦性温，有活血、通络、行气利水除痛等功，用解其肢楚。白蒺藜味苦性微温，有疏肝、明目、祛风治头痛头眩散疹痒之功用，以祛风治眩。而"食减便薄"则以大腹绒下气宽中。盖大腹皮为槟榔果实之外果皮，为黄色纤维之半椭圆形。功能下气宽中、利水消肿，能散无形之积滞。焦麦芽消食和中，扁豆衣乃理脾健胃之品，炒焦入药治暑天腹泻、呕吐等症，常与其他健胃药同用。